全国医药中等职业教育药学类"十四五"规划教材（第三轮）

供医学、药学类专业使用

医药计算机基础及应用

（第3版）

主　编　刘长久　马　昕
副主编　刘　琛　崔　晨　瞿新吉
编　者　（以姓氏笔画为序）
　　　　于　敏（山东药品食品职业学院）
　　　　马　昕（本溪市化学工业学校）
　　　　刘　琛（四川省食品药品学校）
　　　　刘长久（四川省食品药品学校）
　　　　时　坤（本溪市化学工业学校）
　　　　徐占宇（本溪市卫生学校）
　　　　崔　晨（天水市卫生学校）
　　　　戴　为（湖南食品药品职业学院）
　　　　瞿新吉（山东省青岛第二卫生学校）

U0196468

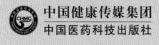

中国健康传媒集团
中国医药科技出版社

内 容 提 要

本教材是"全国医药中等职业教育药学类'十四五'规划教材（第三轮）"之一，是根据教育部颁发的《中等职业学校信息技术课程标准》（教育部 2020 年版）并结合医药卫生类专业特点编写而成。全书共分七章，包括计算机基础知识、Windows 7 操作系统、文字处理软件应用、电子表格软件应用、演示文稿软件应用、计算机网络基础知识、医药卫生行业常用软件等内容。为适应中等职业教育的需要，在相应章节后面增加了文字录入训练、计算机常用外部设备连接；其中宣传手册制作、统计报表制作、产品介绍演示文稿制作都取材于医药卫生行业，可结合学生所学专业内容开展计算机综合应用实训，进一步提高学生的计算机综合应用技能。本教材为书网融合教材，即纸质教材有机融合电子教材、教学配套资源（PPT、微课、视频等）、题库系统、数字化教学服务（在线教学、在线作业、在线考试），使教学资源更加多样化、立体化。

本教材主要供全国中等职业院校医学、药学类专业教学使用，也可供医药经营管理人员、医务工作者学习计算机应用基础知识选用。

图书在版编目（CIP）数据

医药计算机基础及应用/刘长久，马昕主编 . — 3 版 . —北京：中国医药科技出版社，2020.12（2024.7 重印）

全国医药中等职业教育药学类"十四五"规划教材 . 第三轮

ISBN 978 - 7 - 5214 - 2182 - 8

Ⅰ.①医…　Ⅱ.①刘…②马…　Ⅲ.①计算机应用 - 医药学 - 中等专业学校 - 教材　Ⅳ.①R319

中国版本图书馆 CIP 数据核字（2020）第 236065 号

美术编辑　陈君杞

版式设计　友全图文

出版　**中国健康传媒集团** | 中国医药科技出版社

地址　北京市海淀区文慧园北路甲 22 号

邮编　100082

电话　发行：010 - 62227427　邮购：010 - 62236938

网址　www.cmstp.com

规格　787mm×1092mm $^1/_{16}$

印张　18 $^3/_4$

字数　405 千字

初版　2011 年 6 月第 1 版

版次　2020 年 12 月第 3 版

印次　2024 年 7 月第 3 次印刷

印刷　三河市万龙印装有限公司

经销　全国各地新华书店

书号　ISBN 978 - 7 - 5214 - 2182 - 8

定价　**69.00 元**

获取新书信息、投稿、为图书纠错，请扫码联系我们。

出版说明

2011 年，中国医药科技出版社根据教育部《中等职业教育改革创新行动计划（2010—2012 年）》精神，组织编写出版了"全国医药中等职业教育药学类专业规划教材"；2016 年，根据教育部 2014 年颁发的《中等职业学校专业教学标准（试行）》等文件精神，修订出版了第二轮规划教材"全国医药中等职业教育药学类'十三五'规划教材"，受到广大医药卫生类中等职业院校师生的欢迎。为了进一步提升教材质量，紧跟职教改革形势，根据教育部颁发的《国家职业教育改革实施方案》（国发〔2019〕4 号）、《中等职业学校专业教学标准（试行）》（教职成厅函〔2014〕48 号）精神，中国医药科技出版社有限公司经过广泛征求各有关院校及专家的意见，于 2020 年 3 月正式启动了第三轮教材的编写工作。在教育部、国家药品监督管理局的领导和指导下，在本套教材建设指导委员会专家的指导和顶层设计下，中国医药科技出版社有限公司组织全国 60 余所院校 300 余名教学经验丰富的专家、教师精心编撰了"全国医药中等职业教育药学类'十四五'规划教材（第三轮）"，该套教材付梓出版。

本套教材共计 42 种，全部配套"医药大学堂"在线学习平台。主要供全国医药卫生中等职业院校药学类专业教学使用，也可供医药卫生行业从业人员继续教育和培训使用。

本套教材定位清晰，特点鲜明，主要体现如下几个方面。

1. 立足教改，适应发展

为了适应职业教育教学改革需要，教材注重以真实生产项目、典型工作任务为载体组织教学单元。遵循职业教育规律和技术技能型人才成长规律，体现中职药学人才培养的特点，着力提高药学类专业学生的实践操作能力。以学生的全面素质培养和产业对人才的要求为教学目标，按职业教育"需求驱动"型课程建构的过程，进行任务分析。坚持理论知识"必需、够用"为度。强调教材的针对性、实用性、条理性和先进性，既注重对学生基本技能的培养，又适当拓展知识面，实现职业教育与终身学习的对接，为学生后续发展奠定必要的基础。

2. 强化技能，对接岗位

教材要体现中等职业教育的属性，使学生掌握一定的技能以适应岗位的需要，具有一定的理论知识基础和可持续发展的能力。理论知识把握有度，既要给学生学习和掌握技能奠定必要的、足够的理论基础，也不要过分强调理论知识的系统性和完整性；

注重技能结合理论知识，建设理论－实践一体化教材。

3. 优化模块，易教易学

设计生动、活泼的教学模块，在保持教材主体框架的基础上，通过模块设计增加教材的信息量和可读性、趣味性。例如通过引入实际案例以及岗位情景模拟，使教材内容更贴近岗位，让学生了解实际岗位的知识与技能要求，做到学以致用；"请你想一想"模块，便于师生教学的互动；"你知道吗"模块适当介绍新技术、新设备以及科技发展新趋势、行业职业资格考试与现代职业发展相关知识，为学生后续发展奠定必要的基础。

4. 产教融合，优化团队

现代职业教育倡导职业性、实践性和开放性，职业教育必须校企合作、工学结合、学作融合。专业技能课教材，鼓励吸纳 1～2 位具有丰富实践经验的企业人员参与编写，确保工作岗位上的先进技术和实际应用融入教材内容，更加体现职业教育的职业性、实践性和开放性。

5. 多媒融合，数字增值

为适应现代化教学模式需要，本套教材搭载"医药大学堂"在线学习平台，配套以纸质教材为基础的多样化数字教学资源（如课程 PPT、习题库、微课等），使教材内容更加生动化、形象化、立体化。此外，平台尚有数据分析、教学诊断等功能，可为教学研究与管理提供技术和数据支撑。

编写出版本套高质量教材，得到了全国各相关院校领导与编者的大力支持，在此一并表示衷心感谢。出版发行本套教材，希望得到广大师生的欢迎，并在教学中积极使用和提出宝贵意见，以便修订完善，共同打造精品教材，为促进我国中等职业教育医药类专业教学改革和人才培养作出积极贡献。

全国医药中等职业教育药学类"十四五"规划教材（第三轮）

建设指导委员会名单

主 任 委 员　张耀华　中国药师协会

副主任委员　（以姓氏笔画为序）

刘运福	辽宁医药职业学院	阳　欢	江西省医药学校
孙师家	广东省食品药品职业技术学校	李　刚	亳州中药科技学校
李　冰	淄博市技师学院	李榆梅	天津药科中等专业学校
沈雁平	淮南职业教育中心	宋向前	天水市卫生学校
张雪昀	湖南食品药品职业学院	张福莹	潍坊弘景中医药学校
张橡楠	河南医药健康技师学院	周　琦	广西中医药大学附设中医学校
贾　强	山东药品食品职业学院	倪　汀	江苏省常州技师学院
蒋忠元	上海市医药学校	程　敏	四川省食品药品学校
靳柯娟	安徽阜阳技师学院	薛亚明	北京实验职业学校

委　员　（以姓氏笔画为序）

丁冬梅	广东省食品药品职业技术学校	马　昕	本溪市化学工业学校
王小佳	揭阳市卫生学校	王金鹏	四川省食品药品学校
王桂梅	山东药品食品职业学院	厉　欢	河南医药健康技师学院
石　磊	江西省医药学校	卢延颖	本溪市化学工业学校
卢楚霞	广东省新兴中药学校	田　洋	本溪市化学工业学校
冯建华	四川省食品药品学校	巩海涛	山东药品食品职业学院
吕　慎	上海市医药学校	刘　波	上海市医药学校
刘开林	四川省食品药品学校	刘长久	四川省食品药品学校
刘巧元	湖南食品药品职业学院	刘桂丽	江苏省常州技师学院
许瑞林	江苏省常州技师学院	孙　晓	山东药品食品职业学院

苏兰宜	江西省医药学校	杨永庆	天水市卫生学校
李　芳	珠海市卫生学校	李应军	四川省食品药品学校
李桂兰	江西省医药学校	李桂荣	山东药品食品职业学院
李承革	四川省食品药品学校	何　红	江西省医药学校
张　玲	山东药品食品职业学院	张一帆	山东药品食品职业学院
张小明	四川省食品药品学校	陈　静	江西省医药学校
林　勇	江西省医药学校	林　楠	上海市医药学校
欧阳小青	广东省食品药品职业技术学校	欧绍淑	广东省湛江卫生学校
尚金燕	山东药品食品职业学院	罗　翀	湖南食品药品职业学院
罗玲英	江西省医药学校	周　容	四川省食品药品学校
郑小吉	广东省江门中医药学校	柯宇新	广东省食品药品职业技术学校
赵　磊	四川省食品药品学校	赵珍东	广东食品药品职业学院
秦胜红	四川省食品药品学校	贾效彬	亳州中药科技学校
夏玉玲	四川省食品药品学校	高　娟	山东药品食品职业学院
高丽丽	江西省医药学校	郭常文	四川省食品药品学校
黄　瀚	湖南食品药品职业学院	常光萍	上海市医药学校
崔　艳	上海市医药学校	彭荣珍	广东省江门中医药学校
董树裔	上海市医药学校	鲍　娜	湖南食品药品职业学院

全国医药中等职业教育药学类"十四五"规划教材（第三轮）

———○ 评审委员会名单 ○———

数字化教材编委会

主　编　刘长久　马　昕

副主编　刘　琛　崔　晨　瞿新吉

编　者（以姓氏笔画为序）

于　敏（山东药品食品职业学院）

马　昕（本溪市化学工业学校）

刘　琛（四川省食品药品学校）

刘长久（四川省食品药品学校）

时　坤（本溪市化学工业学校）

徐占宇（本溪市卫生学校）

崔　晨（天水市卫生学校）

戴　为（湖南食品药品职业学院）

瞿新吉（山东省青岛第二卫生学校）

计算机基础及应用是中等职业院校学生必修的一门公共基础课程。现在无论是学习、工作还是生活都离不开电子计算机，电子计算机已经成为现代社会的重要组成部分。本教材按照"全国医药中等职业教育药学类'十四五'规划教材（第三轮）"建设原则与要求，深入贯彻落实《现代职业教育体系建设规划》精神，根据教育部颁发的《中等职业学校信息技术课程标准》（教育部 2020 年版）并结合医药卫生类专业特点，以强化技能、理论适度；注重实践、突出案例；优化模块、易教易学为指导思想编写而成。

本教材力求突出医药卫生专业特色，坚持"三基"（基础理论、基本知识和基本技能）、"五性"（思想性、科学性、启发性、先进性和实用性）、"三特定"（特定学制、特定专业方向、特定对象），充分考虑中职学生的文化层次和接受知识的能力，保证概念准确、观点明确。全书共分七章，包括计算机基础知识、Windows 7 操作系统、文字处理软件应用、电子表格软件应用、演示文稿软件应用、计算机网络基础和医药卫生行业常用软件等内容。为适应中等职业教育的需要，在相应章节后面加入了文字录入训练、计算机常用外部设备连接以及宣传手册制作、统计报表制作、产品介绍演示文稿制作等跟医药卫生相关的应用实例，可结合学生所学专业内容开展计算机综合应用实训，进一步提高学生的计算机综合应用能力。

本教材由刘长久、马昕担任主编，具体编写分工为：第一章由马昕编写；第二章由戴为编写；第三章由刘长久、刘琛编写；第四章由徐占宇、时坤编写；第五章由刘琛、崔晨和瞿新吉编写；第六章由于敏编写；第七章由刘长久编写；各编委交叉互相审稿，全书由刘长久负责统稿。

本教材所涉及的软件、厂商和商品名只作教学举例使用，不用作广告用途，特此说明。

本教材在编写过程中，得到教材建设指导委员会专家的悉心指导和各参编院校的大力支持，在此谨致以诚挚的谢意。限于编者的水平和经验，书中难免有不足和疏漏之处，敬请广大读者提出批评和建议，以便修订完善。

编　者
2020 年 10 月

目录

● 1. 掌握计算机系统基本组成；计算机病毒的传播途径及其查杀的基本方法。

● 2. 熟悉计算机的特点及应用；计算机内部数据表示。

1. 掌握 Windows 7 的基本操作；管理文件和文件夹。
2. 熟悉附件程序的使用；Windows 7 常用的系统设置方法。

1. 掌握 Word 2016 文档建立、保护基本知识；Word 2016 字符格式、段落格式及其他格式基本知识；Word 2016 表格制作、图文混排、页面设置及文档打印基本知识。

2. 熟悉文字处理软件的功能；邮件合并。

1. 掌握工作簿、工作表、单元格等基本概念；单元格地址的引用；公式和函数的使用方法；常见图表的功能和使用方法。

2. 熟悉 Excel 2016 电子表格处理软件的基本功能。

● 1. 掌握 PowerPoint 2016
中创建、编辑和保
存；插入文本框、图
片、图形、声音等对
象；设置应用母版、
动画、幻灯片背景的
方法。能根据应用目
标要求制作简单的不
同风格的演示文稿。

● 2. 熟悉 PowerPoint 2016
演示文稿放映。

掌握网卡驱动的安装和 IP 地址设置；IE 浏览器使用；Microsoft Outlook 2016 的使用。

● 熟悉医药零售软件基本信息模块、药品、库存管理及销售;医疗机构常用软件日常业务处理及工作站等功能的基本知识。

▶▶ 第一章　计算机基础知识

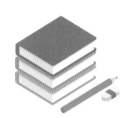

学习目标

知识要求

1. **掌握**　计算机系统基本组成；计算机病毒的传播途径及其查杀的基本方法。
2. **熟悉**　计算机的特点及应用；计算机内部数据表示。
3. **了解**　计算机的发展过程及趋势；字符编码；多媒体技术应用。

能力要求

1. 能够识别计算机的主要硬件设备，并会连接常用输入、输出设备。
2. 能根据计算机的性能指标判断其配置优劣。
3. 能初步应用多媒体技术，会使用杀毒软件查杀病毒。

电子计算机（computer）简称计算机，俗称电脑，是一种能高速计算的电子计算机器，既可以进行数值运算，又可以进行逻辑运算，还具有存储记忆功能。它是能够按照程序运行，自动、高速处理海量数据的现代化智能电子设备。

📖 第一节　了解计算机

人类所使用的计算工具是随着生产发展和社会进步，从简单到复杂、从低级到高级逐步发展起来的。从"结绳记事"的绳结开始，相继出现了算盘、计算尺、手摇机械计算机、电动机械计算机等计算工具，直到20世纪40年代才出现现在使用的电子计算机。电子计算机的发展阶段通常以构成电子计算机的电子元器件来划分，至今已经历了四代，目前正在向第五代过渡。每上升一个阶段在技术上都是一次新的突破，在性能上都是一次质的飞跃。

一、计算机发展过程

经无数科学家不懈努力，世界上第一台电子计算机于1946年诞生在美国宾夕法尼亚大学，取名为ENIAC（读作"埃尼阿克"，是Electronic Numerical Integator And Calculator，电子数字积分计算机的缩写）。电子计算机的产生和迅速发展是当代科学技术最伟大的成就之一。

计算机从诞生到现在，已走过了70多年的发展历程。人们根据计算机所采用的物理器件，将计算机的发展划分为四个阶段。

1. 第一代（1946~1958 年），电子管计算机 第一代电子计算机以电子管作为基本部件，具有初级处理能力，运算速度较慢、体积庞大、耗电量大、稳定性差。这个时期的计算机主要用于军事领域，使用机器语言、汇编语言，代表产品 ENIAC。图1-1是这一代计算机采用的逻辑元件——电子管。

2. 第二代（1959~1964 年），晶体管计算机 晶体管的发明给计算机技术带来了革命性的变化。第二代电子计算机采用的主要元件是晶体管，称为晶体管计算机。同时软件也有了较大发展，采用了监控程序，这是操作系统的雏形。图1-2是这一代计算机所用的晶体管之一的晶体三极管。

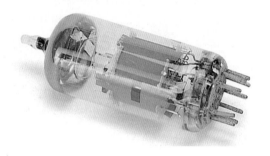
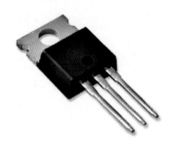

图1-1　电子管　　　　　　　　　　　　图1-2　晶体管

3. 第三代（1965~1970 年），中小规模集成电路计算机 20 世纪 60 年代中期，随着半导体工艺的发展，已制造出了集成电路元件。集成电路，简称 IC，就是把一定数量的常用电子元件，如电阻、电容、晶体管等，以及这些元件之间的连线，通过半导体工艺集成在一起具有特定功能的电路。集成电路可在几平方毫米的单晶硅片上集成几千个甚至上万个电子元件。这一代计算机开始采用中小规模的集成电路元件，比上一代的晶体管计算机体积更小，耗电更少，功能更强，寿命更长，综合性能也得到了进一步提高。图1-3是集成电路芯片。

4. 第四代（1971 年至今），大规模/超大规模集成电路计算机 20 世纪 70 年代初随着集成电路研发和制造技术的飞速发展，诞生了大规模集成电路芯片，一个超大规模集成芯片上可集成 10 亿个以上的电子元件。图1-4 所示是一个大规模集成电路芯片。

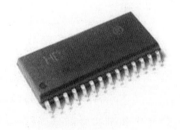
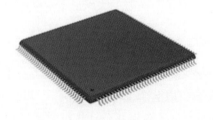

图1-3　集成电路　　　　　　　　　　图1-4　大规模集成电路

大规模集成电路芯片的应用使计算机进入了一个崭新的时代，即大规模和超大规模集成电路计算机时代。这一时期的计算机体积、重量、功耗等都大幅度减少，运算速度、存储容量、可靠性有了大幅度的提高，并出现了微型计算机，从而使计算机的应用得到逐渐普及。各代计算机主要特征如表 1-1 所示。

表 1-1 各代计算机的主要特征

	时代	年份	特点
第一代	电子管计算机	1946 年至 1958 年	①体积大，耗电量大，寿命短，可靠性差，成本高；②容量小；③外设采用纸带、卡片、磁带等；④用机器语言和汇编语言编程
第二代	晶体管计算机	1959 年至 1964 年	①体积减小，重量减轻，能耗降低，成本下降，可靠性和运算速度提高；②主存用磁芯，外存用磁盘/磁鼓；③输入输出方式有很大的改进；④提出了操作系统概念，出现了高级语言
第三代	集成电路计算机	1965 年至 1970 年	①体积更小，重量更轻，耗电更省，寿命更长，成本更低，运算速度有了更大提高；②辅存以磁盘、磁带为主；③出现了分时操作系统；④采用了结构化程序设计
第四代	大规模集成电路计算机	1971 年至今	①体积、重量、成本均大幅度降低，出现了微型计算机；②主存集成度越来越高，容量越来越大；③输入输出设备相继出现；④操作系统进一步完善；⑤多媒体技术崛起

你知道吗

"埃尼阿克"（ENIAC）和"埃迪萨克"（EDSAC）

"埃尼阿克"（ENIAC），是世界上第一台电子计算机，1946 年 2 月 14 日诞生于美国宾夕法尼亚大学，如图 1-5 所示。

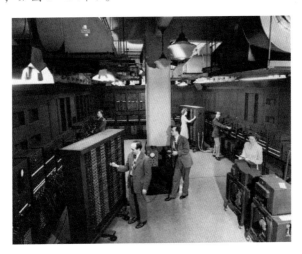

图 1-5 世界上第台电子计算机 ENIAC

这台计算机是个庞然大物，造价 48 万美元，有 30 个操作台，共用了 18000 多个电子管、1500 个继电器，重达 30 吨，占地 170 平方米，每小时耗电 150 千瓦，计算速度为每秒 5000 次加法运算，但这一运算速度比当时最好的机电式计算机快 1000 倍。尽管它的功能远不如今天的计算机，但它作为计算机大家族的鼻祖，开辟了人类计算机科学技术领域的先河，使信息处理技术进入了一个崭新的时代。

"埃迪萨克"（EDSAC）是世界上第一台存储程序计算机，EDSAC（Electronic Delay Storage Automatic Calculator，电子延迟存储自动计算机）于 1949 年 5 月 6 日在剑桥大学投入运行。它由英国剑桥大学莫里斯·文森特·威尔克斯（Maurice Vincent Wilkes）领导、设计和制造，如图 1 - 6 所示。ENIAC 和 EDSAC 均属于第一代电子管计算机，采用磁鼓或水银延迟线作存储器，穿孔纸带输入和电传打字机输出。

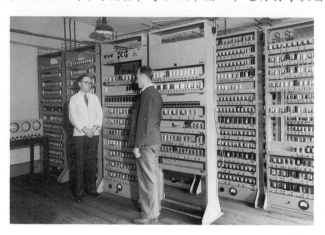

图 1 - 6　世界上第一台存储程序计算机 EDSAC

二、计算机的特点

计算机之所以发展迅速、应用广泛，是因为它具有以下特点。

1. 自动地运行程序　计算机能在程序控制下自动、连续地高速运算。由于采用存储程序控制的方式，输入编制好的程序并启动后，就能自动地执行下去直至完成任务，这是计算机最突出的特点。

2. 运算速度快　计算机能以极快的速度进行计算。现在普通的微型计算机每秒可执行上亿条指令，而巨型机则达到每秒几千亿次甚至几万亿次的运算速度。随着计算机技术的发展，计算机的运算速度还在不断提高。计算机极高的运算速度使它在金融、交通、通讯等领域能够提供实时、快速的服务。现在的气象预报，需要分析、计算大量的气象数据，靠手工计算是不可能完成的，这就得靠巨型计算机完成了。

3. 运算精度高　电子计算机具有以往机电式计算机无法比拟的计算精度，如用计算机计算圆周率 π，目前可以达到小数点后上亿位的精度。

4. 具有记忆和逻辑判断能力　如今的计算机不仅具有计算能力，还具有逻辑判断能力，能够进行诸如资料分类、情报检索等具有逻辑加工性质的工作。计算机借助逻辑运算，可以进行逻辑判断，并根据判断结果自动地确定下一步该做什么、怎么做。计算机的存储系统具有"记忆"大量信息的能力，现代计算机的内存容量已达到几千兆甚至更大，而外存的容量更是惊人，目前可达到几个 TB。

5. 可靠性高 随着微电子技术和计算机技术的发展，现代计算机连续无故障运行时间可达到几十万小时以上，具有极高的可靠性。例如，安装在人造卫星上的计算机能可靠地连续运行十几年。计算机应用于管理事务也具有很高的可靠性，而人却很容易因疲劳而出错。另外，计算机解决不同的问题，只是执行的程序不同，硬件上没有任何变化，因而具有很强的稳定性和通用性。

微型计算机除了具有上述特点外，还具有体积小、重量轻、耗电少、维护方便、使用灵活、价格便宜等特点。

三、计算机分类

计算机有多种分类方法，但通常情况采用以下两种方法分类。

1. 按性能规模分类 按计算机性能和规模可分为超级计算机、大型机计算机、中型机计算机、小型机计算机、微型计算机。

（1）**超级计算机** 是一种超大型电子计算机，具有很强的计算和处理数据的能力，其特点是高速度和大容量，配有多种外部和外围设备及丰富的、高功能的软件系统。超级计算机主要用来承担重大的科学研究、国防尖端技术和国民经济领域的大型计算课题及数据处理任务。如用于核武器小型化开发、空间技术研究、大范围天气预报、石油勘探等领域。

超级计算机，被称为"国之重器"，超级计算属于战略高技术领域，是世界各国竞相角逐的科技制高点，也是一个国家科技实力的重要标志之一。自中国 863 计划实施以来，国家高度重视并且支持超级计算系统的研发，但由于基础薄起步较晚，在国际舞台中一直受制于人，美国更是在 2015 年宣布对中国禁售高性能处理器。

目前世界上只有少数几个国家能生产超级计算机。我国自主研发的曙光、银河和神威·太湖之光等巨型计算机运算速度在世界上名列前茅。神威·太湖之光超级计算机（Sunway TaihuLight）是由国家并行计算机工程技术研究中心研制、安装在国家超级计算无锡中心的超级计算机，如图 1－7 所示。

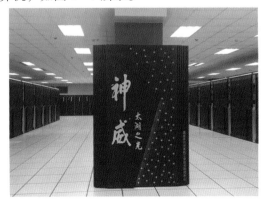

图 1－7 神威·太湖之光超级计算机

神威·太湖之光超级计算机安装了 40960 个中国自主研发的"申威 26010"众核处理器，该众核处理器采用 64 位自主申威指令系统，峰值性能为 12.54 京次/秒，持续性能为 9.3 京次/秒。（1 京为 1 亿亿）

（2）大型计算机　特点表现在通用性强，具有很强的综合处理能力，性能覆盖面广。主要应用在大型公司、银行、政府部门、社会管理机构和制造厂，因此通常人们称大型机为企业计算机。大型机在未来将被赋予更多的使命，如大型事务处理、企业内部的信息管理与安全保护、科学计算等。图 1 – 8 是由我国浪潮集团研发的浪潮天梭大型计算机。

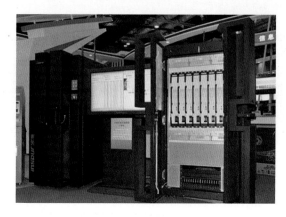

图 1 – 8　浪潮天梭大型计算机

（3）中型计算机　是介于大型机和小型机之间的一种机型。

（4）小型计算机　规模小，结构简单，设计周期短，便于及时采用先进工艺。小型计算机可靠性高，对运行环境要求低，易于操作且便于维护，非常符合部门性的要求，因此广泛应用于中小型企事业单位。图 1 – 9 是 IBM 595 小型计算机。

（5）微型计算机　又称个人计算机（Personal Computer，PC），因为价格便宜、轻便小巧、功耗低、使用方便，所以迅速进入社会各个领域，且技术不断更新、产品快速换代。如今的微型机无论从运算速度、多媒体功能、软硬件支持还是易用性等方面都比早期产品有了很大飞跃，现在微型计算机已进入到了千家万户，成为人们学习、工作和生活的必备工具。

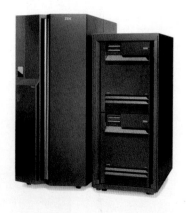

图 1 – 9　IBM 595 小型计算机

2. 按功能和用途分类　按功能和用途可分为通用计算机和专用计算机。

（1）通用计算机　具有功能强、兼容性好、应用面广、操作方便等优点，人们平时使用的计算机都是通用计算机。

（2）专用计算机　专为解决某一特定问题而设计制造的计算机，一般运行的程序固定。如控制轧钢过程的轧钢控制计算机，计算导弹弹道的专用计算机等。它解决特定问题的速度快、可靠性高，且结构简单、价格便宜。

四、计算机应用

进入 20 世纪 90 年代以来，计算机技术作为科技的先导技术之一得到了飞跃发展，超级并行计算机技术、高速网络技术、多媒体技术、人工智能技术等相互渗透，改变了人们使用计算机的方式，从而使计算机几乎渗透到人类生产和生活的各个领域，对工业和医药行业都有极其重要的影响。计算机的应用范围归纳起来主要有以下 6 个方面。

1. 科学计算 也称数值计算，是指用计算机完成科学研究和工程技术中所提出的数学问题。计算机作为一种计算工具，科学计算是它最早的应用领域，也是计算机最重要的应用之一。在科学技术和工程设计中存在着大量的各类数值计算，如求解几百乃至上千阶的线性方程组、大型矩阵运算等。这些问题广泛出现在导弹实验、卫星发射、灾情预测等领域，其特点是数据量大、计算复杂。在数学、物理、化学、新药研制、天文等众多学科的科学研究中，经常遇到许多数学问题，这些问题用传统的计算工具是难以完成的，使用计算机则只需要几天、几小时甚至几分钟就可以精确地解决。所以，计算机是发展现代尖端科学技术必不可少的重要工具。

2. 数据处理 又称信息处理，它是指数据的收集、分类、整理、加工、存储等一系列活动的总称。所谓数据是指可被存储于媒体上的文字、符号、图像、声音、视频等。据统计，目前在计算机应用中，数据处理所占的比重达 80% 以上，广泛应用于人口统计、办公自动化、企业管理、邮政业务、机票订购、情报检索、图书管理、医疗诊断等众多领域。

3. 计算机辅助技术 是以计算机为工具，辅助人在特定应用领域内完成任务的理论、方法和技术。它包括计算机辅助设计（CAD）、计算机辅助制造（CAM）、计算机辅助教学（CAI）、计算机辅助出版（CAP）、计算机辅助质量控制（CAQ）及计算机辅助绘图（computer aided drawing）等。"辅助"是强调人的主导作用。在人的主导下，计算机和使用者构成了一个人机密切交互的系统。诸多计算机辅助技术中的 CAD 和 CAM 首先在飞机制造、汽车制造和造船等大型制造业中广泛应用。其后，逐步推广到机械、电子、轻纺和服装等产品制造业以及建筑、土建等工程项目中。

（1）计算机辅助设计（computer aided design，CAD） 是指使用计算机的计算、逻辑判断等功能，帮助人们进行产品和工程设计。它能使设计过程自动化，设计合理化、科学化、标准化，大大缩短设计周期，以增强产品在市场上的竞争力。CAD 技术已广泛应用于建筑工程设计、服装设计、机械制造设计、船舶设计等。使用 CAD 技术可以提高设计质量，缩短设计周期，提高设计自动化水平。图 1 - 10 所示的是设计人员正在计算机辅助下设计赛车。

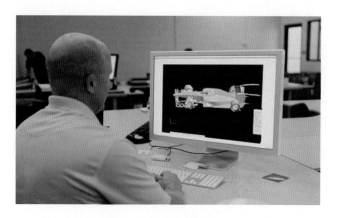

图 1 - 10　计算机辅助设计

（2）计算机辅助制造（computer aided manufacturing，CAM）　是指利用计算机通过各种数控生产设备，完成产品的加工、装配、检测、包装等。将 CAD 进一步集成形成计算机集成制造系统 CIMS，从而实现设计生产自动化。利用 CAM 可提高产品质量，降低成本和降低劳动强度。图 1 - 11 所示的是机器手臂正在计算机辅助下进行汽车焊接和装配。

（3）计算机辅助教学（computer aided instruction，CAI）　是指将教学内容、教学方法以及学生的学习情况等存储在计算机中，帮助学生轻松地学习所需要的知识。它在现代教育技术中起着相当重要的作用。

4. 过程控制　又称实时控制，是用计算机及时采集数据，按最佳值迅速对控制对象进行控制或调节。利用计算机进行过程控制，不仅大大提高了控制的自动化水平，而且提高了控制的及时性和准确性。

在电力、机械制造、化工、医药制药、冶金、交通等部门采用过程控制，可以提高劳动生产效率、产品质量、自动化水平和控制精确度，减少生产成本，减轻劳动强度。在军事上，使用计算机实时控制导弹根据目标的移动情况修正飞行姿态，准确击中目标。图 1 - 12 所示的是某化工生产企业的生产过程控件中心。

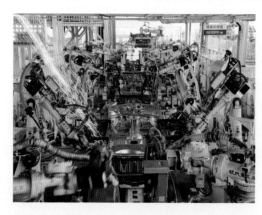

图 1 - 11　计算机辅助制造

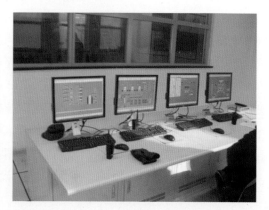

图 1 - 12　计算机过程控制

5. 人工智能　人工智能（artificial intelligence，AI）是用计算机模拟人类的智能活动，如判断、理解、学习、图像识别、问题求解等。它涉及到计算机科学、信息学、仿生学、神经学和心理学等诸多学科。在人工智能中，最具代表性、应用最成功的两个领域是专家系统和机器人。

计算机专家系统是一个具有大量专门知识的计算机系统。它总结了某个领域的专家知识构建了知识库。根据这些知识，系统可以对输入的原始数据进行推理，做出判断和决策，回答用户的咨询，这是人工智能的一个成功的例子。

机器人是人工智能技术的另一个重要应用。目前，世界上有许多机器人在高温、高辐射、剧毒等各种恶劣环境下工作。由于机器人有着非常广阔的应用前景，现在有很多国家正在大力研制。我国自行研制的"玉兔号"月球车就是有极高水平的人工智能机器人，如图 1-13 所示。

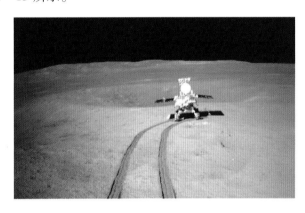

图 1-13　"玉兔号"月球车

6. 计算机网络　把计算机的超级处理能力与通信技术结合起来就形成了计算机网络。人们熟悉的全球信息查询、邮件传送、电子商务等都是依靠计算机网络来实现的。计算机网络已进入到了千家万户，给人们的生活带来了极大的方便。

请你想一想

1. 你最早见到的计算机是哪一代的计算机？
2. 计算机的种类有很多，那你用过的计算机是属于哪一类呢？
3. 计算机的用途很广，你平时使用计算机应该归为哪一类的应用？
4. 你喜欢玩电子游戏吗？　你认为玩游戏有什么利与弊？

五、计算机发展趋势

从第一台计算机诞生至今的半个多世纪里，计算机的应用得到不断拓展，计算机类型不断分化。目前计算机技术正朝着巨型化、微型化、网络化和智能化方向发展。

1. 巨型化　是指让计算机具有极高的运算速度、巨大的存储空间、更加强大和完善的功能。主要用于航空航天、军事、气象、地质、核反应堆、人工智能、生物工程等尖端科学领域。

2. 微型化　就是进一步提高集成度，利用高性能的超大规模集成电路研制质量更加可靠、性能更加优良、价格更加低廉、整机更加小巧的微型计算机。现在已经生产出了各式各样的穿戴式的微型化计算机产品，如既能监测身体健康参数还能通话的智能腕带，如图 1 – 14 所示。

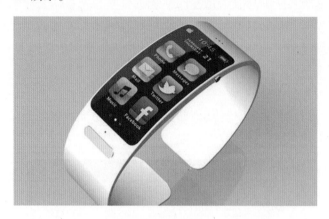

图 1 – 14　穿戴式微型化产品——智能腕带

3. 网络化　计算机网络化就是将不同地理位置上具有独立功能的计算机通过通信设备和传输介质互连起来，在通信软件的支持下，实现网络中的计算机之间共享资源、交换信息、协同工作。网络能够为用户提供方便、及时、可靠、广泛、灵活的信息服务。

计算机网络已广泛应用于政府、学校、企业、科研、家庭等领域。计算机网络的发展水平已成为衡量国家现代化程度的重要指标。现在的计算机网络已经将世界各地各种各样的事务联接起来了，如图 1 – 15 所示。

4. 智能化　是指让计算机能够模拟人类的智力活动，如学习、感知、理解、判断、推理等能力。让计算机具有说话的能力，用自然语言直接跟人或机器对话。它可以利用已有的和不断学习到的知识，进行思维、联想、推理，并得出结论，解决复杂问题，具有汇集记忆、检索有关知识的能力。无数科学工作者正在为实现这一目标而奋斗。

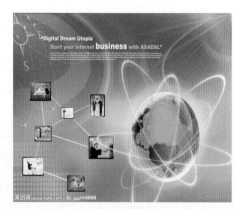

图 1 – 15　互联网络示意图

5. 未来计算机　到目前为止计算机技术的发展都是以电子技术的发展为基础的，集成电路芯片是计算机的核心部件。随着高新技术的研究和发展，人们有理由相信计算机技术也将拓展到其他新兴的技术领域，计算机新技术的开发和利用必将成为未来计算机发展的新趋势。从目前计算机的研究情况可以看到，未来计算机将有可能在光子计算机、生物计算机、量子计算机等方面取得重大的突破。Intel 公司已经研制出了可用于光子计算机的雪崩光电二极管（APD）硅芯片，如图 1-16 所示。

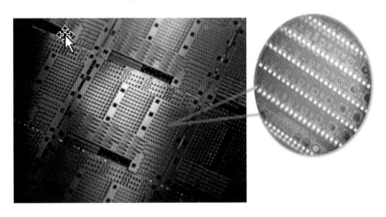

图 1-16 APD 硅芯片

六、多媒体技术基础

多媒体技术是利用计算机把文本、图形、图像、声音、动画和视频等多种信息进行综合处理，使之建立起逻辑连接，并实现人机交互作用的技术。

多媒体技术是一种迅速发展的综合性电子信息技术，它给传统的计算机系统、音频和视频设备带来了巨大的变革，将对大众传媒方式产生深远的影响。多媒体计算机将加速计算机进入家庭和社会各个方面的进程，给人们的工作、生活和娱乐带来巨大的影响。

1. 了解多媒体 "多媒体"译自英文 Multimedia 一词。媒体在计算机领域有两层含义，一层是指用来存储信息的存储媒体，如 U 盘、硬盘、光盘等；另一层是指作为信息载体的表示媒体，如文本、图形、图像、动画、音频、视频等。根据国际电信联盟标准化部门（ITU-T）的建议，可将媒体分为感觉媒体、表示媒体、表现媒体、存储媒体和传输媒体 5 大类。

多媒体的关键技术主要包括数据压缩与解压缩、多媒体网络，超媒体等。

2. 多媒体技术的特点 多媒体技术具有多样性、交互性、实时性和集成性等特点。

（1）多样性 是指信息载体的多样化，即计算机能够处理信息的范围呈现多样性，如语言、文字、图形图像等。多种信息载体的应用也使得计算机更容易操作和控制。

（2）集成性 是指处理多种信息载体的能力，也称为综合性。集成性体现在两个方面：一方面是多种媒体信息，即声音、文字、图形图像、音频视频等的集成；另一方面是媒体信息处理设备的集成性，计算机多媒体系统不仅包括计算机本身，还包括处理媒体信息的有关设备。

（3）交互性 传统信息交流媒体只能单向、被动地传播信息，如广播电视人们只能被动地听、看，而不能参与操作控制。而多媒体技术则可以实现人对信息的主动选择和控制。交互性是指用户与计算机之间在信息交换时的双向交互控制的特性。交互性使用户与计算机在信息交换中的地位变得平等，改变了信息交换中人的被动地位，使得人可以主动参与媒体信息的加工和处理。

（4）实时性　是指在计算机多媒体系统中声音及活动的视频图像是实时的、同步的，计算机必须具备对这类媒体的实时同步处理能力。同时，当用户给出操作命令，相应的多媒体信息都能够得到实时控制。

3. 多媒体技术应用　多媒体技术具有强烈的渗透性，它可以扩展到各个应用领域，尤其在教育训练、信息服务、数据通信、娱乐、大众媒体传播、广告等方面使用广泛。

（1）教育（形象教学、模拟展示）　电子教案、多媒体教学 PPT 课件、形象教学、模拟交互过程、网络多媒体教学、仿真工艺过程等。

（2）商业广告（特技合成、大型演示）　影视商业广告、公共招贴广告、大型显示屏广告、平面印刷广告等。

（3）影视娱乐业（电影特技、变形效果）　主要应用在影视作品中，电视/电影/卡通混编特技、演艺界 MTV 特技、三维成像模拟特技、仿真游戏、赌博游戏等。

（4）医疗（远程诊断、远程手术）　网络多媒体技术、网络远程诊断、网络远程操作（通过网络视频指导进行手术）。

（5）旅游（景点介绍）　风光重现、风土人情介绍、服务项目等。

（6）人工智能模拟（生物、人类智能模拟）　生物形态模拟、生物智能模拟、人类行为智能模拟。

图 1 – 17 是多功能多媒体环形展厅，能将展示的内容形象生动地表现出来，让人有身临其境的感觉。

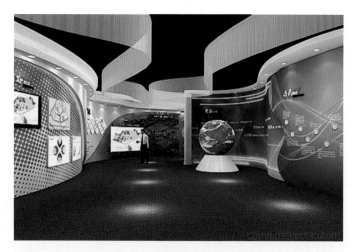

图 1 – 17　多功能多媒体环形展厅

4. 多媒体应用系统的构成　多媒体系统由两部分组成：多媒体硬件系统和多媒体软件系统。

（1）多媒体硬件系统　主要包括多媒体计算机和各种外部设备以及与各种外部设备的控制接口卡（其中包括多媒体实时压缩和解压缩电路），如视频卡、摄像机、数码相机、触摸屏、投影机等。多媒体计算机（multimedia computer）能够对声音、图像、视频等多媒体信息进行综合处理的计算机，多媒体计算机一般指多媒体个人计算机（multimedia personal computer，MPC）。

（2）多媒体软件系统　包括多媒体驱动软件、多媒体操作系统、多媒体数据处理软件、多媒体创作工具软件和多媒体应用软件。其中常用的有：

1）文字特效制作软件　Word（艺术字）、Cool 3D 等。

2）图形图像处理与制作软件　CorelDRAW、Photoshop 等。

3）音频编辑与制作软件　Wave Studio、Cool Edit 等。

4）二维和三维动画制作软件　Animator Studio、3D Studio MAX 等。

5）视频和图像采集编辑软件　Premiere、VideoStudio 等。

6）多媒体制作工具，又称多媒体创作工具　PowerPoint、Authorware、ToolBook 等。

5. 虚拟现实　虚拟现实技术出现于 20 世纪 80 年代末，已在娱乐、医疗、工程和建筑、教育和培训，军事模拟、科学和金融可视化等方面获得了广泛应用。虚拟现实（virtual reality，VR）技术是一种逼真地模拟人在自然环境中视觉、听觉和运动等行为的高级人机交互技术。虚拟现实技术是多媒体技术的重要发展方向，能为用户提供一种身临其境的多感觉通道体验。

虚拟现实是由计算机硬件、软件以及各种传感器所构成的三维信息人工环境，即虚拟环境。当用户戴上专用的头盔时，多媒体计算机把这些虚拟世界图像，从头盔的显示器显示给用户。当用户戴上专用的数据手套，手一动，有很多传感器就测出了用户的动作，例如，去开门，计算机接到这一信息，就去控制图像，使门打开，用户眼前就出现了室内的图像景物，并给出相应的声音及运动感觉。

虚拟现实技术在娱乐游戏、建筑设计、CAD 机械设计、计算机辅助教学、虚拟实验室、国防军事、航空航天、生物医学、医疗外科手术、艺术体育、商业旅游等领域显示出广阔的应用前景。图 1-18 是培训飞行员所用的虚拟驾驶舱——飞行模拟器。

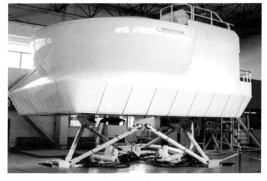
飞行模拟器外观

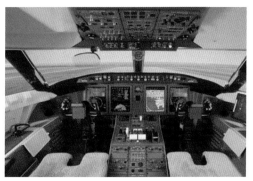
飞行模拟器内部座舱

图 1-18　飞行模拟器

数据压缩

通常视频与音频信息的数据都进行了压缩。视频信号和音频信号数字化后数据量大得惊人，这是制约多媒体发展和应用的最大障碍。一幅中等分辨率 640 * 480 的真色彩图像的数据量约占 0.9MB 的空间，存放在 650MB 的光盘中的视频，以每秒 30 幅的速度播放，只能播放 20 几秒。双通道立体声的音频数字数据量为 1.4MBps，一个 650MB 的光盘只能存储 7 分钟左右带有声音的音频数据，一部放映时间为 2 小时的电影或电视，其视频和音频的数据量有 208800MB。因此必须采用数据压缩与编码技术。数据压缩是指在尽可能不丢失有用信息的前提下，缩减数据量以减少存储空间，提高其传输、存储和处理效率的一种技术方法。数据压缩包括有损压缩和无损压缩。

（1）无损压缩　是对文件的数据存储方式进行优化，采用某种算法表示重复的数据信息，文件可以完全还原，不会影响文件内容，对于数码图像而言，也就不会使图像细节有任何损失。

（2）有损压缩　是利用了人类对图像颜色或声波中的某些频率成分不敏感的特性，允许压缩过程中损失一定的不敏感信息；虽然不能完全恢复原始数据，但是所损失的部分对理解原始图像的影响很小，却换来了数据量的大大缩减，压缩比可高达 800 : 1。有损压缩，在台湾、港澳又称作破坏性资料压缩，常见的声音、图像、视频压缩基本都是有损的。常用的 mp3、wma、jpeg、rm、rmvb、wmv 等都是有损压缩。

在多媒体应用中，常见的压缩方法有：PCM（脉冲编码调制），预测编码，变换编码，插值和外推法，统计编码，矢量量化和子带编码等，混合编码是广泛采用的方法

实训一　计算机使用情况调查

随着计算机的日益普及，计算机在人们的学习和生活中扮演着越来越重要的角色。网络是信息的海洋，它不仅仅是人们能自我发展的空间，同时为人们学习、生活提供各种可用信息和交流工具。网络对于使用者来说就像一把双刃剑，合理的利用则能让人们受益匪浅，而不合理的使用只会影响人们的学习、生活。请实践调查一下周围计算机的使用情况。

1. 调查计算机拥有情况

（1）调查同学家中拥有计算机的数量、种类和主要用途。

（2）调查自己熟悉的几个单位拥有计算机的数量、种类及用途。

2. 调查男生和女生使用计算机情况　分别调查男生和女生使用计算机的时间分布、用途；经常使用的软件，经常上什么网站，QQ 或微信使用情况等。

写出计算机普及程度及应用情况的调查报告。

第二节　认识计算机

一、计算机系统组成

现在计算机已发展成为一个庞大的家族，其中的每个成员尽管在配置、性能和应用等方面存在着很大的差别，但是它们的基本结构是相同的。计算机系统包括硬件系统和软件系统两大部分。

1. 计算机硬件　组成计算机的物理上存在的各种器件或装置。是计算机工作的物质基础。

2. 计算机软件　运行在计算机硬件上的程序、运行程序所需的数据和相关文档的总称。程序是为解决某一特定问题而设计的指令序列。

硬件是计算机软件工作的物质基础，软件是计算机发挥强大功能的灵魂，两者相辅相成，缺一不可。

二、计算机硬件

计算机硬件系统由运算机、控制器、存储器、输入和输出设备五大部分组成，如图 1-19 所示。下面以微型计算机为例介绍组成计算机的主要部件。

1. 主板　又称母板，安装在计算机主机箱内面积最大的一块印刷电路板，是计算机最基本也是最重要的部件之一，在整个计算机系统中扮演着举足轻重的角色。主板制造质量的高低，决定了硬件系统的稳定性。主板与 CPU 关系密切，每一次 CPU 的重大升级，必然导致主板的换代。主板是计算机硬件系统的核心。主板的主要功能是传输各种电子信号，部分芯片也负责初步

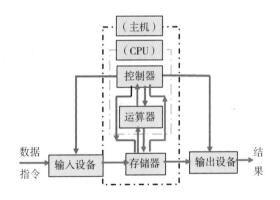

图 1-19　计算机系统的组成示意框图

处理一些外围数据。计算机主机中的各个部件都是通过主板来连接的，计算机在正常运行时对系统内存、存储设备和其他 I/O 设备的操控都必须通过主板来完成。主板上有 CPU 插槽、内存槽、高速缓存、控制芯片组、扩展槽、外设接口〔键盘接口、鼠标接口、串行接口、并行接口、USB 接口、网卡接口、音箱或耳机输出接口（草绿色）、话筒输入接口（粉红色）、外部音源输入接口（浅蓝色）〕等，如图 1-20 所示。

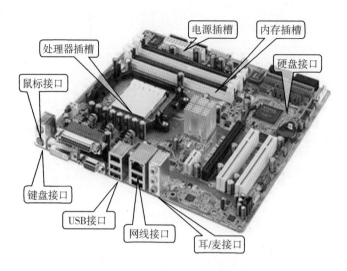

图 1 – 20　计算机主板

2. CPU　CPU（中央处理器）是计算机的核心部件，包括运算器和控制器。运算器又称算术逻辑部件，主要功能是完成对数据的算术运算、逻辑运算和逻辑判断等操作。控制器是整个计算机的指挥中心，根据事先给定的命令，发出各种控制信号，指挥计算机各部分工作。图 1 – 21 是美国 Intel 公司生产的 CPU。

3. 存储器　是计算机存储信息的"仓库"。存储器是有记忆能力的部件，用来存储程序和数据，存储器可分为两大类：内存储器和外存储器。

内存储器简称内存，包括随机存储器（RAM）和只读存储器（ROM）。RAM 允许按任意指定地址的存储单元进行随机地读出或写入数据，由于数据是通过电信号写入存储器的，因此在计算

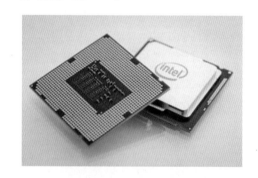

图 1 – 21　中央处理器

机断电后，RAM 中的信息就会随之丢失；ROM 中的信息只能读出，一般不能写入，即使机器断电，数据也不会消失。人们在使用计算机时所说的内存，一般都指的是内存条，内存条外形如图 1 – 22 所示。内存的特点是存取速度快，可与 CPU 处理速度相匹配，但价格较贵，存储容量较小。

外存储器（简称外存）又称辅助存储器，如硬盘、U 盘、光盘等。存放在外存中的程序必须调入内存才能运行，外存的存取速度相对来说较慢，但外存价格比较便宜，存储容量大。硬盘是目前使用最多的磁表面存储的外存储器。磁表面存储器是将磁性材料沉积在盘片基体上形成记录介质，并在磁头与记录介质的相对运动中存取信息。图 1 – 23 是硬盘的内部结构。

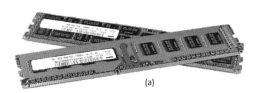

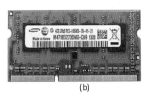

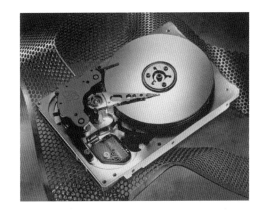

图 1-22　（a）台式机内存条　（b）笔记本内存条　　　　图 1-23　硬盘内部结构

　　CPU 和内存储器构成计算机主机。外存储器通过专门的输入/输出接口与主机相连。外存与其他的输入输出设备统称外部设备。

　　4. 输入设备　是用户和计算机系统之间进行信息交换的主要装置之一。它将外界的各种信息（如程序、数据、命令等）送入到计算机内部的设备。常用的输入设备有键盘、鼠标、摄像头、扫描仪、条形码读入器、手写输入板、游戏杆、语音输入装置等。

　　键盘是常用的输入设备，它是由一组开关矩阵组成，包括数字键、字母键、符号键、功能键及控制键等。每一个按键在计算机中都有它的唯一代码。当按下某个键时，键盘接口将该键的二进制代码送入计算机主机中，并将按键字符显示在显示器上。图 1-24 是 104 键的标准键盘。

　　鼠标器是一种手持式屏幕坐标定位设备（鼠标的全名：显示系统纵横位置指示器。因形似老鼠而得名"鼠标"），如图 1-25 所示。图 1-26 和图 1-27 所示的手写板和扫描仪也是常用的两种输入设备。

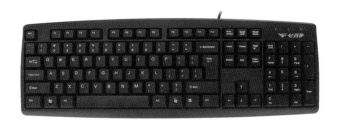

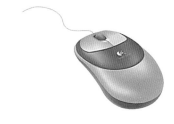

图 1-24　键盘　　　　　　　　　　　　　　　　图 1-25　鼠标

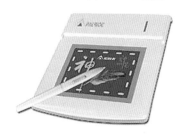

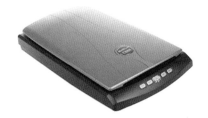

图 1-26　手写板　　　　　　　　　　　　　　　图 1-27　扫描仪

5. 输出设备　是将计算机处理后的信息以人们能够识别的形式（如文字、图形、声音等）进行显示和输出的设备。常用的输出设备有显示器、打印机、绘图仪等。由于输入/输出设备大多是机电装置，有机械传动或物理移位等动作过程，相对而言，输入/输出设备是计算机系统中运行速度最慢的部件。显示器通常也被称为监视器，它将人们输入到计算机的信息和计算机处理的结果显示在屏幕上，便于人们与计算机交流。显示器的参数包括尺寸大小、点距、分辨率、功耗、电磁辐射等基本内容。图 1-28 是阴极射线管（cathode ray tube，CRT）显示器。图 1-29 是发光二极管（light-emitting diode，LED）显示器。

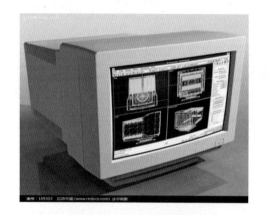

图 1-28　CRT 显示器

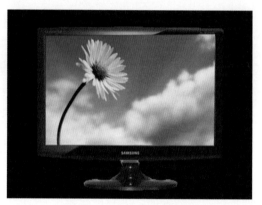

图 1-29　LED 显示器

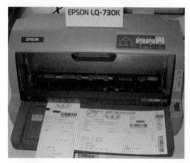

图 1-30　针式打印机

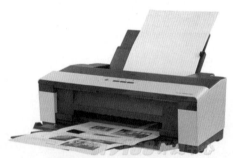

图 1-31　喷墨打印机

打印机是计算机的常用输出设备，用于将计算机处理结果打印在相关介质上。衡量打印机好坏的指标有三项：打印分辨率、打印速度和噪声。打印机的种类很多，按打印元件对纸是否有击打动作，分击打式打印机与非击打式打印机。

（1）击打式打印机　又称针式打印机，打印速度最慢、打印品质差，但它的优势是能打印复写纸，如图 1-30 所示。

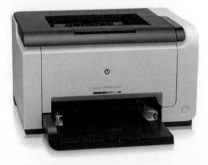

图 1-32　激光打印机

（2）非击打式打印机　①喷墨打印机，打印速度、打印品质都居中，如图 1 - 31 所示。②激光打印机，打印速度快，打印质量高，如图 1 - 32 所示。

三、实例操作——计算机常用外部设备与主机的连接

1. 计算机主机外部设备接口　主机箱背面的接口会因主机箱的不同，呈不同的排列，数量也不完全相同，如图 1 - 33 所示。

2. 连接前的准备工作　首先，打开水龙头洗洗手，放掉身上的静电，然后断开电源。打开外设包装，查看说明书。插插头时用力要适度。

3. 常用外设连接操作

（1）连接键盘、鼠标　目前键盘、鼠标有两种接口，一种是 6 针的圆形 PS/2 接口，如图 1 - 34 所示，主机箱上的孔的称母头，跟键盘、鼠标相连的插头称为公头。另一种是通用的 USB 接口，键盘、鼠标的 USB 接口是完全一样的，插孔中心为蓝色芯的是 3.0 版本，非蓝色芯的是 2.0 版本，图 1 - 35 所示。

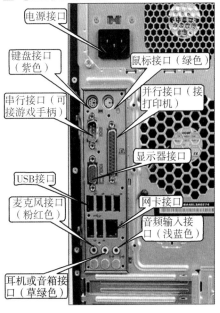

图 1 - 33　主机箱背面接口

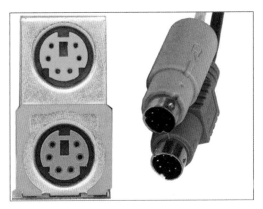

图 1 - 34　**PS/2 键盘、鼠标接口**

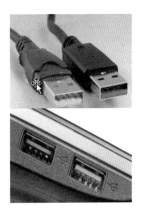

图 1 - 35　**usb 键盘、鼠标插头和插座**

（2）连接显示器、打印机　显示器接口是 15 针的 D 形 VGA 接口，通常为蓝色，用于连接显示器或投影仪等显示设备，如图 1 - 36 所示。打印机接口目前有两种。一种是采用 25 脚的 DB - 25 并行接口。另一种是 USB 接口，如图 1 - 37 所示。

（3）连接音箱、耳机、麦克风　主机箱上的音频接口通常是三个，浅蓝色是音频输入接口，粉红色的是连接麦克风接口，草绿色的是连接音箱、耳机接口，如图 1 - 38 所示。

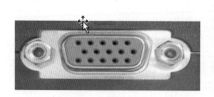
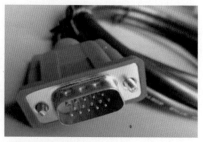

图 1-36　显示器 VGA 接口插座和插头

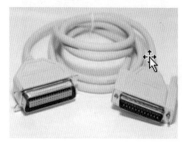
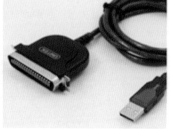
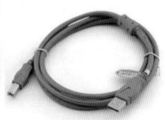

图 1-37　打印机接口连接线

（4）网线连接　主机箱后面面板上网络接口是 RJ45 插座，RJ45 插头是连接在网线上的俗称水晶头，如图 1-39 所示。

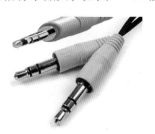
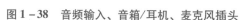
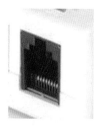
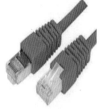

图 1-38　音频输入、音箱/耳机、麦克风插头　　　　图 1-39　网络 RJ45 插座和插头

四、计算机软件

计算机软件是计算机的灵魂，是发挥计算机功能的关键。

计算机软件是指用计算机语言所编写的程序和运行时所需要的数据及有关文档资料。软件分为系统软件和应用软件。

（1）系统软件　是管理计算机软硬资源，分配和协调计算机各部分工作，增强计算机的功能、方便用户使用的软件。系统软件主要包括操作系统、

> **请你想一想**
>
> 1. 想想你用过的键盘、鼠标是什么接口？你知道 PS/2 接口名称的由来吗？
>
> 2. 你知道游戏手柄接在哪种接口上吗？

数据库管理系统、计算机语言编译系统。

（2）应用软件　是满足用户不同领域、不同应用的软件。常用应用软件有办公软件、财务管理软件、绘图软件、学习软件、游戏软件等。

综上所述，计算机系统组成如图1-40所示。

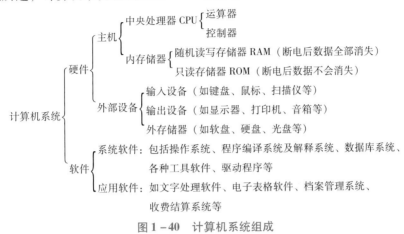

图1-40　计算机系统组成

五、计算机主要性能指标

1. 主频　也叫时钟频率，单位是GHz，CPU主频表示CPU内数字脉冲信号震荡的速度，主频和实际的运算速度存在一定的关系，但主频并不直接代表运算速度。

2. 字长　计算机一次处理的二进制数的位数叫字长。它直接关系到计算机的计算精度、功能和速度。字长越长处理能力就越强。字长总是8的整数倍，通常PC机的字长为16位（早期），32位，64位（目前）。

3. 内存容量　是指内存储器中能够存储信息的总字节数，一般以MB、GB为单位。

4. 存取周期　存储器进行一次"读"或"写"操作所需的时间称为存储器的访问时间（或读写时间），而连续启动两次独立的"读"或"写"操作（如连续的两次"读"操作）所需的最短时间，称为存取周期（或存储周期），现在计算机存储器的存取周期很短，约为几十到一百纳秒（ns）左右。

5. 运算速度　计算机的运算速度是指CPU每秒钟执行的指令数，单位是每秒钟执行百万指令数（MIPS）。单纯以时钟频率来衡量计算机的速度不科学，用MIPS来衡量相对比较合理。

你知道吗

计算机中数据度量单位

Bit（比特）是binary digit的英文缩写，是表示信息量的最小单位，只有0、1两种二进制状态。8个bit组成一个Byte（字节），能够容纳一个英文字符，不过一个汉字需要两个字节的存储空间。Byte（字节）是表示信息的基本单位。1024个字节就是1KByte（千字节），简写为1KB。计算机工作原理为高低电平（高为1，低为0）产生的 2 进制算法进行运算，所以计算机中数据的度量单位通常使用近似 1000 的 1024 进位（$1024 = 2^{10}$）。

计算机常用的数据存储单位：

$8\text{bit} = 1\text{Byte}$ 一字节

$1024\text{B} = 1\text{KB}$（Kilo Byte）千字节

$1024\text{KB} = 1\text{MB}$（Mega Byte）兆字节

$1024\text{MB} = 1\text{GB}$（Giga Byte）吉字节

$1024\text{GB} = 1\text{TB}$（Tera Byte）太字节

第三节 计算机内部数据表示

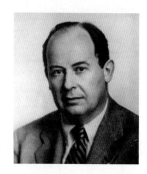

图 1 - 41 冯·诺依曼

计算机最基本的功能是进行"数"的计算与加工处理，如果采用通常的十进制进行计算，电路复杂、计算机运算起来"特费劲"。为了解决这一难题，美籍匈牙利科学家冯·诺依曼大胆地提出抛弃十进制，采用二进制数的形式表示数据和指令。二进制只有 0、1 两个数字，与电子电路中的电压的高低、电路的通和断状态相对应，同时二进制数的运算非常简单，容易在电子电路中实现。冯·诺依曼还提出预先编制计算程序并存放在存储器中，然后由计算机按照顺序来执行指令，这就是现代计算机所采用的"程序存储、控制原理"。由于冯·诺依曼对现代计算机技术的突出贡献，他被称为"现代计算机之父"，如图 1 - 41 所示。

下面介绍计数制的相关知识，以及计算机内部数据的表示。

一、进位计数制

计数制也称数制，是指用一组固定的数字和一套统一的规则来表示数目的方法。按进位的方法计数，称为进位计数制。进位计数制的三个要素：数位、基数、位权。对于任何一个数，可以用不同的进位制来表示。

1. 十进制（Decimal，缩写 D） 人们最熟悉的计数制就是十进制，它有以下特点。

（1）基本计数符号有十个：0 ~ 9。

（2）逢 10 进位，10 是进位基数。

例如，一个十进制数 2768.34，它的实际值与基数的关系可以这样表示：

$2 \times 10^3 + 7 \times 10^2 + 6 \times 10^1 + 8 \times 10^0 + 3 \times 10^{-1} + 4 \times 10^{-2} = 2768.34$

2. 二进制（Binary，缩写 B） 二进制是计算机使用的进位计数制，其特点如下。

（1）基本计数符号只有两个：0、1。

（2）逢 2 进位，2 是进位基数。

例如：$(101)_2 = (5)_{10} = 1 \times 2^2 + 0 \times 2^1 + 1 \times 2^0$

3. 八进制（Octal，缩写 O）　八进制的特点如下。

（1）基本计数符号有 8 个：0 ~ 7。

（2）逢 8 进位，8 是进位基数。

例如：$(71)_8 = (57)_{10} = 7 \times 8^1 + 1 \times 8^0$

4. 十六进制（Hexadecimal，缩写 H）　十六进制特点如下。

（1）有 16 个基本符号：0 ~ 9，A、B、C、D、E、F。其中 A ~ F 对应十进制的 10 ~ 15。

（2）逢十六进位，进位基数为十六。

例如：$(A8)_{16} = (168)_{10} = 10 \times 16^1 + 8 \times 16^0$

总结起来，对任何一个 N 进制就有以下特点。①有 0 ~（n－1）个基本计数符号；②逢 N 进位；③任何一个 N 进制的数都可以表示成：$(x_{n-1} \cdots x_1 x_0)_L = x_{n-1} \times N^{n-1} + \cdots + x_1 \times N^1 + x_0 \times N^0$。

5. 几种进位计数制对照表　几种常用进位计数制对照如表 1－2 所示。

表 1－2　常用进制间对照

十进制	二进制	八进制	十六进制	十进制	二进制	八进制	十六进制
0	0	0	0	9	1001	11	9
1	1	1	1	10	1010	12	A
2	10	2	2	11	1011	13	B
3	11	3	3	12	1100	14	C
4	100	4	4	13	1101	15	D
5	101	5	5	14	1110	16	E
6	110	6	6	15	1111	17	F
7	111	7	7	16	10000	20	10
8	1000	10	8				

二、常用计数制之间的转换

1. 二进制数转换为十进制数　根据前面的公式，任何进制的数都可以展开成为一个多项式，其中每项是各位权与系数的乘积，这个多项式的结果便是所对应的十进制数。例如：

$(11001.01)_2 = 1 \times 2^4 + 1 \times 2^3 + 0 \times 2^2 + 0 \times 2^1 + 1 \times 2^0 + 0 \times 2^{-1} + 1 \times 2^{-2} = 16 + 8 + 1 + 0.25 = 25.25$

2. 十进制数转换为二进制数

（1）十进制整数转换成二进制数采用"除 2 取余"方法。规则为：①将十进制数除2，并记下余数；②将所得的商再除以2，并记下余数，如此重复，直至商为0；③收集所得到的余数，以第一位余数作为整数的最低有效数，最后得到的余数为最高有效数，即由下往上取。

例如，将十进制整数215转换成二进制整数。运算过程如图1-42所示。

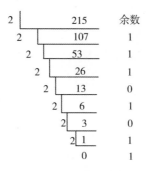

图1-42　"除2取余"方法

结果（215）$_{10}$=（11010111）$_2$

（2）将十进制小数转化成二进制数，采用"乘2取整"方法，并将每次所得的整数从上往下列出即可。例如，求0.825的二进制形式，运算过程如图1-43所示。

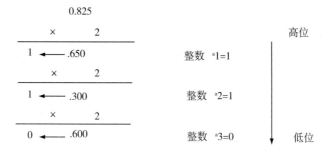

图1-43　"乘2取整"法

解得（0.825）$_{10}$=（0.110）$_2$。

3. 二进制数转换为八进制数　二进制转化为八进制数，整数部分只需从右向左（从低位向高位），小数部分则从小数点开始往右划分，每3位分为一组，然后分别将各组二进制数转换成八进制数即可。

如：将二进制整数（100111101）$_2$转换成八进制数，按图1-44所示操作。

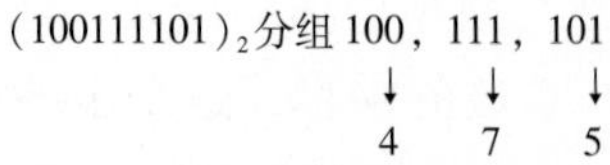

（100111101）$_2$分组 100，111，101
↓　　↓　　↓
4　　7　　5

图1-44　二进制整数转化为八进制数

所以，（100111101）$_2$=（475）$_8$

又如：将二进制小数（0.11011）$_2$转换成八进制数，按图1-45所示操作。

$$(0.11011)_2 \text{ 分组 } 0.\underset{\downarrow}{110}, \underset{\downarrow}{110}$$
$$\qquad\qquad 6 \qquad 6$$

图 1–45 二进制小数转化为八进制数

所以，$(0.11011)_2 = (0.66)_8$

4. 八进制数转为二进制数 八进制转为二进制是上述方法的逆过程，即将每一位八进制数分别转换为三位二进制数。例如：将八进制数 $(4675)_8$ 转换为二进制数，换算过程如图 1–46 所示。

$$\underset{\downarrow}{4} \quad \underset{\downarrow}{6} \quad \underset{\downarrow}{7} \quad \underset{\downarrow}{5}$$
$$100 \quad 110 \quad 111 \quad 101$$

图 1–46 八进制转换为二进制

所以 $(4675)_8 = (100110111101)_2$

5. 二进制数转换为十六进制数 二进制数转化为十六进制数，只需将二进制整数从右到左，小数部分从左到右，每 4 位为 1 组，不足 4 位用 0 补齐，每组二进制数换成对应的十六进制数。

例如：将二进制数 $(1010110.11101)_2$ 转化为十六进制数，转换过程如图 1–47 所示。

$$\underset{\downarrow}{0101} \quad \underset{\downarrow}{0110} \quad \underset{\downarrow}{1110} \quad \underset{\downarrow}{1000}$$
$$5 \qquad 6 \qquad E \qquad 8$$

图 1–47 二进制数转换为十六进制

所以，$(1010110.11101)_2 = (56.E8)_{16}$

6. 十六进制数转换成二进制数 反过来，将十六进制数转换成二进制数为上述的逆过程。

例如：将十六进制数 $(6BC.D8)_{16}$ 转换为二进制数，如图 1–48 所示。

$$\underset{\downarrow}{6} \quad \underset{\downarrow}{B} \quad \underset{\downarrow}{C} \quad \underset{\downarrow}{D} \quad \underset{\downarrow}{8}$$
$$0110 \quad 1011 \quad 1100 \quad 1101 \quad 1000$$

图 1–48 十六进制转换为二进制数

所以 $(6BC.D8)_{16} = (11010111100.11011)_2$

三、字符编码

1. 西文信息在计算机中的表示 计算机不仅用于数值计算，还常常要存储大量的文字和其他专用字符。计算机不能直接存储英文字母和专用字符，需要用二进制编码来表示、存放，即为每一个字符指定一个唯一的二进制代码。西方文字在计算机中采用 ASCII 编码（American Standard Code for Information Interchange），即美国信息交换标准代码。其内容如表 1–3 所示。

表 1-3　ASCⅡ编码表

低位	高位							
	000	001	010	011	100	101	110	111
0000	NUL	DLE	SP	0	@	P	`	p
0001	SOH	DC1	!	1	A	Q	a	q
0010	STX	DC2	"	2	B	R	b	r
0011	ETX	DC3	#	3	C	S	c	s
0100	EOT	DC4	$	4	D	T	d	t
0101	ENQ	NAK	%	5	E	U	e	u
0110	ACK	SYN	&	6	F	V	f	v
0111	BEL	ETB	、	7	G	W	g	w
1000	BS	CAN	(	8	H	X	h	x
1001	HT	EM	)	9	I	Y	i	y
1010	LF	SUB	×	:	J	Z	j	z
1011	VT	ESC	+	;	K	[	k	{
1100	FF	FS	,	<	L	\	l	|
1101	CR	GS	–	=	M	]	m	|
1110	SO	RS	·	>	N	^	n	~
1111	SI	US	/	?	O	_	o	DEL

2. 中文信息在计算机中的表示　为了在计算机中表示汉字，就需要给汉字编码。所谓汉字编码，就是采用一种科学可行的办法，为每个汉字编一个唯一的二进制代码，以便计算机识别、接收和处理。

（1）汉字国标码　1980 年，我国颁布了汉字编码国家标准：GB 2312—80《信息交换用汉字编码字符集》基本集，这个字符集是我国中文信息处理技术的发展基础，也是目前国内所有汉字系统的统一标准。字符集中每个汉字使用 2 个字节进行二进制编码，每个字节只用低 7 位进行编码，最高位为 0，这种编码称为汉字国标码。

GB 2312—80 收录了汉字 6763 个，符号 682 个，总计 7445 个字符。其中汉字分成两级：第一级是常用汉字计 3755 个，按汉语拼音字母/笔形顺序排列；第二级汉字是次常用汉字计 3008 个，按部首/笔画顺序排列。

目前我国 GB 18030—2005 字符集，一共收录了 70244 个汉字。

（2）区位码　按国标 GB 2312—80 规定，全部国标汉字和图形符号排列在 94×94 的矩阵内，如把行号称为区号，把列号称为位号，并用十进制表示，则每个汉字和图形符号，一定有确定的区号和位号，规定区号在前，位号在后，即组成了区位码。

（3）汉字机内码　又称为汉字内码，是一个汉字被计算机系统内部处理和存储而使用的代码。汉字国标码的两个字节跟单字节的 ASCII 码一样，最高位都为 0。为了区别用 ASCII 码表示的西文和两个字节表示的汉字，将汉字国标码每个字节的最高位均置为 1，这样就得到汉字机内码。

（4）汉字字形码 又称汉字字模，用于汉字在屏幕上显示或打印机输出。汉字字型码通常有两种：点阵和矢量。

用点阵表示字型时，汉字字型码指的是这个汉字字型点阵的代码。根据输出汉字的要求不同，点阵的多少也不同。简易型汉字为 16 * 16 点阵，提高型汉字为 24 * 24 点阵、32 * 32 点阵、48 * 48 点阵等。一个汉字的点阵越多，输出的字越细腻、美观，但占用存储空间越大。

矢量表示方式存储的是描述汉字字型的轮廓特征，当要输出汉字时，通过计算机计算，生成所需大小和形状的汉字点阵。矢量化字型描述与最终文字显示的大小，分辨率无关，因此可以产生高质量的汉字输出。Windows 中使用的 TrueType 字体就是矢量表示字体。

（5）汉字地址码 汉字字库中每个汉字字形都有一个连续的存储区域，该存储区域的首地址，就是汉字的地址码。汉字库的设计，大多数是按汉字国标码的次序排列的，每个汉字通过汉字机内码换算求得相应汉字字形码在汉字字库中的地址，以取出该汉字的字模，即字型。

（6）汉字的输入方法 汉字输入码也称为外码，是用来将汉字输入到计算机中的一组键盘符号编码。一种好的汉字输入法应具有编码规则简单、易学好记、操作方便、重码率低、输入速度快等优点。

1）拼音输入法 汉字拼音编码是以汉语拼音为基础的汉字输入编码，根据汉字读音直接键入拼音输入汉字，即拼音输入法。拼音输入法分为全拼、简拼、双拼。如搜狗拼音输入法、微软拼音输入法等。

2）字形输入法 汉字是由笔画或偏傍组成，其中笔划分为横、竖、撇、捺（点）、折等几种。根据构成汉字的笔画、偏旁进行的汉字输入编码就是汉字字形编码。最常用的字形编码是五笔字型编码即五笔字型输入法。如搜狗五笔输入法、极品五笔输入法等。

四、文字录入

为了能熟练进行中、英文录入，就必须熟悉键盘布局，掌握正确的指法。

1. 键盘的布局 按照各键功能的不同，可大致分为功能键区、主键盘区、编辑控制键区、数字小键盘区及状态指示灯区 5 个键位区，如图 1-49 所示。笔记本电脑键盘的数字小键盘区与标准键盘区右侧按键复用，由 Fn 组合键切换，如图 1-50 所示。

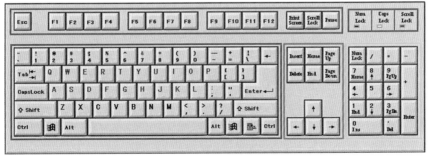

图 1-49 台式机标准键盘

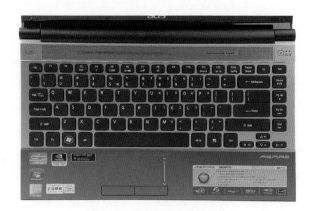

图 1 - 50　笔记本标准键盘

（1）功能键区　位于键盘的顶端，排列成一行，包括 F1 ~ F12 键、Esc 键和最右侧的 3 个控制键。其中 F1 ~ F12 和 Esc 键功能键在不同的应用软件中有着各自不同的作用。通常情况下，按 Esc 键可以起到取消和退出的作用；在程序窗口中按 F1 键可以获取该程序的帮助信息。

（2）主键盘区　既是键盘上使用最频繁的键区也是键盘中键位最多的一个区域，主要用于输入英文、汉字、数字和符号，该区由字母键、数字键、符号键、控制键和 Windows 功能键组成。

（3）编辑控制键区　位于主键盘区和小键盘区之间，主要用于在文本编辑中对光标进行控制。

（4）数字小键盘区　位于键盘的最右侧，主要用于快速输入数字或进行光标移动控制。在银行系统和财会等领域应用广泛。小键盘区的所有键几乎都是其他键区的重复键，如主键盘区的数字键和符号键，编辑控制键区的 Home 键、End 键和"↑"、"↓"、"←"、"→"键等。

（5）状态指示灯区　位于小键盘区上方，主要包括 NumLock、CapsLock 和 Scroll-Lock 3 个指示灯，分别用来指示小键盘工作状态、大小写状态以及滚屏锁定状态。

部分按键功能说明：

Enter：回车键，是使用频率最高的一个键，主要是用来确定电脑应该执行的操作。

Esc：退出键，该键作用与回车键刚好相反，用来取消命令的执行。

Ctrl：控制键，该键一般配合其他键使用，比如在 Windows 中：Ctrl + C 复制，Ctrl + V 粘贴，Ctrl + X 剪切，Ctrl + S 保存。

Alt：转换键，在空格键左右各有一个，该键一般配合其他键使用，如 Alt + F4 表示关闭当前窗口。

Shift：上档键，按住它再按打字区的数字键就可以键入数字键上的特殊符号。

Tab：制表键，制表定位功能，一般按一次 Tab 键光标移到一个制表位。

CapsLock：大写锁定键，按该键，使键盘上 CapsLook 灯亮，这时输入大写字母；

再按该键，灯灭，输入小写字母。

BackSpace：退格键，该键在回车键的上边，其上有一个向左的箭头。按一次该键光标就会向前移动一格，并删除光标前的一个字符。

Delete：删除键，与数字键区的 Del 键功能相同，可以将选中的对象删除，在文档编辑状态可删除光标后面的字符。

PrtSc：屏幕拷贝键，在 Windows 系统中按一次该键可以将当前屏幕显示画面复制到剪贴板中供应用程序使用。如果按住"Alt"键的同时，再按下"PrtSc"进行屏幕抓图，则抓下来的图像是当前活动窗口。

Pause：暂停键，在执行某些程序时按一次该键可以暂停程序的执行，同时按住 Ctrl 和该键可以强行中断程序的运行。

NumLock：数字锁定键，键盘上 NumLock 灯亮时，可以使用数字键盘区上的键输入数字。在笔记本中，则按 Fn + NumLk 激活与主键区复用的数字键盘。

Ctrl 键、Shift 键和 Alt 键单独使用时一般不具有任何意义，都需要与其他按键或鼠标配合使用，在操作时只需按住该键不放，再按其他键或单击鼠标即可。

2. 掌握正确的击键指法

（1）手指的分工　为了确定每根手指的分工，将键盘中的 A、S、D、F、J、K、L 和；8 个键指定为基准键位，左右手除两个拇指外的其他 8 个手指分别对应其中的一个键位。其中，F 和 J 键称为定位键，该键的表面通常有一凸起的小横杠，便于手指快速定位到这两个键。在没有进行输入操作时，应将左右手食指分别放在 F 和 J 键上，其余 3 个手指依次放下就能找到相应的键位；左右手的两个大拇指则应轻放在空格键上，如图 1 – 51 所示。

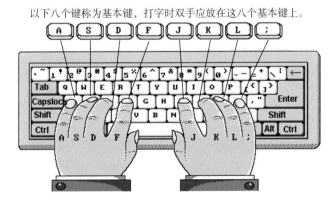

图 1 – 51　基准键位示意图

初学者要养成良好的击键习惯，即随时保持双手位于基准键位，完成其他键的击键动作后也应迅速回到相应的基准键位。

将各手指分别放于基准键位后便可开始击键操作，这时除拇指外，双手其他手指应分别负责不同的域，即分别负责相应字符的输入，如图 1 – 52 所示。

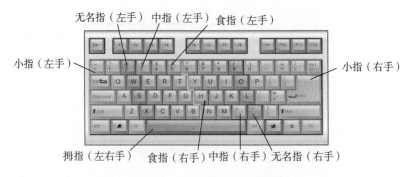

图 1-52　手指分工示意图

只有将手指进行合理分工后，操作键盘时才不会出现盲目、混乱输入的情况。

（2）击键规则　在敲击键盘时应注意以下几点规则。

①敲击键位要迅速，按键时间不宜过长，否则易造成重复输入的情况。

②击键时是指关节用力，而不是手腕用力。

③当每次完成击键动作后，只要时间允许，一定要习惯性地回到各自的基准键位。

④应严格遵守手指分工，不要盲目敲击。

（3）打字的姿势

①面向电脑坐在椅子上时，全身放松，身体坐正，双手自然放在键盘上，腰部挺直，上身微前倾。身体与键盘的距离大约为 20cm。

②眼睛与显示器屏幕的距离为 30~40cm，且显示器的中心应与水平视线保持15°~20°的夹角。另外不要长时间盯着屏幕，以免眼睛疲劳。

③双脚自然地放在地面上，无悬空，大腿自然平直，小腿与大腿之间的角度近似 90°。

④坐椅的高度应与电脑键盘、显示器的放置高度比例相适应。一般以双手自然垂放在键盘上时肘关节略高于手腕为宜。

3. 搜狗拼音输入法　是 2006 年 6 月由搜狐公司推出的一款 Windows 平台下的汉字拼音输入法。是目前最流行、用户好评率最高、功能最强大的汉字拼音输入法之一，奉行永久免费的原则。搜狗拼音输入法使用技巧如下。

（1）简拼　是输入声母或声母的首字母来进行输入的一种方式，有效地利用简拼，可以大大地提高输入的效率。例如：想输入"张靓颖"，只要输入"zhly"或者"zly"都可以输入"张靓颖"。同时，搜狗输入法支持简拼全拼的混合输入，例如，输入"srf""sruf""shrfa"都是可以输入"输入法"。有效地使用声母的首字母简拼可以提高输入效率，减少误打，例如，输入"指示精神"这几个字，如果输入传统的声母简拼，只能输入"zhshjsh"，需要输入的多而且多个 h 容易造成误打，而输入声母的首字母简拼"zsjs"就很简便快捷。

（2）全拼　全拼输入是拼音输入法中最基本的输入方式。只要用 Ctrl + Shift 键切换到搜狗输入法，在输入窗口输入汉字的完整拼音即可输入。可以用默认的翻页键

"逗号（，）句号（。）"来进行翻页。全拼模式，如 sougoupinyin。

（3）英文的输入　输入法默认是按下"Shift"键就切换到英文输入状态，再按一下"Shift"键就会返回中文状态。用鼠标点击状态栏上面的中字图标也可以切换。除了"Shift"键切换以外，搜狗输入法也支持回车输入英文。具体使用方法是：输入英文，直接敲回车即可。

（4）V 模式中文数字　包括多种中文数字输入功能。

1）中文数字金额大小写　输入"v424.52"，输出"肆佰贰拾肆元伍角贰分"。

2）罗马数字　输入 99 以内的数字例如"v12"，输出"Ⅻ"。

3）年份自动转换　输入"v2008.8.8"或"v2008 – 8 – 8"或"v2008/8/8"，输出"2008 年 8 月 8 日"。

4）年份快捷输入　输入"v2006n12y25r"，输出"2006 年 12 月 25 日"。

5）计算结果输入　输入"v8 + 5 ∗ 2"，输出"18"。

（5）网址输入模式　是特别为网络设计的便捷功能，让人能够在中文输入状态下就可以输入几乎所有的网址，然后按空格即可。目前的规则是：

输入以 www、http、ftp、telnet、mailto 等开头的字母时，自动识别进入到英文输入状态，后面可以输入例如 www. sogou. com，ftp：//sogou. com 类型的网址。

输入非 www. 开头的网址时，可以直接输入例如 abc. abc 就可以了，输入邮箱时，可以输入前缀不含数字的邮箱，例如 leilei@ sogou. com。

（6）繁体　在状态栏上面右键菜单里的"简 – >繁"选中即可进入到繁体中文状态。再点击一下即可返回到简体中文状态。

（7）模糊音　是专为对某些音节容易混淆的人所设计的。当启用了模糊音后，例如 sh < – – >s，输入"si"也可以出来"十"，输入"shi"也可以出来"四"。

搜狗支持的模糊音有：

声母模糊音：s < – – >sh，c < – – >ch，z < – – >zh，l < – – >n，f < – – >h，r < – – >l；韵母模糊音：an < – – >ang，en < – – >eng，in < – – >ing，ian < – – >iang，uan < – – >uang。

（8）其他技巧

键入 pai 选择 3 得到 π。

键入 aerfa 选择 2 得到希腊字母 α，依此类推。

键入 wjx 选择 3、4 分别得到☆和★。

键入 sjt、xjt、zjt、yjt 分别得到↑、↓、←和→。

键入 sjx 选择 3、4 分别得到△和▲。

（9）快速筛选　笔画筛选用于输入单字时，用笔顺来快速定位该字。使用方法是输入一个字或多个字后，按下 tab 键（tab 键如果是翻页的话也不受影响），然后用 h 横、s 竖、p 撇、n 捺、z 折依次输入第一个字的笔顺，一直找到该字为止。例如，快速定位"珍"字，输入了 zhen 后，按下"tab"，然后输入珍的前两笔"hh"，就可定位该字。再例如，输入"硗"，通常输入拼音 qiao 后至少要翻 3 页才能找到该字，但输完 qiao 的拼音后，按一下 Tab，然后输入该字的笔画辅助码 hp，这个字立刻跳到前面来了。

拆字辅助码可以让人快速地定位到一个单字，使用方法如下：想输入一个汉字"娴"，但是非常靠后，不易找到，那么输入"xian"，然后按下"tab"键，在输入"娴"的两部分"女""闲"的首字母 nx，就可以看到"娴"字了。输入的顺序为 xian + tab + nx。

（10）U 模式笔画输入　是专门为输入不会读的字所设计的。在输入 u 键后，然后依次输入一个字的笔顺，笔顺为：h 横、s 竖、p 撇、n 捺、z 折，就可以得到该字，同时小键盘上的 1、2、3、4、5 也代表 h、s、p、n、z。这里的笔顺规则与普通手机上的五笔画输入是完全一样的。其中点也可以用 d 来输入。值得一提的是，竖心的笔顺是点点竖（nns），而不是竖点点。另外还可以输入 u 后输入该字各组成部分的读音也行。对一些生僻字，不知如何发音，可用此法，如：

耒——u + hhhspn

炷——u + huo（火）+ gui（圭）或 u + huo（火）+ tu（土）+ tu（土）

糚——u + guang + huang

厈——u + chang + gan

霙——u + dhszhdz

（11）插入当前日期时间　"插入当前日期时间"的功能可以方便地输入当前的系统日期、时间、星期。输入法内置的插入项有：①输入"rq"（日期的首字母），输出系统日期"2006 年 12 月 28 日"；②输入"sj"（时间的首字母），输出系统时间"2006 年 12 月 28 日 19：19：04"；③输入"xq"（星期的首字母），输出系统星期"2006 年 12 月 28 日星期四"。

> **请你想一想**
>
> 1. 我们在输入文字时，如何能快速找到基准键位？
>
> 2. 我们在输入文字时，眼睛要始终看着键盘输入吗？

你知道吗

计算机语言处理系统

用计算机解决问题时，人们必须首先将解决该问题的方法和步骤按一定序列和规则用计算机语言描述出来，形成计算机程序（这就是人们通常所以说的编程），然后输入计算机，计算机就可按人们事先设定的步骤自动地执行。

计算机语言是人们指挥计算机完成任务，进行信息交换的媒介与工具。计算机语言包括机器语言、汇编语言和高级语言三大类。

机器语言（machine language）是用直接与计算机打交道的二进制代码所表达的计

算机语言。

汇编语言（assembler language）是指用助记符表达的计算机语言。

高级语言（high - level language）与人们习惯使用的自然语言与数学语言非常接近，例如，$y = 2x^2 - x + 1$ 这样一个数学表达式用高级语言来表示，可以就写成 $y = 2 * x * x - x + 1$。

高级语言编写的源程序需要"翻译"成机器指令才能让计算机执行。高级语言的"翻译"过程一般分为两种方式，即编译方式和解释方式。

第四节 认识计算机病毒

我们在使用计算机的过程中要保护好它，它安全才能高效地为我们服务。现计算机面临安全问题有以下两方面。

一方面是计算机实体安全：指计算机系统的全部硬件及其附属设备的安全。这就要求环境干燥、清洁，同时要注意使用时不要阻塞计算机的散热孔。合理安装软件，如果软件安装不当会造成电脑运行不畅，还会加速 CPU 损耗。

另一方面是计算机的数据和软件安全：目前计算机中数据和软件面临的最大的安全威胁就计算机病毒。

一、概念

计算机病毒（computer virus）是指"编制的或者在计算机程序中插入的破坏计算机功能或者破坏数据，影响计算机使用并且能够自我复制的一组计算机指令或者程序代码"。

二、特点

计算机病毒具有以下几个特点。

1. 破坏性 任何病毒只要侵入系统，都会对系统及应用程序产生程度不同的影响。轻者会降低计算机工作效率，占用系统资源，重者可导致系统崩溃。

可将病毒分为良性病毒与恶性病毒。良性病毒可能只显示些画面、无聊的语句或播放一段音乐，或者根本没有察觉任何破坏动作，但它会占用系统资源。这类病毒较多，如 GENP、小球、W - BOOT 等。恶性病毒则有明确的目的，或破坏数据、删除文件或加密磁盘、格式化磁盘，有的对数据造成不可挽回的破坏。这反映出病毒编制者的险恶用心。

2. 寄生性 计算机病毒寄生在其他程序之中，当执行这个程序时，病毒就起破坏作用，而在未启动这个程序之前，它是不易被人发觉的。

3. 传染性 计算机病毒不但本身具有破坏性，更有害的是具有传染性，一旦病毒被复制或产生变种,其速度之快令人难以预防。

4. 潜伏性　有些病毒像定时炸弹一样,让它什么时间发作是预先设计好的。比如黑色星期五病毒,不到预定时间一点都觉察不出来,等到条件具备的时候一下子就爆炸开来,对系统进行破坏。

5. 隐蔽性　计算机病毒具有很强的隐蔽性,有的可以通过病毒软件检查出来,有的根本就查不出来,有的时隐时现、变化无常,这类病毒处理起来通常很困难。

6. 可触发性　编制计算机病毒的人,一般都为病毒程序设定了一些触发条件,例如,系统时钟的某个时间或日期、系统运行了某些程序等。一旦条件满足,计算机病毒就会"发作",使系统遭到破坏。

三、分类

1. 引导型病毒　是指寄生在磁盘引导区或主引导区的计算机病毒。

2. 文件型病毒　是指能够寄生在文件中的计算机病毒。

3. 混合型病毒　是指具有引导型病毒和文件型病毒寄生方式的计算机病毒。

4. 宏病毒　这种病毒主要流行于 Microsoft Word 文档。

5. 网络病毒　通常是通过计算机网络传播,它可以盗取用户资料,使网络系统速度变慢 ,甚至导致操作系统崩溃。

四、预防与消除

1. 计算机受到病毒感染后的症状

(1)机器不能正常启动　加电后机器根本不能启动,或者可以启动,但所需要的时间比原来的启动时间变长了。有时会突然出现黑屏现象。

(2)运行速度降低　如果发现在运行某个程序时,读取数据的时间比原来长,存文件或调文件的时间都增加了,那就可能是由于病毒造成的。

(3)磁盘空间迅速变小　由于病毒程序要进驻内存,而且又能繁殖,因此使内存空间变小甚至变为"0",用户什么信息也进不去。

(4)文件内容和长度有所改变　一个文件存入磁盘后,本来它的长度和其内容都不会改变,可是由于病毒的干扰,文件长度可能改变,文件内容也可能出现乱码。有时文件内容无法显示或显示后又消失了。

(5)经常出现"死机"现象　正常的操作是不会造成死机现象的,即使是初学者,命令输入不对也不会死机。如果机器经常死机,那可能是由于系统被病毒感染了。

(6)外部设备工作异常　因为外部设备受系统的控制,如果机器中有病毒,外部设备在工作时可能会出现一些异常情况,出现一些用理论或经验说不清道不明的现象。

以上仅列出一些比较常见的病毒表现形式,日常使用中还会遇到一些其他的特殊现象,需要用户自行判断。

2. 预防和消除计算机病毒　对计算机病毒要预防为主,清杀为辅。

（1）不使用来历不明的移动存储设备（如光盘、优盘等），使用 U 盘时要先杀毒，以防 U 盘携带病毒传染计算机。

（2）不访问带有非法性质、不健康的网站，不打开来历不明的邮件。

（3）不要在互联网上随意下载软件安装，从网上下载任何文件后，一定要先扫描杀毒再运行。

（4）重要数据要经常备份，防止万一被病毒侵害后导致数据丢失。

（5）安装杀毒软件，定期更新病毒库，经常查毒、杀毒。

你知道吗

计算机病毒的传播方式主要包括以下几种。

1. 存储介质　包括硬盘、磁带、U 盘和光盘等。目前在这些存储设备中，U 盘是使用最广泛的移动设备，也是病毒传染的主要途径之一。

2. 网络　随着 Internet 技术的迅猛发展，Internet 在给人们的工作和生活带来极大方便的同时，也成为病毒滋生与传播的温床，当从 Internet 下载或浏览各种资料的同时，病毒可能也就伴随这些资料侵入用户的计算机系统。

3. 电子邮件　当电子邮件（Email）成为人们日常生活和工作的重要工具后，电子邮件病毒无疑是病毒传播的最佳方式，近几年出现的危害性比较大的病毒几乎全是通过电子邮件方式传播。

本章小结

本章介绍了计算机的发展历程及其应用领域，计算机的分类和主要性能指标；计算机的组成和常用外部设备的连接；多媒体技术，常用计数制之间的相互转换，字符编码及现在使用广泛的搜狗拼音输入法；计算机的病毒特征、危害以及预防和查杀。

目标检测

一、选择题

1. 目前制造计算机所使用的电子器件是（　　）。

    A. 晶体管　　　　　　　　　　B. 大规模和超大规模集成电路

    C. 集成电路　　　　　　　　　D. 大规模集成电路

2. （　　）技术的发展推动了微型计算机的发展。

    A. 微处理器　　　B. 操作系统　　　C. 磁盘　　　　　D. 输入设备

3. 在计算机中为了用二进制编码表示英文字母、符号、阿拉伯数字等，应用最广泛、具有国际标准的是（　　）。

  A. 补码   B. 原码   C. ASCII 码   D. 机内码

4. 下面（ ）不属于外存储器。

  A. 硬盘   B. 磁带   C. ROM   D. 光盘

5. 计算机能直接执行的程序是（ ）。

  A. 汇编语言程序   B. 机器语言程序

  C. 源程序   D. 高级语言程序

6. 冯·诺依曼为现代计算机的结构奠定了基础，其最主要的设计思想是（ ）。

  A. 采用电子元件 B. 数据存储   C. 虚拟存储   D. 程序存储

7. 在十六进制中，基本数码 C 表示十进制数中的（ ）。

  A. 15   B. 12   C. 13   D. 11

8. 下列各数中最小的是（ ）。

  A. 十进制数 35 B. 二进制数 10101 C. 八进制数 26 D. 十六进制数 1A

9. 若"0"的 ASCII 码值是 48（十进制），则"6"的 ASCII 码值的二进制表示是（ ）。

  A. 1000010   B. 0101110   C. 0110110   D. 1010101

10. 中央处理器的重要作用有两个，分别是（ ）和控制。

  A. 存储   B. 运算   C. 显示   D. 打印

11. 内存储器有随机存储器和（ ）。

  A. RAM   B. ROM   C. 磁盘存储器 D. 磁带存储器

12. CPU 能直接访问的部件是（ ）。

  A. 硬盘   B. 软盘   C. 内存储器   D. 光盘

13. 下列外部设备中，属于输入设备的是（ ）。

  A. 绘图仪   B. 鼠标器   C. 显示器   D. 打印机

14.（ ）合起来叫外部设备。

  A. 输入/输出设备和外存储器

  B. 打印机、键盘、显示器和内存

  C. 软盘驱动器、打印机和运算器

  D. 驱动器、打印机、键盘、显示器和控制器

15. 下列外部设备中，属于输出设备的是（ ）。

  A. 扫描仪   B. 键盘   C. 绘图仪   D. 光笔

16. Pentium 是 64 位的微处理器，这里的 64 位表示的是（ ）的技术指标。

  A. 字节   B. 字长   C. 速度   D. 容量

17. 计算机的机器语言使用的编码是（ ）。

  A. ASCII 码   B. 二进制编码 C. 英文字母 D. 汉字目标码

18. 二进制数 11000000 转换成十进制数为（ ）。

  A. 384   B. 192   C. 96   D. 320

19. 在微型计算机中，普遍使用的英文字符编码是（ ）。

    A. BCD 码　　　B. 格雷码　　　　C. ASCII 码　　　　D. 反码

20. 计算机系统由硬件系统和（ ① ）组成，硬件系统中最核心的部件是（ ② ），它由（ ③ ）组成。计算机操作系统的作用是（ ④ ），其中（ ⑤ ）不属于操作系统管理的资源。

    ① A. 程序系统　　B. 软件系统　　C. 磁盘系统　　　　D. 控制系统

    ② A. 存储器　　　B. CPU　　　　C. 输入/输出设备　D. 控制器

    ③ A. 运算器和控制器　　　　　B. 运算器、控制器和内存

    　　C. 内存和外存　　　　　　　D. RAM 和 ROM

    ④ A. 管理和控制计算机系统的资源　　B. 便于进行数据管理

    　　C. 实现软件和硬件的连接　　　　D. 管理计算机系统

    ⑤ A. CPU　　　　B. 内码　　　　C. 磁盘　　　　　　D. 扬声器

二、思考题

1. 计算机的特点有哪些？

2. 计算机的应用有哪些领域？

3. 冯·诺依曼结构计算机的设计思想是什么？

4. CPU 是什么？它包括哪几个部分？分别加以说明。

5. 计算机硬件系统由哪几个部分组成？分别加以说明。

6. 什么叫多媒体技术？它有何特点？

7. 什么叫计算机接口？接口有何作用？

8. 什么是计算机病毒？它是怎么产生的？该如何预防？

书网融合……

划重点

自测题

第二章 Windows 7 操作系统

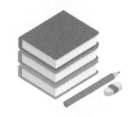

学习目标

知识要求

1. **掌握** Windows 7 的基本操作；管理文件和文件夹。
2. **熟悉** 附件程序的使用；Windows 7 常用的系统设置方法。
3. **了解** 操作系统的概念、功能和分类。

能力要求

1. 熟练进行 Windows 7 的基本操作。
2. 熟练进行文件和文件夹的新建、移动、复制、删除等操作。
3. 学会对系统进行自定义配置以及附件中常用软件的使用。

为了使计算机系统中所有软、硬件资源协调一致、有条不紊地工作，就必须要由操作系统统一管理和调度。操作系统是在硬件基础上的第一层软件，是其他软件和硬件之间的接口，操作系统的性能很大程度上决定了计算机系统的性能。

常用的操作系统有：Windows、Linux、Unix、Android、Mac OS 等。Windows 7 是微软操作系统一次重大的改革创新，在功能、安全性、个性化、可操作性、功耗等方面都有很大的改进。它的优点主要体现在稳定性、兼容性、安全性、性能等方面的大幅度提高，同时它对硬件的要求并不高，目前的机器都能流畅地运行它。本章主要通过相关知识的学习来掌握目前运用最广泛的 Windows 7 操作系统的使用方法。

第一节 操作系统

实例分析

实例 小张和小李同寝室，小李这学期带了一台笔记本电脑来学校，平时查查学习资料，完成老师布置的线上作业等，也做娱乐用。小张看小李的电脑界面十分漂亮美观，有了电脑以后学习也方便很多，就央求妈妈也给自己买了一台。

可是拿到新电脑的小张开机以后发现界面跟小李的不一样。小李看了小张的电脑说："你的电脑是联想的，我的电脑是苹果的，操作系统不一样。"

问题 1. 开机后界面不一样的主要原因是因为计算机品牌的原因吗？

2. 联想与苹果电脑的操作系统有什么不同？

一、概念

操作系统是管理资源，控制程序执行，改善人机界面，提供各种服务，并合理组织计算机工作流程，为用户方便有效地使用计算机提供良好的运行环境的最基本的系统软件。操作系统位于计算机硬件和用户之间，是计算机裸机与用户之间的桥梁，为用户提供了一个清晰、简洁、友好、易用的工作界面。用户通过使用操作系统提供的命令和交互功能实现对计算机的操作。

二、功能

从操作计算机的角度讲，操作系统的主要功能可以简单地理解为两点，第一是管理计算机内部各种硬件和软件资源，使它们最大限度地发挥作用。第二是提供给操作人员一个良好的操作界面，方便操作人员使用计算机。具体地说，操作系统有 5 个方面的功能：处理器管理、存储器管理、设备管理、文件管理、作业管理。

1. 处理器管理　处理器是完成运算和控制的设备。在多道程序运行时，每个程序都需要一个处理器，而一般计算机中只有一个处理器。操作系统的一个功能就是安排好处理器的使用权，也就是说，在每个时刻处理器分配给哪个程序使用是操作系统决定的。实质上是对处理器执行"时间"的管理，即如何将 CPU 真正合理地分配给每个任务。

2. 存储器管理　主要任务是分配内存空间，保证各作业占用的存储空间不发生矛盾，并使各作业在自己所属存储区中不互相干扰。存储器管理主要是指针对内存储器的管理。内存管理是指软件运行时对计算机内存资源的分配和使用的技术，其最主要的目的是高效、快速的分配，并且在适当的时候释放和回收内存资源。

3. 设备管理　计算机系统中配有各种各样的外部设备，操作系统的设备管理功能采用统一管理模式，自动处理内存和设备间的数据传递，从而减轻用户为这些设备设计输入输出程序的负担。主要任务是：当用户使用外部设备时，必须提出要求，待操作系统进行统一分配后方可使用。当用户的程序运行到要使用某外设时，由操作系统负责驱动外设。

4. 文件管理　计算机系统中的程序或数据都要存放在相应存储介质上。为了便于管理，操作系统将相关的信息集中在一起，称为文件。操作系统的文件管理功能就是负责这些文件的存储、检索、更新、保护和共享。包括文件的读写管理和存取控制、目录管理、文件操作的一般管理和文件存储空间的管理。

5. 作业管理　每个用户请求计算机系统完成的一个独立的操作称为作业。作业管理包括作业的输入和输出、作业控制（根据用户的需要控制作业运行的步骤）、作业的状况管理及作业的调动等功能。

三、分类

操作系统的种类繁多，很难用单一标准统一分类。按功能和特性可分为批处理操作系统、分时操作系统和实时操作系统；按同时管理用户数的多少可分为单用户操作系统和多用户操作系统；按体系结构可分为网络操作系统、分布式操作系统和个人计算机操作系统；按应用领域分为桌面操作系统、服务器操作系统和嵌入式操作系统。通常操作系统分为以下几类。

1. 多用户操作系统　单用户操作系统是指一台计算机在同一时间只能由一个用户使用，一个用户独自享用系统的全部硬件和软件资源，而如果在同一时间允许多个用户同时使用计算机，则称为多用户操作系统。现在的操作系统都是按照多用户设计的，同一台机器可以为多个用户建立各自的账户，也允许拥有这些账户的用户同时登录这台计算机。Windows 7 操作系统是多用户多任务的操作系统。

2. 批处理操作系统　特点是成批处理，多个程序或多个作业同时存在和运行。基本工作方式是用户将作业交给系统操作员，系统操作员收到作业后，并不立即将作业输入计算机，而是在收到一定数量的用户作业之后，组成一批作业，再把这批作业输入到计算机中。批处理操作系统追求的目标是系统资源利用率高，作业吞吐率高。IBM 的 DOS/VSE 就是这类系统。

3. 分时操作系统　具有如下特点：一台计算机主机连接了若干台终端，每个终端可由一个用户使用，用户通过终端交互式地向系统提出命令请求，系统接受用户命令之后，采用时间片轮转方式处理服务请求，并通过交互式在终端上向用户显示结果。用户根据系统送回的处理结果发出下一道交互命令。在分时系统管理下，虽然各用户使用的是同一台计算机，但却给用户一种独占计算机的感觉。分时操作系统是多用户多任务操作系统，Unix 是国际上最流行的分时操作系统。

4. 实时操作系统　是指计算机能在规定的时间内，及时响应外部事件的请求，同时完成该事件的处理，并能够控制所有实时设备和实时任务协调一致地工作的操作系统。实时操作系统按其使用方式可分为两类：一类是广泛用于钢铁、炼油、化工生产过程控制、武器制导等各个领域的实时控制系统；另一类是广泛用于自动订票系统、情报检索系统、银行业务系统、超市销售系统中的实时数据处理系统。

5. 网络操作系统　把计算机网络中的各个计算机有机地连接起来，其目标是相互通信和资源共享。网络操作系统是基于计算机网络的、在各种计算机操作系统之上按网络体系结构协议标准设计开发的软件，它包括网络管理、通信、安全、资源共享和各种网络应用。

6. 嵌入式操作系统　是以应用为中心，软硬件可裁减的，适用于对功能、可靠性、成本、体积、功耗等综合性严格要求的专用计算机系统。人们常常说的嵌入式操作系统都是嵌入式实时操作系统。它具有软件代码小、高度自动化、响应速度快等特点，特别适合于要求实时和多任务的体系。嵌入式系统主要由嵌入式处理器、相关支撑硬件、嵌入式操作系统及应用软件系统等组成，它是可独立工作的"器件"。目前在嵌入式领域广泛使用的操作系统有嵌入式 Linux、Windows Embedded、VxWorks 等，以及应用在智能手机和平板电脑的 Android、iOS 等。

你知道吗

常用移动操作系统

目前应用在手机等移动设备上的操作系统主要有 Android（安卓）、iOS（苹果）、Windows Phone（微软）等。

Android 简介

Android 一词的本义指"机器人"，Android 的 Logo 是躯干像锡罐，头上还有两根天线的机器人。Android 最初由 Andy Rubin 基于 Linux 开发，是主要应用于移动设备的开放源代码操作系统，如用于智能手机和平板电脑，中国大陆地区一般称为"安卓"。

第一部 Android 智能手机发布于 2008 年 10 月，随后逐渐扩展到平板电脑及其他领域上，如电视、数码相机、游戏机等，目前世界上采用这款操作系统的设备数量已经超过 10 亿台。

多核处理器

随着技术的发展，市面上出现了多核处理器。多核处理器并不是一台电脑有两个或两个以上中央处理器（即 CPU），而是在一枚中央处理器中集成了两个或多个计算引擎。多核处理器能同时运行的线程数较多，有利于同时运行多个程序，执行的速度也更快、更流畅。

第二节　Windows 7 基本操作

实例分析

实例　小张妈妈给他新买了联想的品牌电脑，小张开机以后左看看又看看，觉得哪里都不如小李的电脑好。小李的电脑桌面上是两只可爱的小狗在绿油油的草地上奔跑，而自己的电脑桌面上就是个 windows 的图标；小李的鼠标是一辆赛车的模样，自己的鼠标就是个白色的小箭头；小李的电脑任务栏上有 QQ、微信等常用程序图标，可以一键打开相关程序，自己的电脑光秃秃的什么也没有。小张坐在床上生闷气，觉得自己的电脑很差。

问题　1. 小张新买的电脑真的很差吗？

2. 小张认为的自己的电脑不如小李的地方，能否通过一些设置改变呢？

Windows 7 操作系统是微软公司在吸取了其前任版本 Windows Vista 经验教训的基础上推出的一个重大更新版本，它在硬件性能要求、系统性能、可靠性等方面，都颠覆了以往的 Windows 操作系统，是继 Windows95 以来微软的另一个非常成功的产品。Windows 7 操作系统性能优秀，兼容性强，界面美观，安全性高，功能强大，用户操作简单，是目前微型计算机应用最为广泛的操作系统。

一、Windows 7 桌面

Windows 7 操作系统正常启动后，首先看到屏幕上显示的图形界面就是 Windows 7 的桌面。它是用户和计算机进行交流的窗口，Windows 7 的桌面由屏幕背景、图标、开始菜单和任务栏等组成。如图 2 - 1 所示。在使用时，用户只需操作桌面上的图标和按钮，就可以操作计算机了。

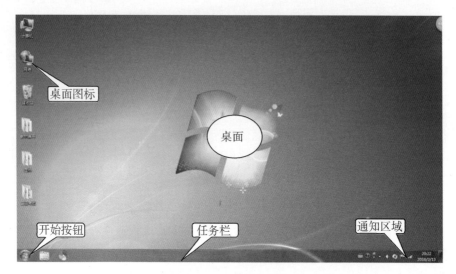

图 2 - 1　Windows 7 桌面

在 Windows 7 中，一些沿用多年的基本操作方式得到了彻底改进，如任务栏、窗口控制方式的改进，半透明的 Windows Aero 外观也为用户带来了新的操作体验。

1. 桌面图标　采用各种形象的图标并在它下面配以说明文字来表示文件、文件夹及应用程序等操作对象，用户可以通过双击图标完成对操作对象的打开操作。桌面上出现的图标根据 Windows 7 操作系统安装方式的不同而有所不同，常见的图标一般有如下几种。

（1）计算机　利用它可以浏览计算机所有磁盘的内容、进行文件的管理工作、更改计算机的软硬件配置、查看网络连接等。

（2）回收站　它是一个电子垃圾箱，可以临时存放被用户删除的文件等信息。被删除的文件可以通过"回收站"恢复到原来的位置，也可以被永久删除。

（3）网络　如果计算机已经连接到网络上，利用"网络"，可以很方便地访问网络上的其他计算机，共享其他计算机的资源。

用户第一次进入 Windows 7 操作系统的时候，会发现桌面上只有一个回收站图标，诸如计算机、网络、用户的文件等这些常用的系统图标都没有显示在桌面上，因此需要在桌面上添加这些系统图标。在桌面背景上单击右键，选择"个性化"，然后在弹出的设置窗口中单击左侧的"更改桌面图标"，选中"计算机""网络""回收站"相应的选项，则桌面就会显示这些图标了，如图 2 - 2 所示。

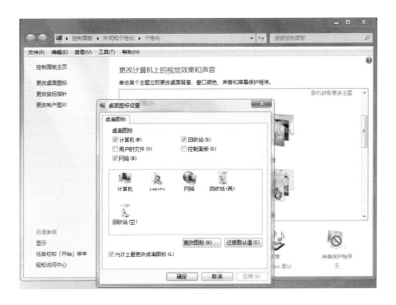

图 2 – 2 更改桌面图标

当桌面上的图标杂乱无章地排列时，用户可以按照名称、大小、类型和修改日期来排列桌面图标。

2. 任务栏 是 Windows 7 桌面的一个重要组成部分，通常位于桌面的底部，主要作用是提示正在执行或已执行的任务。任务栏一般包括如图 2 – 3 所示的几部分功能。

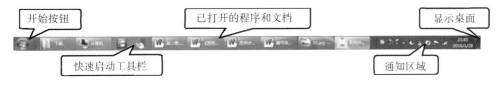

图 2 – 3 任务栏

（1）"开始"按钮 在任务栏的最左端是"开始"按钮，"开始"菜单集成了用户可能用到的各种操作，所有的程序和命令都可以从"开始"菜单打开执行。

（2）快速跳转列表 从 Windows 7 开始，在任务栏中就多了"跳转列表"这一实用功能，这个功能非常方便查看曾经使用的文件、网页和程序等。跳转列表是系统将最近打开的文件以快捷方式汇集其中，以便再次调用。只要在快速启动工具栏的按钮处单击右键，在快捷菜单中就会显示快速跳转列表。

拖动程序或目标文件夹图标到任务栏区域，系统自动将其设定到资源管理器的跳转列表里，固定在任务栏上。单击任务栏图标，可快速打开该文件，右键单击该图标，可以选择解锁等操作。

（3）快速启动工具栏 在"开始"按钮的右边，用于存放频繁使用的应用程序的图标，单击快速启动栏上的图标，即可启动相应的应用程序。另外，在 Windows 7 中，快速启动栏中的程序图标较之以往版本都变大了。Windows 7 将快速启动栏的功能和传统程序窗口对应的按钮进行了整合，单击这些图标即可打开对应的应用程序，并由图标转化为按钮的外观，用户可根据按钮的外观来分辨未运行的程序图标和已运行程序窗口按钮的区别，如图2-4所示。

（4）正在运行的任务　所有正在使用的文件或程序都会在任务栏上以缩略图的形式表示。将鼠标悬停在缩略图上，窗口展开为全屏预览，可以直接从缩略图上关闭窗口，也可直接移动到相应的缩略图上单击全屏显示窗口。

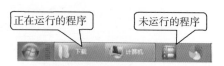

图2-4　快速启动工具栏图标

（5）通知区域　位于任务栏的最右侧，包括时钟和一组图标，图标表示计算机上某程序的状态，或提供访问特定设置的途径。显示的图标取决于已安装的程序、服务以及计算机制造商设置计算机的方式。默认状态下，大部分的通知区域的图标都是隐藏的，如果要显示图标，单击通知区域的小三角按钮，然后选择"自定义"，在弹出的窗口中找到要设置的图标，选择"显示图标和通知"即可。

（6）显示桌面　当桌面上打开的窗口比较多时，用户若要返回桌面，则要将这些窗口一一关闭或者最小化，这样不但麻烦而且浪费时间。Windows 7操作系统在任务栏的右侧设置了一个矩形的"显示桌面"按钮，当鼠标停留在该按钮上时，按钮变亮，可以看到桌面上的所有东西，快捷地浏览桌面的情况，而鼠标离开后即恢复原状。当点击按钮后，所有打开的窗口全部最小化、清晰地显示整个桌面，而当鼠标再次当点击按钮，所有最小化窗口全部复原，桌面立即回复原状。

3. 桌面图标的操作　桌面鼠标的操作非常简单，主要有以下几种。

（1）移动鼠标指向图标将显示该图标的提示信息。

（2）鼠标单击选中图标。

（3）按住鼠标左键拖动将改变图标位置。

（4）鼠标在图标上右击打开快捷菜单。

（5）鼠标双击打开应用程序窗口。

二、个性化设置

个性化设置就是根据自己的个性或需求进行电脑设置，使自己的电脑看起来与众不同。在桌面空白处单击右键，选择其中的"个性化"命令进行个性化设置，主要包括以下几方面的设置，如图2-5所示。

1. Aero 界面　是Windows 7系统的一种全新图形界面，其特点是透明的玻璃图案中带有精致的窗口动画和新窗口颜色。它包括与众不同的直观样式，将轻型透明的桌面外观与强大的图形高级功能结合在一起，用户不仅可以享受具有视觉冲击力的效果和外观，而且可以更快捷、方便的访问程序。并不是所有的计算机都能支持Aero特效，只有计算机的硬件和视频卡都满足特定的要求才能显示Aero图形。

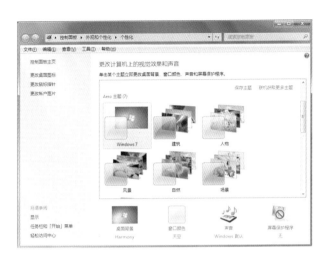

图 2 – 5 个性化设置

（1）Aero 主题　在"个性化"窗口中选择"Aero 主题"中选择一个自己喜欢的主题，然后关闭"个性化"窗口，即可完成 Aero 特效的设置工作。

（2）Aero Flip 3D（Aero 三维窗口切换）　可以快速预览所有打开的窗口。按下 Windows 徽标键 + Tab 键打开 Flip 3D。在按下 Windows 徽标键的同时，重复按 Tab 键或滚动鼠标滚轮以循环切换打开的窗口。若要关闭 Flip 3D，释放 Windows 徽标键 + Tab 键即可。

（3）Aero Peek（Aero 桌面透视）功能　该功能可以将所有打开窗口的内容隐藏，而只保留每个窗口的边框，用于代表每个窗口的大小和相对位置，这样可以在多个窗口之间轻松定位目标窗口，并可直接切换到所需要的窗口中。

（4）Aero Shake（Aero 晃动）　可以快速最小化所有其他打开的窗口，仅保留当前正在晃动的窗口。其方法是在目标窗口的标题栏上按下鼠标左键并保持，然后左右晃动鼠标，其他窗口就会被立刻隐藏起来，如果希望将窗口布局恢复为原来的状态，只需再次晃动打开的窗口即可。

（5）Aero Snap（Aero 抓屏）　随着宽屏监视器的出现，考虑如何有效地使用可用的屏幕实际使用面积来显示尽可能多的相关信息变得越来越重要。利用 Aero Snap 可以使窗口与监视器的左边缘、右边缘或上边缘靠齐，从而帮助实现这一点。通过抓住相应窗口的标题栏并将其拖至监视器的右边缘或左边缘，该窗口将进入半屏状态。将该窗口拖至左边缘将使其在左侧最大化，将该窗口拖至右边缘将使其在右侧最大化。将该窗口拖走将使其恢复到以前的状态。通过抓住标题栏并将窗口拖至监视器的上边缘，可以使窗口最大化。将处于最大化状态或垂直最大化状态的窗口向下拖动会使它恢复到以前的状态。

2. 设置桌面背景　Windows 7 允许用户选择墙纸图案来美化桌面，用户可以将自己喜欢的图片或照片设为桌面背景。右键单击桌面空白处，选择"个性化"命令，打开个性化窗口，单击个性化设置面板下方的"桌面背景"图标，在"桌面背景"面板中可以单选或多选系统内置的图片，多选时注意鼠标指针对准图片左上角的复选框；也可以单击"浏览"找到自己想要设置的图片，选中后，设置好图片位置，可以选择若干张不同的图像作为背景，使用"桌面幻灯片放映"，Windows 会每隔一段时间自动循环显示一次这些图像。单击"保存修改"按钮即可生效。

3. 设置屏幕保护程序　在"个性化"中单击"屏幕保护程序"，进入屏幕保护程序设置界面，在"屏幕保护程序"下拉列表中选择一种方案。在"等待"处设置等待时间，即如果在该设置时间内用户没有操作计算机时，将启动屏幕保护程序。如果选中了"在恢复时显示登录屏幕"复选框，那么从屏幕保护程序回到 Windows 7 时，将弹出登录界面，并可能要求输入系统的登录密码，这样可以保证未经许可的用户不能进入系统。

Windows 7 的个性化设置还包括"更改鼠标指针"和"更改账户图片"等功能，用户都可以在个性化窗口左上方的选项中根据需要进行设置。

三、创建、删除快捷图标

在图标中有种左下角带有弧形箭头的图标称为快捷方式。当用鼠标双击快捷方式图标时，相当于双击了快捷方式所指向的对象（程序、文档、文件夹等）并执行程序。由于快捷方式是指向对象的指针，而非对象本身，这意味着创建或删除快捷方式，并不影响相应的对象。可以将某个经常使用的程序以快捷方式的形式，置于桌面上或某个文件夹中，这样每次执行时会很方便。

1. 创建快捷方式　一般情况下，安装了一个新的应用程序后，都会自动在桌面上建立相应的快捷方式图标，如果该程序没有自动建立快捷方式图标，可采用以下方法来添加。

方法 1：利用向导完成。在桌面空白处单击右键，指向"新建"，选择其中的"快捷方式"命令。在对话框中单击"浏览"按钮，找到需要创建快捷方式的程序、文件或文件夹，单击"下一步"，输入该快捷方式的名称，单击"确定"即可完成快捷方式的创建，如图 2-6 所示。

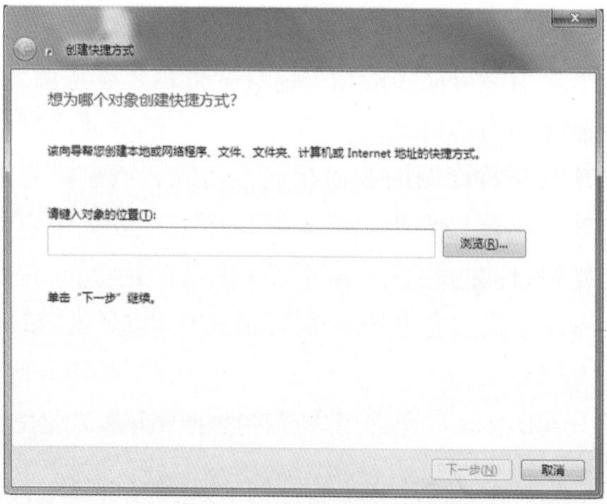

图 2-6　快捷方式对话框

方法 2：在计算机中找到要创建快捷方式的程序、文件或文件夹，在其上单击右键，指向发送到，选择"桌面快捷方式"命令，如图 2 - 7 所示。

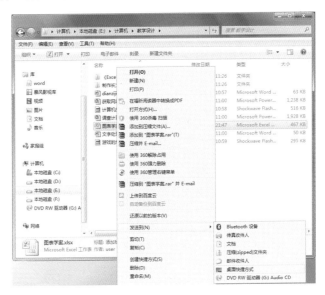

图 2 - 7　发送桌面快捷方式式

方法 3：在要创建快捷方式的对象上右击，在弹出的快捷菜单中选择"创建快捷方式"命令，然后将已创建的快捷方式图标移动至桌面即可。

方法 4：找到需要建立快捷方式的程序后，用鼠标右键拖动至目标位置，将弹出一个菜单，在菜单中选择"在当前位置创建快捷方式"命令，则在目标位置建立了以文件名为名称的快捷方式。

2. 删除快捷图标　如果桌面的图标太多，可以将快捷图标删除，删除快捷图标不影响程序的使用。删除方法，只要在要删除的快捷图标上单击右键，选择删除命令即可。如果是程序的快捷图标删除后可以从开始按钮的"所有程序"里执行程序。

四、窗口、对话框操作

窗口是 Windows 操作系统中的重要组成部分，很多操作都是通过窗口来完成的。窗口相当于桌面上的一个工作区域，用户可以在窗口中对文件、文件夹或者某个程序进行操作。

1. 窗口的组成　对于不同的软件，窗口的内容各不相同，但所有窗口都具有相同的组成部分，下面以"计算机"窗口为例，介绍窗口的组成，如图 2 - 8 所示。

（1）窗口控制行　位于窗口的第一行，用于窗口显示的控制，大多数窗口的标题也在这里。窗口控制行最左侧隐藏了控制菜单，单击可显示。通过控制菜单可改变窗口尺寸，移动、最大化、最小化和关闭窗口。右击窗口控制行的空白位置也可打开控制菜单。用鼠标拖动窗口控制行，可以改变窗口在桌面的位置。

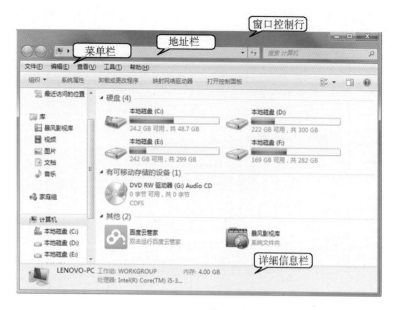

图 2-8　窗口的组成

（2）地址栏　位于窗口的第二行，用于显示当前打开文件夹的路径。可以直接在地址栏输入路径，以打开指定文件夹。地址栏中每个路径均由不同的按钮组成，单击指定按钮，可打开相应的文件夹。单击按钮右侧的箭头，将弹出该按钮对应文件夹内的所有子文件夹。在地址栏的左边是"后退"和"前进"按钮，使用"后退"或"前进"按钮可以方便地打开刚刚访问过的文件夹。

（3）菜单栏　位于窗口第三行，包含了供用户使用的各类命令，单击某菜单选项，将出现相应的子菜单，选择子菜单中的命令，即可实现相应的操作。如果资源管理器窗口没有菜单栏，可以单击"组织"菜单→"布局"→"菜单栏"，即可显示菜单栏。

（4）详细信息栏　Windows 7 的计算机窗口提供更加丰富详细的文件信息，用户还可以直接在"详细信息栏"中修改文件属性并添加标记。

2. 窗口操作

（1）打开窗口　双击桌面图标或右击图标选择"打开"命令。

（2）移动窗口　在标题栏处按住鼠标左键拖动窗口到相应位置后松开鼠标。

（3）改变窗口大小　将鼠标指针指向窗口的上下左右边缘，当指针变为双向箭头时，按住鼠标左键拖动，可以使窗口纵横向变大或缩小；将鼠标指针指向窗口的任意对角位置，当指针变为双头斜向指针时，按住鼠标左键向对角线方向拖动指针，可以使窗口整体变大或缩小。

（4）窗口的排列　包括层叠窗口、堆叠显示窗口、并排显示窗口，右键单击任务栏空白处，在任务栏的空白处右击鼠标，弹出快捷菜单，选择相应排列方式，如图 2-9 所示。

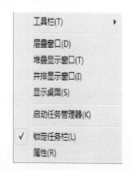

图 2-9　窗口的排列菜单

（5）窗口的切换　当用户打开了多个窗口时，经常需要在各个窗口之间切换。只要在任务栏窗口按钮处单击，即可实现窗口的切换。还可以使用快捷键 Alt + Tab 键实现窗口的切换，只需要按住 Alt 键不动，再不断点击 Tab 键直至切换至需要的窗口即可。

（6）关闭窗口

1）单击窗口右上角的"关闭"按钮。

2）双击窗口左上角的控制命令区域。

3）单击"文件"菜单，选择"关闭"命令。

4）使用组合键 Alt + F4。

5）在任务栏窗口按钮处右击，选择快捷菜单中的"关闭窗口"命令。

3. 对话框的组成　对话框是 Windows 操作系统中的一个重要元素，它是用户在操作电脑的过程中系统弹出的一个特殊窗口。对话框是用户与电脑之间进行信息交流的窗口，在对话框中用户通过对选项的选择和设置，可以对相应的对象进行某项特定的操作。

Windows 7 中的对话框多种多样，一般来说，对话框中的可操作元素主要包括命令按钮、选项卡、单选按钮、复选框、文本框、下拉列表框和数值框等，但要注意，并不是所有的对话框都包含以上所有的元素，如图 2 - 10 所示。

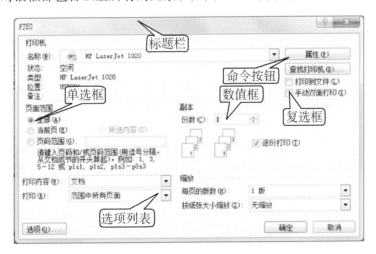

图 2 - 10　对话框的组成

4. 对话框操作

（1）打开对话框

1）打开菜单栏中命令后有三点的命令会弹出一个对话框。

2）单击工具栏中的某些命令按钮也会打开对话框。

（2）对话框的设置　如果要保存设置的信息，单击"确定"按钮；如果要保留以前的设置，单击"取消"按钮。常用对话框选项及设置操作如表 2 - 1 所示。

表 2-1　常用对话框选项及操作表

常用对话框选项	操作
复选框	一个小方块，旁边有系统提示。单击小方块使之激活或关闭。当出现"✓"符号时，表示激活状态。复选框允许多选
单选框	一个圆按钮，旁边有系统提示。单击小按钮使之激活或关闭。当出现黑点符号时，表示激活状态。单选框只允许单选
列表框	含有一系列条目的选择框。单击需要的条目，即为选中。如果是下拉列表框，应首先单击"▼"箭头，显示选项清单后，再进行选择
文本框	一个矩形框，用于输入字符、汉字或数字。在文本框中单击鼠标以确定插入点，然后输入需要的正文信息。如果文本框的右端有一个"▼"箭头，单击它可显示一个选项清单，用户可从中进行选择
命令按钮	许多对话框都包括三个命令按钮，分别是"确定"、"取消"和"应用"。单击命令按钮，可执行相应的操作

对话框设置完成后，如果要保存设置的信息，单击"确定"按钮；如果要保留以前的设置，单击"取消"按钮。

五、菜单操作

在 Windows 7 中，菜单是一种结构化方式组织的操作命令的集合，通过菜单的层次布局，复杂的系统功能才能有条不紊地为用户接受。菜单把用户可在当前使用的一切命令全部显示在屏幕上，以便用户根据需要进行选择。Windows 7 操作系统中，菜单包括以下几类：开始菜单、快捷菜单和下拉菜单等，如图 2-11 所示。

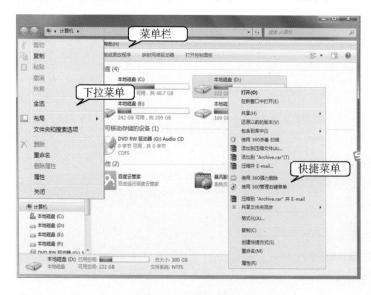

图 2-11　各种菜单

1. 开始菜单　Windows 7 采用的是宽幅开始菜单，与 Windows 传统样式开始菜单相比，这种菜单的优势在于自身并列结构能够显示大图标外观，同时显示常用程序列表和 Windows 内置功能区域。"开始"菜单集成了 Windows 7 中大部分的应用程序和系统设置工具，是启动应用程序最直接的工具，Windows 7 的几乎所有的功能设置项，都可以从"开始"菜单内找到。例如，启动应用程序、打开文档、改变系统设置、获取帮助以及在磁盘中查找指定信息等。"开始"菜单的组成如图 2-12 所示。

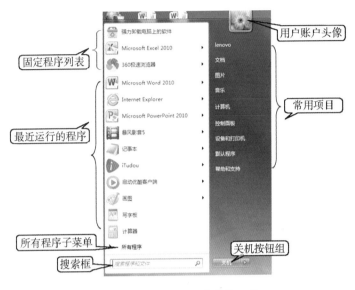

图 2-12 "开始"菜单的组成

常用程序列表显示使用频率较高的应用程序，无须转到"所有程序"列表即可快速打开常用项目。菜单会根据每个程序的使用频率进行排序，使用频率较高的程序会被置于顶端，如果希望某个程序不受自动排序的影响而始终显示在列表中，可以用鼠标右键单击程序，选择"附到开始菜单"。

开始菜单的快速跳转功能。Windows 7 系统除了在任务栏中提供了快速跳转菜单之外，在开始菜单中也增加了此功能，在以前的 Windows 系统中，最近打开的文件都集中在一个文件夹列表中，通过二级菜单的方式快速启动这些文件。而现在 Windows 7 系统中，将该功能融于各自的程序里面，使用起来非常顺手。在开始菜单中，将鼠标移动到某个程序后，其右侧马上显示出使用该程序最近打开的内容，包括浏览器、Word、Excel、影音播放器等都支持此功能。

2. 快捷菜单 有非常实用的菜单功能，这是一种随时随地为用户服务的"上下文相关的弹出菜单"。将鼠标指向某个选中的对象或屏幕的某个位置，单击鼠标右键，即可打开一个弹出式快捷菜单。该快捷菜单列出了与用户正在执行的操作直接相关的命令，即根据单击鼠标时指针所指的对象和位置的不同，弹出的菜单内容也不同。

3. 下拉菜单 位于应用程序窗口标题栏下方的菜单栏，其中的菜单均采用下拉菜单。另在"计算机"窗口的工具栏中的带有下三角形的按钮，单击后也会打开下拉菜单。

4. 系统对菜单的约定 Windows 7 操作系统对菜单有以下约定，如图 2-13 所示。

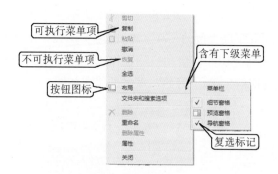

图 2-13 菜单的含义

（1）菜单分组线　命令之间的浅色线条称为分组线，它将命令分成若干组，这种分组是按命令功能组合的。

（2）变灰的命令　正常的命令是用黑体字显示的，用户可以随时选用。变灰的命令是用灰色字体显示的，它表示当前不能使用。

（3）带有省略号（…）的命令　选择该类命令时，将会弹出一个对话框，要求用户输入某些信息。

（4）带有对勾的命令　表示该命令已被选用。此类命令允许用户在"选中"与"放弃"两种状态之间进行切换。

（5）带有"●"的命令　表示该命令已被选用。在同组的命令中，只能有一个命令被选用。

（6）带有"▶"的命令　这表示该命令还有下一级子菜单。

（7）名字后带有组合键的命令　组合键是一种快捷键，用户可以直接从键盘按下组合键以执行相应的命令。

六、实例操作——Windows 7 基本操作

Windows 7 的基本操作虽然简单，但是要求熟练掌握，这是计算机操作的基础。下面通过 4 个练习，完成对计算机的操作。

1. 删除桌面上的"QQ"图标　操作提示：鼠标右击需要删除的"QQ"图标，弹出快捷菜单。选择"删除"命令，此时系统显示确认对话框。单击"删除快捷方式"按钮，"QQ"图标被放入回收站。

2. 将桌面上的图标按类型重新排列　操作提示：在桌面的空白处右击，弹出快捷菜单。选择"排序方式""项目类型"选项，桌面图标按类型重新排列。"排序方式"子菜单列出了四种排列图标的方法，每一种都试一下。

3. 窗口的操作　双击桌面上"计算机"图标，打开"计算机"窗口，进行如下操作。

（1）最小化，最大化/还原和关闭窗口。双击标题栏，最大化窗口或还原窗口。

（2）拖动窗口边框或窗口角，调整窗口大小。

（3）移动窗口。

（4）用键盘操作调整窗口　窗口最大化：WIN + 向上箭头；窗口靠左显示：WIN

＋向左箭头；靠右显示：WIN ＋向右箭头；还原或窗口最小化：WIN ＋向下箭头。

（5）调整"计算机"窗口格局　"组织"按钮旁的向下的箭头，选择"布局"，去选或选勾"菜单栏""细节窗格""导航窗格""预览窗格"，观察窗口布局的变化。

（6）关闭窗口　用多种方法关闭窗口。

4. 设置任务栏　启动"任务栏属性"对话框：用鼠标右击任务栏的空白处，在快捷菜单选择"属性"命令，打开"任务栏属性"对话框，对任务栏进行如下设置。

（1）隐藏任务栏。

（2）改变任务栏的位置与大小。

（3）将常用应用程序锁定到任务栏。

（4）解锁任务栏上的应用程序。

（5）在任务栏上添加新的工具栏。

请你做一做

创建快捷方式

在桌面上创建一个指向画图程序（mspaint. exe）的快捷方式，并以小组形式总结出创建桌面快捷方式的方法有哪几种。

方法 1：右击桌面空白处，在桌面快捷菜单中选择"新建→快捷方式"命令，打开"创建快捷方式"对话框，在"请键入项目的位置"框中，键入文件 mspaint. exe 的路径"C：\ Windows \ system32 \ mspaint. exe"（或通过"浏览"选择），单击"下一步"按钮，在"键入该快捷方式的名称"框中，输入"画图"，再单击""完成"即可。

方法 2：在计算机中打开 C 盘，依次打开文件夹 Windows\system32，找到画图程序 mspaint. exe，在其上单击右键，指向发送到，选择"桌面快捷方式"命令。

方法 3：打开"开始"菜单，单击"所有程序"→"附件"，找到"画图"程序，单击右键，在其上单击右键，指向发送到，选择"桌面快捷方式"命令。

上面是最常用的方法，还有其他的方法，请同学们总结。

实训二　Windows 7 桌面设置 🅔微课 1

本实训的目的是为了掌握桌面主题的设置；掌握任务栏的使用和设置及任务切换功能和快捷方式的创建。

1. 桌面主题的设置　在桌面任一空白位置右击鼠标，在弹出的快捷菜单中选择"个性化"，出现"个性化"设置窗口。

（1）设置桌面主题　选择桌面主题为 Aero 风格的"风景"，观察桌面主题的变化。然后单击"保存主题"，保存该主题为"我的风景"。

（2）设置窗口颜色　在个性化设置窗口中单击"窗口颜色"，打开"窗口颜色和外观"窗口，选择一种窗口的颜色，如"紫红色"，观察桌面窗口边框颜色从原来的暗灰色变为了紫红色，最后单击"保存修改"按钮。

（3）设置桌面背景　在个性化设置窗口中单击"桌面背景"，设置桌面背景图为"自然"，设置为幻灯片放映，时间间隔为 5 分钟，无序放映。

（4）设置屏幕保护程序　设置屏幕保护程序为气泡，屏幕保护等待时间为 3 分钟且恢复时显示登录屏幕。

在个性化设置窗口中单击"屏幕保护程序"，出现屏幕保护程序设置窗口，在屏幕保护程序下拉框中选择"气泡"，在"等待"下拉框中选择"3 分钟"。在"在恢复时显示登录屏幕"复选框中打"√"。

2. 任务栏的设置　在任务栏空白处单击鼠标右键，在快捷菜单中选择"属性"。

（1）设置任务栏的自动隐藏功能　在"任务栏"窗口的多选项"自动隐藏任务栏"前打钩，然后单击"应用"或"确定"按钮，当鼠标离开任务栏时，任务栏会自动隐藏。

（2）移动任务栏　在任务栏设置窗口中，设置"屏幕上的任务栏位置"为"顶部"，将任务栏移动至桌面顶部。

（3）改变任务栏按钮显示方式　默认情况下，任务栏按钮为"始终合并、隐藏标签"状态。改变任务栏按钮显示方式为"从不合并"。

（4）在通知区域显示 U 盘图标　当电脑外接了移动设备，如 U 盘，默认情况下，U 盘的图标处于隐藏状态。单击"显示隐藏的图标"中的"自定义"按钮，在通知区域窗口中设置"Windows 资源管理器"项为"显示通知和图标"状态，U 盘图标就会显示在通知区域。

（5）将 Word 程序锁定到任务栏　运行 Word 程序，任务栏上会显示一个 Word 图标。右击任务栏上的 Word 图标，在快捷菜单中选择"将此程序锁定到任务栏"即可将 Word 程序锁定到任务栏。当关闭 Word 程序后，任务栏上仍然显示 Word 图标，单击该图标就可以打开 Word 程序。

3. 创建记事本的桌面快捷方式　右击桌面空白处，在桌面快捷菜单中选择"新建→快捷方式"命令，打开"创建快捷方式"对话框，在"请键入项目的位置"框中，键入 notepad. exe 文件的路径"C：\ Windows \ system32 \ notepad. exe"（或通过"浏览"选择），单击"下一步"按钮，在"键入该快捷方式的名称"框中，输入"记事本"，再单击"完成"即可。

第三节　管理文件及文件夹

微课 2

实例分析

实例　王老师交给小张一个 U 盘，里面放的是上个星期全班同学一起去郊游的照片、视频、同学们写的游记等文件。王老师希望小张将这些材料整理好，按照不同的文件类型建立不同的文件夹分别存放，并将每个文件按照郊游的时间顺序按照一定的规律进行统一命名。小张打开 U 盘，屏幕上显示了好多个文件，至少有 2 千个以上文件，都放在一个文件夹里。小张苦恼了，不知该如何完成老师布置的任务。

　　问题　1. 你能帮助小张区分图片文件、视频文件、文档文件吗？

　　　　　2. 在不打开图片情况下，你能帮助小张查看到图片内容吗？

　　　　　3. 你知道怎么重命名文件吗？

　　计算机中所有的数据都是以文件的形式存放的，文件管理是操作系统的重要功能之一。计算机采用文件和文件夹来组织和分类管理各种文件，文件夹还可以包含文件和文件夹。"计算机""资源管理器"是 Windows 7 系统用来进行文件管理的工具，可以显示文件及文件夹的详细信息，并对文件进行各种操作，如打开、新建、移动、复制、删除、重命名和属性设置等。

一、文件及文件夹概念

　　文件是指被用户赋予了名字并存储在存储介质上的一组相关信息的集合。在计算机中，一篇文档、一幅图画、一段声音等都是以文件的形式存储在计算机的硬盘中。

　　文件夹是系统组织和管理文件的一种形式，用户可以将文件分门别类地存放在不同的文件夹中，目的是方便查找和管理。文件夹可以存放文件、应用程序或者其他文件夹。

　　1. 文件和文件夹的命名规则　每个文件都必须有一个确定的名字，这样才能做到对文件进行按名存取的操作。文件的命名有一定的规则，文件夹和文件的命名规则相同。

　　（1）文件名和文件夹名命名的形式为 < 主名 >. < 扩展名 >，< 主名 > 可任意命名，一般和文件的内容相关；< 扩展名 > 常用来表示文件的数据类型和性质，一般由 1~4 个字符组成。文件夹命名一般不用扩展名。

　　（2）文件或者文件夹名称不得超过 255 个字符。

　　（3）文件名可以使用空格但文件名中不能有下列符号：\　|　/　:　*　?　"　<　>，共 9 个符号，这些符号在系统中另有用途，如果使用容易混淆。

　　（4）文件名不区分大小写，但在显示时可以保留大小写格式。

　　（5）同一文件夹内文件、文件夹不能同名。

　　2. 文件类型　计算机中所有的信息都是以文件的形式进行存储的，由于不同类型的信息有不同的存储格式与要求，相应地就会有多种不同的文件类型，一般通过扩展名来标明。常见的文件类型如表 2 − 2 所示。

表 2 − 2　常用文件扩展名和类型表

序号	扩展名	文件类型	说明
1	COM、EXE	可执行文件	计算机可以识别的二进制编码文件（用户是不可读）
2	TXT	纯文本文件	由 ASCII 码字符组成的文件

续表

序号	扩展名	文件类型	说明
3	DOCX、XLSX、PPTX	文档文件	由 Office 应用程序创建的用户文档文件
4	DBF、MDB	数据文档文件	由数据库应用程序创建的数据库文档文件
5	HTML、HTM	网页文件	由文档、图像、声音等多媒体素材组成的 Web 页文件
6	BMP、JPEG、GIF	图片文件	由各种图形处理程序创建的图片文件（如画图程序）
7	WAV、MPG、MP3	音/视频文件	由数字化音视频信息组成的音视频文件
8	SWF	动画文件	由 Flash 动画软件发布的影片文件
9	PDF	电子文档文件	由 "Adobe Reader X" 等创建的 PDF 文件
10	OVL、SYS、DLL	支持文件	是程序运行所需的辅助性文件

3. 文件属性　用于反映该文件的一些特征的信息，常见的文件属性一般分为以下几类。

（1）时间属性　包括文件的创建时间、文件的修改时间、文件的访问时间。

（2）空间属性　包括文件的位置、文件的大小、文件所占的磁盘空间。

（3）操作属性　包括文件的只读属性、隐藏属性、存档属性。

对文件属性的设置一般是指操作属性。只读的意思是只可以读取，不能修改，删除时会提示是否删除只读文件，在有重要的文件不允许误操作时一般选择此项。隐藏表示该文件在系统中是隐藏的，在默认情况下用户不能看见这些文件。存档表示该文件在上次备份前已经修改过了，一些备份软件在备份系统后会把这些文件默认的设为存档属性。存档属性在一般文件管理中意义不大，但是对于频繁的文件批量管理很有帮助。

二、资源管理器

资源管理器是 Windows 系统提供的资源管理工具，用户可以通过它查看计算机中的所有资源，特别是它提供的树状目录结构，能够让用户更清晰、直观地认识计算机中的文件和文件夹。使用资源管理器可更方便地实现浏览、创建、移动和复制文件或文件夹等操作，用户可不必打开多个窗口，而只在一个窗口中就可浏览所有的磁盘和文件夹。

1. 打开资源管理器　Windows 7 提供了多种打开资源管理器的方法。

（1）使用鼠标右击 "开始" 按钮，在快捷菜单中选择 "打开 Windows 资源管理器" 命令。

（2）单击锁定到任务栏左侧的 "Windows 资源管理器" 图标。

（3）单击 "开始" 按钮→ "所有程序" → "附件" → "Windows 资源管理器"。

（4）按键盘上的 "Windows 徽标键" + "E"。

2. 资源管理器的组成　资源管理器窗口主要由以下几部分组成，如图 2 – 14 所示。

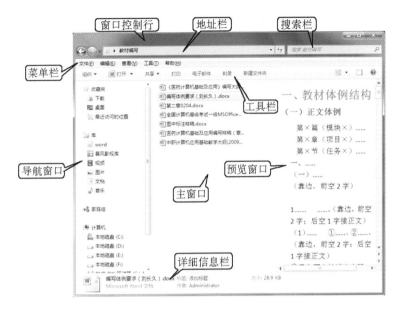

图 2 - 14　资源管理器窗口

（1）窗口控制行　位于窗口的第一行。

（2）地址栏　资源管理器的地址栏位于窗口的第二行，用于显示当前打开文件夹的路径。

（3）搜索栏　Windows 7 资源管理器将搜索功能移植到顶部，用户可以直接搜索文件。Windows 7 系统提供的搜索功能可以快速地帮助用户找到需要的文件或文件夹。

（4）导航窗格　Windows 7 资源管理器内提供了"收藏夹"、"库"、"计算机"和"网络"等按钮，用户可以直接使用这些链接快速跳转到相应位置。

（5）菜单栏　菜单栏位于窗口第三行，包含了供用户使用的各类命令，单击某菜单选项，将出现相应的子菜单，选择子菜单中的命令，即可实现相应的操作。

（6）工具栏　位于窗口的第四行。每个工具按钮代表一项操作。当鼠标指针指向这些按钮时，系统将会显示有关按钮功能的提示。

（7）"详细信息"窗格与状态栏　位于窗口的最下边。"详细信息"窗格用于显示当前选定文件或文件夹的详细信息，包括应用程序名字与图标、文件或文件夹的名字、修改日期、大小等信息。状态栏主要显示当前选中了几个对象。如果窗口中没有状态栏，可以选择"查看"菜单中的"状态栏"命令，以显示状态栏的信息。

（8）主窗口区　用于显示所选中的某个文件夹、驱动器或桌面的内容，称为"内容窗口"。

（9）预览窗口　Windows 7 系统中添加了很多预览效果，单击工具栏中的"预览窗格"按钮，打开预览窗口。Windows 7 系统中添加了很多预览效果，不仅仅是预览图片，还可以预览文本、Word 文件、字体文件等，这些预览效果可以快速方便了解其内容。按下键盘快捷键 Alt + P 或者点击菜单栏的按钮，即可隐藏或显示预览窗口。

3. 在资源管理器窗口查看文件和文件夹

（1）进入不同的文件夹　通常的操作方法是：在导航窗格中选中"计算机"，然后在主窗口中双击需要操作的盘符，继续找到需要操作的文件夹双击，然后以此类推，直至找到需要操作的文件。

（2）导航窗格项目的展开和折叠　在进行文件夹操作时，也可以在导航窗格中逐层打开盘符、文件夹、子文件夹等，此时文件夹会按照层次关系依次展开。用户可以根据需要，在导航窗格中展开需要的文件夹，折叠目前不需要的文件夹，然后根据需要在不同的文件夹之间方便地进行切换，达到对文件夹和文件操作的目的。

（3）通过地址栏方便地切换文件夹　通过 Windows 7 资源管理器的地址栏也可以方便地在不同文件夹之间进行切换。

（4）通过"预览窗格"预览文件内容　Windows 7 资源管理器的预览窗格可以在不打开文件的情况下直接预览文件内容。

4. 设置文件或文件夹的显示选项

（1）文件夹内容的几种显示方式　资源管理器提供了八个视图模式来显示文件或文件夹的图标。用户可以从视图模式菜单中选择自己需要的显示模式，也可以多次单击"更改您的视图"按钮，在八个视图模式间不断地轮流切换。

（2）文件夹内容的排序方式　在资源管理器中，可以按住文件的名称、类型、大小和修改时间，对文件进行排序显示，以方便对文件的管理。在资源管理器窗口中右击，在弹出的快捷菜单中选择"排序方式"级联菜单，然后在四个排序方式中选择一种方式来排序显示文件和文件夹。

5. 设置文件或文件夹的显示方式

（1）显示所有文件　在"工具栏"的"组织"菜单中选择"文件夹和搜索选项"命令，打开文件夹选项对话框。选择"查看"选项卡，如图 2 - 15 所示。在"隐藏文件和文件夹"的两个单选按钮中选中"显示隐藏的文件、文件夹和驱动器"，则设置隐藏属性文件也被显示出来。

（2）显示文件的扩展名　通常情况下，在文件夹窗口中看到的大部分文件只显示了文件名的信息，而其扩展名并没有显示。如果想看到所有文件的扩展名，可以在"文件夹选项"对话框的"查看"选项卡中，取消"隐藏已知文件类型的扩展名"复选框的选中，如图 2 - 15 所示。

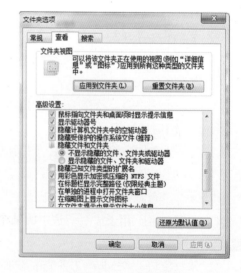

图 2 - 15　文件夹选项

三、文件管理

Windows 7 的文件管理包括文件和文件夹的选取、新建、移动、复制、删除、重命名、属性设置等操作。

1. 文件或文件夹的选取 在 Windows 中进行操作，通常都遵循这样一个原则，先选定对象，再对选定的对象进行操作，选取对象的方法有以下几种方式。

（1）选取单个对象 在要操作的文件或文件夹图标上单击即可选中。

（2）选取多个连续的对象 如果所要选取的文件或文件夹的排列位置是连续的，则可单击第一个文件或文件夹，然后按住 Shift 键的同时单击最后一个文件或文件夹，即可一次性选取多个连续的文件或文件夹；或者用鼠标框选对象。

（3）选取多个不连续的对象 如果所要选取的文件或文件夹的排列位置不是连续的，则可单击第一个文件或文件夹，然后按住 Ctrl 键的同时单击需要选取的文件或文件夹。

（4）选取所有的文件或文件夹 单击"编辑"菜单中的"全选"命令，或按 Ctrl + A 组合键。

（5）取消所选对象 在空白处单击鼠标即可取消刚刚的选取对象。

2. 文件或文件夹的创建 在计算机中新建文件夹的步骤：打开目标磁盘及文件夹，在右窗格空白部分右击鼠标，在弹出的快捷菜单中选择"新建"→"文件夹"命令，或单击"文件"菜单中的"新建"→"文件夹"命令，如图 2 – 16 所示。然后在新建的文件夹名称文本框中输入一个新的名字，按 Enter 键即可。

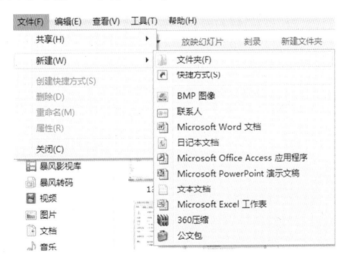

图 2 – 16 新建文件夹

创建文件的方法与文件夹类似，在新建的子菜单中选择文件类型，输入新建的文件名即可。

3. 文件或文件夹的复制 复制文件或文件夹是指将原文件或文件夹复制一份放到

其他位置去，执行复制操作后，原位置和目标位置均有该文件或文件夹。

（1）快捷键法　先选定要复制的文件或文件夹，按组合键 Ctrl + C，打开目标文件夹，按组合键 Ctrl + V，就把文件或文件夹复制到的目标文件夹中。

（2）鼠标右键法　右击要复制的文件或文件夹，在弹出的快捷菜单中选择"复制"命令，然后打开目标文件夹，任意空白位置单击右键，选择"粘贴"命令。

（3）菜单法　先选定要复制的文件或文件夹，执行"组织"→"复制"命令，然后打开目标文件夹，执行"组织"→"粘贴"命令。

（4）拖放法　若将文件或文件夹复制到同一磁盘上的其他文件夹中，则选定后按 Ctrl 键并拖动到目标位置；若将文件或文件夹复制到不同磁盘上的其他位置，直接将文件或文件夹选定并拖动到目标位置即可。

4. 文件或文件夹的移动　是将文件或文件夹放到其他位置，执行移动操作后，原位置的文件或文件夹消失。方法与复制类似，在此不赘述。

5. 文件或文件夹的重命名　执行下面的任意一种操作命令后，其名字成为可编辑状态，然后把名字更改为需要的名称，按 Enter 键即可。

（1）快捷菜单　右击需要重命名的文件或文件夹，从弹出的快捷菜单中选择"重命名"命令。

（2）F2 键　单击需要重命名的文件或文件夹的图标，然后按 F2 键。

（3）菜单法　单击需要重命名的文件或文件夹图标，执行"组织"→"重命名"命令。

（4）两次单击　选中要重命名的文件或文件夹后，在其名字处再单击一次。注意，在文件名处单击两次的时间间隔应稍长一些，以免使其变为双击。

注意：如果当前的显示状态为不显示文件扩展名，在为文件改名时，不要输入扩展名；如果文件的扩展名也要更改，则通过资源管理器窗口中"组织"→"文件夹和搜索选项"命令进行设置。

6. 文件或文件夹的删除　当文件或文件夹不再需要时，用户可将其删除，有利于对文件或文件夹进行管理。先选定要删除的文件或文件夹，执行下面的任意一种删除操作命令后，在弹出的确认删除对话框中单击"是"按钮，则将要删除的文件或文件夹放入回收站中。

（1）键盘法　按下键盘上的 Delete 键。

（2）菜单法　执行"组织"→"删除"命令。

（3）快捷菜单　右击要删除的文件或文件夹，在弹出的快捷菜单中选择"删除"命令。

（4）拖动法　选择删除的文件或文件夹，按住鼠标左键拖放到"回收站"中。

上面的操作都是将文件或文件夹放到"回收站"中；如果不想删除，还可以从回收站中还原。如果不经过回收站直接彻底删除文件或文件夹，则选中文件或文件夹后，按 Shift + Delete 组合键进行彻底删除，无法还原。

7. 查看并设置文件和文件的属性　可以通过查看文件夹或文件的属性，了解有关文件夹或文件的创建日期以及其他重要数据。右击文件或文件夹，从弹出的快捷菜单中选择"属性"命令，将弹出文件或文件夹属性窗口对话框。

文件或文件夹包含只读、隐藏两种属性。这些都可以在其属性对话框的"常规"选项卡中设置。只要在相应属性处勾选就可以了。

如果要更改其存档属性，则要单击属性对话框中的"高级"按钮，进行设置。

8. 文件的搜索　磁盘上放有大量的文件和文件夹，当记不清某个文件或某类文件的名称或存放地址时，可使用 Windows 7 的"搜索"功能帮助查找。

在 Windows 7 资源管理器的右上方有搜索栏，借助于搜索栏可以快速搜索当前地址栏所指定的地址（文件夹）中的文档、图片、程序、Windows 帮助甚至网络等信息。Windows 7 系统的搜索是动态的，当用户在搜索栏中输入第一个字符的时候，Windows 7 的搜索就已经开始工作，随着用户不断输入搜索的文字，Windows 7 会不断缩小搜索范围，直至搜索到用户所需的结果，由此大大提高了搜索效率，如图 2-17 所示。

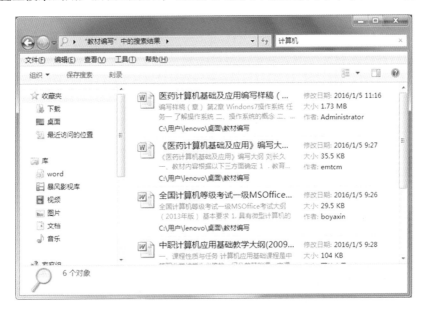

图 2-17　搜索文件

（1）通配符　在搜索栏中输入要搜索的文件时，可以使用通配符"＊"和"？"，借助于通配符，用户可以很快找到符合指定特征的文件。其中通配符的意义如下：

＊：在文件搜索中使用它代表任意多个字符。

？：在文件搜索中使用它代表任意一个字符。

例如：＊.docx 表示所有扩展名为 docx 的文件。

Lx＊.txt 表示文件名的前两个字符为 lx，扩展名为 txt 的所有文件。

Ab？.＊表示文件名由 3 个字符组成，其中前两个为 ab，第三个字符为任意字符的一批文件。

（2）搜索筛选器　Windows 7 的资源管理器搜索栏还为用户提供了大量的搜索筛选器，用户可以设置条件限定搜索的范围。用鼠标单击搜索栏，可以看到出现一个下拉列表，在列表中列出了用户之前的搜索记录和搜索筛选器。添加搜索筛选器，在文件夹窗口中的搜索框中单击修改日期或大小按钮，可以设定多项搜索条件。

（3）查看和应用搜索结果　搜索到的文件和文件夹和普通文件夹窗口一样，可以进行打开、执行、复制、移动、删除、重命名等操作。

（4）保存搜索条件　点击鼠标右键，选择"保存搜索"，或者直接点击工具栏上的"保存搜索"按钮。

另外，Windows 7 的"开始"菜单中的搜索文本框也有强大的搜索功能，不过这样的搜索是对所有的索引文件进行检索，而那些没有加入索引当中的文件，则是无法搜索到的。

9. 用库管理文件　库是 Windows 7 系统的一个新增功能，是 Windows 7 最大的亮点之一，它彻底改变了文件管理方式，从死板的文件夹方式变为灵活方便的库方式。其实，库和文件夹有很多相似之处，如在库中也可以包含各种子库和文件。但库和文件夹有本质的区别，在文件夹中保存的文件或文件夹都存储在该文件夹内，库并不是存储文件本身，而是将分布在硬盘上不同位置的同类型文件进行索引，将文件信息保存到"库"中。等用户要用的时候，只要打开"库"，然后进入不同的分类，就能找到电脑中所有同类型的文件或文件夹。简单地说库里面保存的只是一些文件夹或文件的快捷方式，这并没有改变文件的原始路径，这样可以在不改动文件存放位置的情况下集中管理，库提供了一种更加快捷的管理方式，提高了工作的效率。

在 Windows 7 中，默认已有 4 个库：文档、音乐、图片和视频。

文档库用于组织和排列字处理文档、电子表格、演示文稿以及其他与文本有关的文件。

图片库用于组织和排列数字图片，图片可从照相机、扫描仪或电子邮件中获取。

音乐库用于组织和排列数字音乐，包括音频 CD、Internet 下载的歌曲。

视频库用于组织和排列视频，包括数字相机、摄像机的剪辑，Internet 下载的视频文件。

（1）新建库　如果这四种类型无法满足需求，还可以通过新建库的方式添加库中类型。新建库有以下几种方法。

1）打开库后，直接单击"新建库"按钮。

2）单击"文件"菜单，选择"新建"→"库"选项。

3）右击"库"，选择"新建"→"库"选项。

4）右击空白区域，选择"新建"→"库"选项。

（2）添加文件到库　右击需要添加的目标文件，在弹出的快捷菜单中选择"包含到库"命令，并在其子菜单中选择一项类型相同的"库"即可，如图 2 - 18 所示。

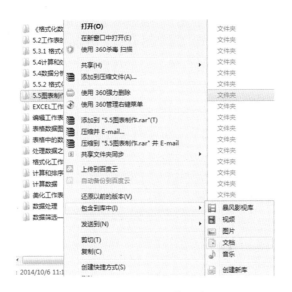

图 2-18　添加文件到库

在将文件夹包"入库"之后，文件虽然会显示在库中，但其实它们仍然存储在其原始位置上。所以 Windows 7 的库功能是一种最方便、最不费储存空间的文件管理服务。

（3）从库中删除文件夹　打开图片库文件夹，找到需要删除的文件夹。例如，找到"图片"文件夹。在导航窗口右键单击"图片"文件夹，在快捷菜单选择"从库中删除位置"命令。"图片"文件夹被移出图片库。

注意：该删除不影响原始位置的文件夹及其内容。如果在"内容窗口"使用"删除"命令删除文件夹时，将同时删除原始位置的文件。

（4）删除库　在导航窗口右键单击需要删除的库，在快捷菜单选择"删除"命令。删除的库将移入"回收站"。如果意外删除了默认库，可以在导航窗口将其还原。方法是：右键单击"库"，在快捷菜单选择"还原默认库"命令。

注意，删除库对其包含的文件或文件夹没有影响。

（5）在库中查找文件　为了让用户更方便在"库"中查找资料，系统还提供了一个强大的"库"搜索功能，这样用户可以不用打开相应的文件或文件夹就能找到需要的资料。搜索时，在"库"窗口上面的搜索框中输入需要搜索文件的关键字，随后单击回车，这样系统自动检索当前的库中的文件信息，随后在该窗口中列出搜索到的信息。库搜索功能非常强大，不但能搜索到文件夹、文件标题、文件信息、压缩包中的关键字信息外，还能对一些文件中包含的信息进行搜索。

四、回收站

回收站是系统默认存放删除文件的场所，在 Windows 7 系统的文件删除后并不是真正的找不回来了，它还存储在回收站里面，回收站保存了删除的文件、文件夹、图片、快捷方式和 Web 页等。这些项目将一直保留在回收站中，直到清空回收站。

1. 还原文件　双击打开"回收站",选中不想删除的文件,单击回收站的文件菜单的"还原"命令,或工具栏中的"还原此项目"按钮,即可恢复删除的文件。文件还原后,会自动恢复至原来存放的位置。如果在恢复的过程中,原来的文件夹已不存在,Windows 会要求重新创建文件夹。

2. 清空回收站　如果用户要删除回收站中存储的文件,可执行工具栏上的"清空回收站"命令。注意,"清空回收站"或在回收站中删除指定项后,被删除的内容将无法恢复。

3. 设置回收站　回收站还原或删除文件和文件夹的过程中,用户可以使用回收站默认设置,也可以按照自己的需求进行属性设置。在桌面回收站图标处单击右键,在快捷菜单中选择"属性"命令,则打开"回收站属性"对话框,可以对回收站进行设置,如图 2 – 19 所示。Windows 7 支持对每一个分区做不同的回收站设置,在"回收站位置"部分,用户可以选择不同的分区查看和设置对应的回收站操作选项。

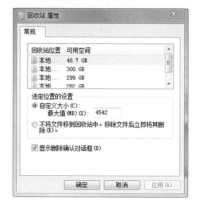

如果选择"自定义大小",可以设置允许 Windows 7 系统当前分区回收站删除文件或文件夹的最大体积。例如设置删除文件最大值设置为 4542MB,在删除大于 4542MB 的文件时 Windows 7 系统会提示是否永久删除,选择"是"则该文件被彻底删除,不出现在回收站中;选择"否"则不删除该文件。

如果在删除时要显示确认提示,则需勾选"显示删除确认",然后点击确定。

如果选择"不将文件移到回收站中。移除文件后立即将其删除(R)。",则删除的文件会跳过回收站被彻底删除,当然在回收站中找不到被删除的文件。

图 2 – 19　回收站属性设置

当回收站的内容过多时,最先进入回收站的项目将被真正地从硬盘删除,即回收站中只能保存最近删除的项目。

说明:从移动盘或网络服务器删除的项目不保存在回收站中。

五、磁盘管理

1. 磁盘格式化　一个新的没有格式化的磁盘,操作系统和应用程序将无法向其中写入文件或数据信息。所以,新买来的磁盘在使用之前首先要对其进行格式化,才能存放文件。若要对使用过的磁盘进行重新格式化时一定要谨慎,因为格式化操作将清除磁盘上一切原有的信息。

在 Windows 7 资源管理器窗口中右击盘符图标,在弹出的快捷菜单中选择"格式化"命令,打开格式化对话框,如图 2 – 20所示。

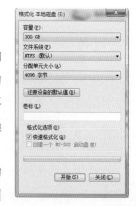

图 2 – 20　格式化磁盘

在对话框中可以做以下选择：

（1）指定格式化分区采用的文件系统格式，系统默认是 NTFS。

（2）为驱动器设置卷标名。

（3）如果选中"快速格式化"复选框，能够快速完成格式化工作，但这种格式化不检查磁盘的损坏情况，其实际功能相当于删除文件。

注意：格式化操作将删除磁盘上的全部数据，操作时一定小心，确认磁盘上无有用数据后，才能进行格式化操作。

2. 硬盘分区   在对新硬盘做格式化操作时，都会碰到一个对硬盘分区的操作。所谓硬盘分区是指将硬盘的整体存储空间划分成多个独立的区域，分别用来安装操作系统、安装应用程序以及存储数据文件等。在实际应用中，硬盘分区并非必须和强制进行的工作，但是为了在实际应用时更加方便，通常情况下人们还是要对硬盘进行分区操作，这一般是出于以下的两点考虑。

（1）安装操作系统的需要   出于对文件安全和存取速度等方面的考虑，不同的操作系统一般采用或支持不同的文件系统，但是对于分区而言，同一个分区只能采用一种文件系统。所以，如果用户希望在同一个硬盘中安装多个支持不同文件系统的操作系统时，就需要对硬盘进行分区。

（2）作为不同存储用途的需要   通常，从文件存放和管理的便利性出发，将硬盘分为多个区，用以分别放置操作系统、应用程序以及数据文件等，如在 C 盘安装操作系统，在 D 盘上安装应用程序，在 E 盘上存放数据文件，F 盘则用来备份数据和程序。

3. 查看磁盘容量   查看磁盘剩余空间的具体操作步骤如下。在桌面上双击"计算机"图标，打开资源管理器窗口，单击需要查看的硬盘驱动器图标，窗口底部详细信息处就会显示出当前磁盘的总容量和可用的剩余空间信息。在"详细信息"、"平铺"和"内容"显示模式下，每个硬盘驱动器图标旁也会显示磁盘的总容量和可用的剩余空间信息。

此外，在 Windows 7 资源管理器窗口中右击需要查看的磁盘驱动器图标，在弹出的快捷菜单中选择"属性"命令，打开该磁盘的属性对话框，在其中就可以了解磁盘空间的占用情况等信息，如图 2−21 所示。

4. 磁盘清理   在资源管理器窗口中打开磁盘属性对话框，单击"常规"选项卡中的"磁盘清理"按钮，系统也会在对指定磁盘进行扫描和计算工作后，打开"磁盘清理"对话框。

再从中选择一个驱动器后单击"确定"按钮，此时系统会对指定磁盘进行扫描和计算工作，在完成扫描和计算工作后，系统会打开"磁盘清理"对话框，并在其中按分类列出指定磁盘上所有可删除文件的大小（字节数）。

此时，用户根据需要，在"要删除的文件"列表中选择需要删除的某一类文件，单击"确定"按钮，即可完成磁盘清理工作。用户还可以选中"其他选项"选项卡，通过进一步操作来清理更多的文件以提高系统的性能。

5. 磁盘备份 为了避免意外事故发生所带来的数据错误或数据丢失等损失，需要对磁盘数据进行备份，在需要时可以还原。在 Windows 7 中，利用磁盘备份向导可以方便快捷地完成磁盘备份工作。

在 Windows 7 资源管理器窗口中右击某个磁盘，在弹出的快捷菜单中选择"属性"命令，打开磁盘属性对话框，在"工具"选项卡中单击"开始备份"按钮，系统会提示备份或还原操作，用户可以根据需要选择一种操作，然后再根据提示进行操作，如图 2 - 22 所示。

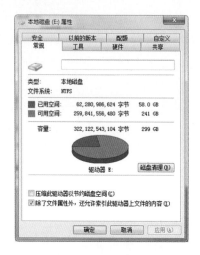

图 2 - 21 查看磁盘容量

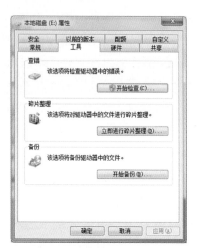

图 2 - 22 磁盘属性工具选项卡

在备份操作时，可选择整个磁盘进行备份，也可以选择其中的某个文件夹进行备份。在进行还原时，必须是对已经存在的备份文件进行还原，否则无法进行还原操作。

6. 磁盘碎片整理 Windows 7 的"磁盘碎片整理程序"可以清除磁盘上的碎片，重新整理文件，将每个文件存储在连续的簇块中，并且将最常用的程序移到访问时间最短的磁盘位置，以加快程序的启动速度。

在"开始"菜单中选择"所有程序"→"附件"→"系统工具"→"磁盘碎片整理程序"命令，或单击图 2 - 22 中的"立即进行碎片整理"按钮，打开"磁盘碎片整理程序"窗口。进行磁盘碎片分析及整理的操作如下：在"磁盘碎片整理程序"窗口中，选定具体的磁盘驱动器，然后单击"分析磁盘"按钮。在对驱动器的碎片分析后，系统自动激活查看报告，单击该按钮，打开"分析报告"对话框，系统给出了驱动器碎片分布情况及该卷的信息。最后单击"磁盘碎片整理"按钮，系统自动完成整理工作，同时显示进度条。

六、实例操作——文件及文件夹操作

本操作是文件管理的基本操作，要求熟练掌握文件文件夹的新建、移动、复制、重命名、删除、设置属性以及创建快捷方式等操作。通过下列题目的操作，掌握文件的相关操作命令。

1. 在 D 盘根目录上建立"计算机作业"文件夹，在此文件夹下建立"文字""图片"两个子文件夹。

2. 在"文字"文件夹下建立一个文本文件，输入自己的简单信息，命名为"简历"。

3. 在 C 盘查找所有以 C 开头的 JPG 文件，并选择若干文件复制到"图片"文件夹中。

4. 删除"D：\计算机作业\图片"文件夹中的 jpg 文件，再从"回收站"中恢复这些被删除的文件。

5. 将"文字"文件夹移动到 D 盘根目录下。

6. 将名为"简历"的文本文件改名，新名字为自己的学号。

7. 将文件夹"图片"设置为隐藏文件夹。

8. 改变文件夹的浏览方式，分别设置为显示和不显示隐藏文件夹，并观察结果。

9. 改变文件及文件夹的显示方式和排列方式，观察相应的变化。

10. 运行磁盘清理程序清理 D 盘中无用的程序。

请你做一做

校学生会招聘一名秘书，要求熟练操作计算机，张林同学前去应聘，为了考察张林的计算机知识掌握情况，学生会要求对张林进行现场考核，根据其计算机基本操作能力决定是否录用。操作要求如下：

1. 在 D 盘根目录下（即：D:\）下新建名为"我的资料"文件夹。

2. 在"我的资料"文件夹下，新建文本文档，并命名为"自我介绍.TXT"。

3. 打开文本文档"自我介绍.TXT"，并输入内容，要求100字左右。

4. 在 D 盘"我的资料"文件夹下新建三个并列文件夹"图片""作业""练习"。

5. 将文档"自我介绍.TXT"复制到"练习"文件夹中。

6. 在 C 盘中任选3个不连续的图片文件，将它们复制到"图片"文件夹中。

7. 将"图片"文件夹中的任一图片文件移动到"作业"文件夹中，并重命名为"图片1.jpg"。

8. 将"练习"文件夹中"自我介绍.TXT"的文件属性设置为"只读"。

9. 在桌面上建立"图片1.jpg"的快捷方式，快捷方式的名字为"练习图片"。

10. 将"我的资料"文件夹包含到库中。

11. 删除"我的资料"文件夹中的"自我介绍.TXT"文件。

假设你就是张林，请你完成以上基本操作。要求熟练、迅速、准确地一次性完成操作。

文件的关联

文件关联是将一种类型的文件与一个可以打开它的应用程序建立一种关联关系。当双击该类型文件时，系统就会先启动这一应用程序，再用它来打开该类型文件。一个文件可以与多个应用程序发生关联，用户可以利用文件的"打开方式"进行关联程序的选择。具体设置文件关联的方法如下。

（1）安装新的应用程序　大部分应用程序会在安装过程中自动与某些类型文件建立关联。

（2）利用"打开方式"指定文件关联　右击某个类型的文件，从弹出的快捷菜单中选择"打开方式"中的"选择默认程序"命令，打开"打开方式"对话框。从"程序"列表框中选择合适的程序，如果同时选中下方的"始终使用选择的程序打开这种文件"复选框，单击"确定"按钮。该类型文件就与程序重新建立默认关联方式，即当双击这类文件时，将自动启动该程序来打开。如果不勾选"始终使用选择的程序打开这种文件"复选框，则为临时一次性关联。

实训三　管理文件

本实训的目的是掌握了解文件及文件夹的使用，包括创建、移动、复制、删除等；掌握文件夹属性的设置及查看方式。

1. 创建文件夹　在 C 盘上创建一个名为 XS 的文件夹，再在 XS 文件夹下创建两个并列的二级文件夹，其名为 XS1 和 XS2。

在资源管理器窗口，在导航窗格选定 C：\ 为当前文件夹，在右窗格，使用菜单命令"文件→新建→文件夹"，右窗格出现一个新建文件夹，名称为"新建文件夹"。将"新建文件夹"改名为"XS"即可。

双击 XS 文件夹，进入该文件夹，用上述同样方法创建文件夹"XS1"和"XS2"。

2. 复制、剪切、移动文件

（1）在 C 盘中任选 3 个不连续的文件，将它们复制到 C：\ XS 文件夹中。

1）选中多个不连续的文件　按住"Ctrl"键不放，单击需要的文件（或文件夹），即可同时选中多个不连续的文件（或文件夹）。

2）复制文件　在选中的文件处右击鼠标，在快捷菜单中选"复制"。

3）粘贴文件　单击 XS 文件夹，进入 XS 文件夹，右击鼠标，在快捷菜单中选"粘贴"命令，即可将复制的文件粘贴到当前文件夹中。

（2）在 C 盘中任选 3 个连续的文件，将它们复制到 C：\ XS \ XS1 文件夹中。

1）选中多个连续的文件　按住"Shift"键不放，单击需复制的第一个文件及最后一个文件，即可同时选中这两个文件之间的所有文件。

2）用（1）中所述方法复制粘贴这些文件。

（3）将 C：\ XS 文件夹中的一个文件移动到 XS2 二级子文件夹中。在资源管理器右窗格打开 XS 文件夹，选择一个文件，在左窗格展开 XS 文件夹，直接移动该文件到左窗格的 XS2 文件夹处即可。

3. 查看并设置文件和文件夹的属性　　选定文件夹 XS2，在右键菜单中选择"属性"，出现属性对话框，在"常规"窗口，可以看到类型、位置、大小、占用空间、包含的文件夹及文件数等信息，选中窗口中的"只读"项，XS2 文件夹成为只读文件；选中"隐藏"项，XS2 成为隐藏文件夹。

4. 控制窗口内显示/不显示隐藏文件（夹）　　选择"组织→文件夹和搜索选项→查看"菜单，在"高级设置"的"隐藏文件和文件夹"下选择"不显示隐藏的文件、文件夹或驱动器"，单击"确定"按钮。打开 XS 文件夹，XS2 文件夹不可见。

选择"显示隐藏的文件、文件夹或驱动器"，单击"确定"按钮。再次打开 XS 文件夹，XS2 文件夹可见。

5. 文件的改名

（1）改主文件名　　打开 C：\ XS 文件夹，在任意空白处单击鼠标右键，在快捷菜单中选择"新建→文本文档"，出现一个新文件，名为"新建文本文档"，而且文件名处于编辑状态，输入新文件名"LX1"，按回车键确认即可（文件的全名为"LX1. TXT"）。单击鼠标选中文件 LX1. TXT，在文件名处再单击，文件名进入编辑状态，此时可再次修改文件名。

（2）改扩展名　　在文件夹选项窗口中，将"隐藏已知文件类型的扩展名"选项去掉勾选，资源管理器中将显示文件的全名（主文件名 + 扩展名），此时即可修改文件的扩展名（文件类型），如将 LX1. TXT 从 XS 文件夹复制到 XS1 文件夹并改名为 LX1. DOC。

6. 文件及文件夹的删除与恢复

（1）删除文件至"回收站"

1）打开文件夹 C：\ XS，鼠标右键，选中文件 LX1. TXT。

2）按 < Delete > 键或选择菜单命令"文件→删除"或在右键快捷菜单中选择"删除"，显示确认删除信息框，单击"是"按钮，确认删除。

（2）删除文件夹"C：\ XS \ XS2"　　步骤方法同上，但对象文件夹在左、右窗格都可选择。

（3）从"回收站"恢复被删除文件夹及文件

1）双击桌面上的"回收站"图标打开回收站，选中文件夹"C：\ XS \ XS2"。

2）选择菜单命令"文件→还原"，或右键菜单中选择"还原"命令，即可恢复被删除的文件夹。

同理，可恢复被删除的文件 LX1. TXT。

（4）永久删除一个文件夹或文件　　选中待删除的文件（夹），按 < Shift > + < Delete＞键，在确认删除框中单击"是"，即可彻底删除该文件（夹）。

第四节　Windows 7 基本设置

实例分析

实例　上个星期小张班上一起去郊游，拍了很多不错的照片回来。郊游回来老师要求小张整理照片。小张整理的时候发现很多照片当时在手机上看清晰度还行，传到电脑上看大图的时候就发现很多问题，比如人物较暗，光线不好，拍照的时候角度不好导致照片都歪了，拍了很多多余的人或者照片本来挺好的旁边出现了一个垃圾桶等。小张想把这些图片处理得更好看一些，于是请教计算机带课老师。老师告诉他在自己电脑上安装一个美图秀秀程序就能搞定这些问题。小张又犯难了，他不知该如何安装美图秀秀程序。

问题　1. 你能帮助小张在电脑上安装程序吗？
　　　　2. 安装好的程序如果不想用了该怎么办呢？你会操作吗？

一、设置任务栏和"开始"菜单

1. 任务栏设置　任务栏作为 Windows 7 系统的超级助手，用户可以对任务栏进行个性化的设置，使其更加符合用户自己的使用习惯。用鼠标右击任务栏的空白处，在快捷菜单选择"属性"命令，打开"任务栏属性"对话框，出现如图 2 - 23 所示窗口。

（1）隐藏/恢复显示任务栏　如果需要完整的屏幕，不想让任务栏占据桌面空间，可以将它隐藏起来。

单击"任务栏和开始菜单属性"对话框的"任务栏"标签，选择"自动隐藏任

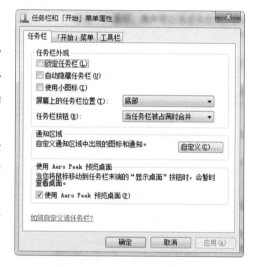

图 2 - 23　任务栏设置窗口

务栏"复选框，单击"确定"按钮，完成隐藏任务栏设置。当鼠标离开任务栏时，任务栏会自动隐藏。如果要恢复显示任务栏，则取消选择"自动隐藏任务栏"复选框，任务栏将重新显示在桌面底部。

（2）设置通知区域图标　在"任务栏"选项卡单击"自定义"按钮，进入"通知区域图标"对话框。拖动滚动条，可以选择在通知区域显示的图标，如图 2 - 24 所示。

（3）改变任务栏按钮显示方式　默认情况下，任务栏按钮为"始终合并、隐藏标签"状态，可以改变任务栏按钮显示方式为"从不合并"或"当任务栏被占满时合并"，只要在任务栏按钮的下拉列表中选择相应方式即可。

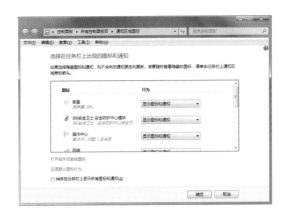

图 2－24　通知区域设置

（4）改变任务栏的位置与大小　根据个人喜好，用户可以将任务栏拖动到桌面的任一边缘。将鼠标指针指向任务栏的上边界，当鼠标指针形状变为双向箭头时，向上拖动将使任务栏变宽；向下拖动将使任务栏变窄。

（5）将常用应用程序锁定到任务栏　用鼠标右击应用程序或快捷方式图标。在快捷菜单选择"锁定到任务栏"命令。

（6）解锁任务栏上的应用程序　在任务栏上用鼠标右击应用程序或快捷方式图标。在快捷菜单选择"将此程序从任务栏解锁"命令。

（7）在任务栏上添加/取消新的工具栏　在任务栏的空白处右击启动快捷菜单。通过"工具栏"子菜单可以添加"地址"、"链接"等工具。

在快捷菜单，单击去掉"工具栏"子菜单中相应选项前的"✓"标志，则该工具将从任务栏上消失。

2. "开始"菜单设置

（1）在"任务栏和「开始」菜单属性"对话框，单击「开始」菜单进入选项卡。

选择"存储并显示最近在「开始」菜单中打开的程序"与"存储并显示最近在「开始」菜单和任务栏中打开的程序"复选框，可使常用程序项显示在「开始」菜单中，如图 2－25 所示。

（2）单击"自定义"按钮可进入"自定义「开始」菜单"对话框，可以设置「开始」菜单显示的项目数、项目及外观等。

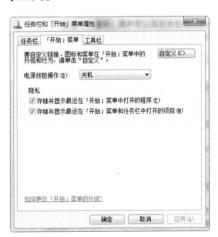

图 2－25　开始菜单设置

二、控制面板

控制面板是 Windows 7 系统对计算机的软、硬件系统进行配置、管理的工具组。单击"开始"菜单，移动鼠标到"控制面板"按钮上单击，即可打开控制面板。控制面板默认查看方式是按"类别"，也可按"大图标""小图标"方式查看，如图 2 – 26 所示。

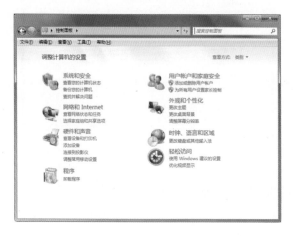

图 2 – 26 控制面板设置窗口

用户可通过控制面板设置计算机内部环境，根据自己的需要和应用程序的特点，通过修改或设置控制面板中的某个组件，来改变 Windows 7 的桌面及软件设置、系统设备设置、数据通信和网络设置等。

三、设置显示属性

单击控制面板的"外观和个性化"组别，打开控制面板的"外观和个性化"窗口，如图 2 – 27 所示。"显示"命令组包括：放大或缩小文本和其他项目、调整屏幕分辨率、连接到投影仪、连接到外部显示器共四类显示设置。单击其中的任何一组命令，即可打开相应的显示设置窗口。

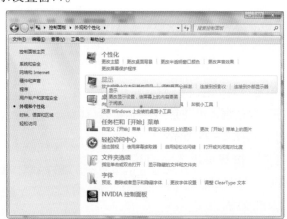

图 2 – 27 外观和个性化命令组

1. 调整屏幕分辨率　屏幕分辨率是指显示器所能显示的像素点的数量，显示器可显示的像素点数越多，画面就越清晰，屏幕区域内能够显示的信息也就越多。直接单击"调整分辨率"命令，会弹出"屏幕分辨率"对话框，进行屏幕分辨率的调整，如图 2 – 28 所示。

如果想简单设置的话，可以点击对话框中"分辨率"后面的黑色小三角，在下拉菜单中拉动小滑块来设置分辨率。这是显示器推荐使用的分辨率，一般只有几个很少的选择。

也可以点击"高级设置"，打开一个新的对话框，如图 2 – 29 所示。点击"列出所有模式"命令按钮。在新打开的对话框中选择一种合适的分辨率，点击"确定"。

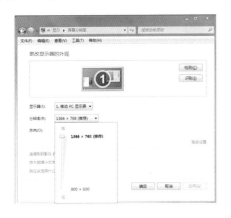
图 2 – 28 分辨率设置

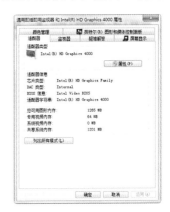
图 2 – 29 分辨率高级设置

注意：如果设置分辨率失败后，请不要进行任何操作，10 秒钟后会自动返回设置前状态，但是如果设置失败，而用户依然保留了设置，那用户可能要借一个显示器来重新设置了。

2. 连接到投影仪 单击"连接到投影仪"命令，出现如图 2 – 30 所示的选项，直接单击选择相应选项即可。各选项的意义如下。

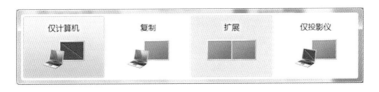
图 2 – 30 连接到投影仪设置

选择"仅计算机"：表示关闭投影仪显示。

选择"复制"：这样投影仪上的画面和电脑上的画面是同步的。

选择"扩展"：表示投影仪作为电脑的扩展屏幕，屏幕的右半部分会显示在投影仪上，此选择方便在投影的同时，电脑上可进行其他操作而不影响投影的内容，比如在演讲时可记录笔记。

选择"仅投影仪"：则关闭电脑显示，影像只显示在投影仪上。

四、设置鼠标和键盘

鼠标和键盘是操作计算机过程中使用最频繁的设备之一，几乎所有的操作都要用到鼠标或键盘。在安装 Windows 7 时，系统已自动对鼠标和键盘进行过设置，但是这种默认设置可能并不符合用户个人的使用习惯，这时用户可以按个人的喜好对鼠标和键盘进行一些调整。

1. 设置鼠标　在"控制面板"窗口单击"硬件和声音"选项，打开"硬件和声音"窗口。单击"鼠标"选项，打开"鼠标属性"对话框，如图 2-31 所示。

（1）"按钮"选项卡　选中"习惯左手"，以适应左手使用鼠标的用户。调整"双击速度"滑块，从而改变双击的速度，双击旁边的文件夹可以检验设置的速度。选中"启用单击锁定"，则在移动项目时不用一直按着鼠标键就可以实现。使拖动操作改为：第一次按下（时间比单击稍长），此后移动鼠标等于拖动，直到再次单击，拖动结束；单击"设置"按钮，在弹出的"单击锁定的设置"对话框中可以调整实现单击锁定需要按下鼠标或轨迹球按钮多久单击才能被"锁定"。

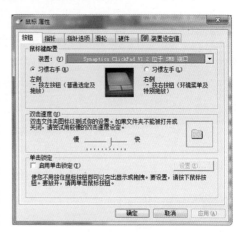

图 2-31　鼠标属性对话框

（2）"指针"选项卡　用于确定指针显示的样式。可以直接从"方案"中选择已有的方案，也可以从"自定义"列表中选定某种指针，还可以单击"浏览"按钮，在弹出的对话框中选择指针。

（3）"指针选项"选项卡　调整"选择指针移动速度"滑块，可以改变鼠标在屏幕上移动的速度。选中"显示指针踪迹"复选框，使指针移动时出现轨迹，拖动下面的滑块可以改变轨迹的长短。

2. 设置键盘　将控制面板的查看方式改为"小图标"，直接单击其中的"键盘"命令，打开"键盘属性"设置对话框，如图 2-32 所示。

针对键盘焦点的光标闪烁速度和字符重复的延迟和重复的速度，都可以调整和设置，这有利于用户调整键盘的输入速度和质量。

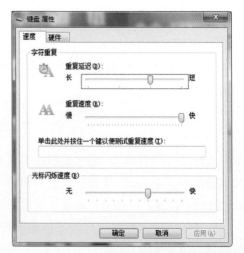

图 2-32　键盘属性对话框

拖动"重复延迟"滑块，可以调整在键盘上按住一个键需要多长时间才开始重复输入该键。拖动"重复速度"滑块，可调整输入重复字符的速度。在"设置光标闪烁速度"选项组中，拖动滑块，可调整光标的闪烁频率，更快的闪烁速度可以让用户在不需要花费寻找键盘或鼠标键点的情况下就能够直接看到输入光标的位置，可以更快地进行输入响应。

五、设置日期和时间

当启动计算机后，便可以通过任务栏的通知区域查看当前系统的时间。此外，还可以根据需要重新设置系统的日期和时间以及选择适合自己的时区。在"控制面板"窗口单击"时钟、语言和区域"选项，打开窗口，单击"设置时间和日期"选项，打开"日期和时间"对话框。也可左键点击任务栏右端的时间标示处，点击"更改日期和时间设置"命令打开"日期和时间"对话框。

在日期和时间选项中，选择"更改日期和时间"命令，打开"日期和时间设置"对话框，如图 2-33 所示。

1. 设置系统日期　选择日期：在"日期"的年月列表框中可以直接选择准确的日期和星期。

（1）选择月份　可通过◀和▶按钮改变月份；或单击年月，日期列表框改为月份列表框，选取准确的月份。

（2）选择年份　单击月份列表框上面的年，则月份列表框改为年份列表框，单击选中准确的年份。

2. 设置系统时间　在"时间"选项组中的"时间"微调框中可以输入或调节准确的时间。

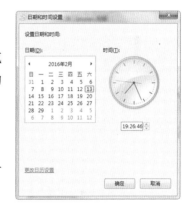

图 2-33　日期和时间设置对话框

3. 附加时钟　在 Windows 7 操作系统中可以设置多个时钟的显示，设置了多个时钟后可以同时查看多个不同时区的时间。单击"附加时钟"标签进入"附加时钟"对话框，勾选"显示此时钟"复选框显示其他时区的时间。可以通过单击任务栏时钟或悬停在其上来查看这些附加时钟。

4. Internet 时间　在 Windows 7 操作系统中可将系统的时间和 Internet 的时间同步。方法是在"日期和时间"对话框中切换至"Internet 时间"选项卡，然后单击"更改设置"按钮，如图所示。打开"Internet 时间设置"对话框，选中其中的"与 Internet 时间服务器同步"复选框，然后单击"立即更新"按钮即可。

六、安装和卸载应用程序

1. 安装应用程序

（1）从硬盘、U 盘、CD、局域网安装应用程序　利用资源管理器找到应用程序的安装文件（安装文件名通常是 Setup. exe 或 Install. exe），双击安装文件，按照安装向导的提示安装。

（2）从 Internet 安装应用程序　在 Web 浏览器中，单击应用程序的链接，选择"打开"或"运行"命令，按照安装向导提示完成安装。

2. 更改和卸载应用程序　在 Windows 7 系统中安装的应用程序，如果不继续使用而要删除，不要直接删除其中的文件或文件夹，应该使用卸载功能进行删除操作。

普通软件在安装时通常在"开始"菜单的程序组中建立软件运行命令和软件卸载命令，通过执行卸载命令可以比较彻底地删除软件。也有一些软件在安装结束后，仅在程序组中建立了运行软件的命令，并没有包含卸载命令。此时要想卸载该软件，应进入控制面板，从当前安装的程序列表中选择该软件，再单击"卸载/更改"按钮，即可进入卸载程序向导，按提示逐步进行，可以实现程序的卸载，如图 2 – 34 所示。

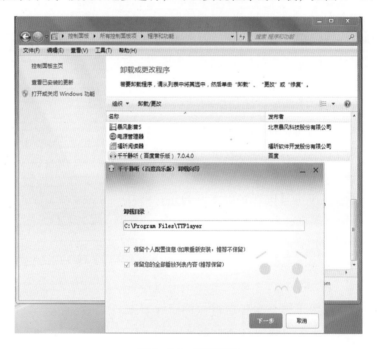

图 2 – 34　卸载程序

七、实例操作——安装和卸载美图秀秀

安装卸载程序是电脑操作中经常用到的，下面以"美图秀秀"软件为例来练习软件的安装和卸载。

1. 安装　打开 D 盘的"软件备份"文件夹，找到可执行文件 xiuxiusetup. exe，双击执行安装。在向导的提示下单击"下一步"完成安装。

2. 卸载　方法一：单击"开始"菜单→"所有程序"→"美图"→"卸载美图秀秀"。

方法二：单击"开始"菜单→"控制面板"→"卸载程序"，找到美图秀秀程序，单击"卸载/更改"按钮，即可完成卸载。

请你做一做

1. 让我的"开始"菜单与众不同。自定义"开始"菜单，设置最近打开过的程序数目改为 8 个，将"音乐"显示为菜单形式，将"下载"设置为链接。

2. 设置任务栏。分别观察任务栏的外观、通知区域、使用 Aero Peek 预览桌面的组成元素。分别自定义任务栏的外观、在屏幕上的位置以及通知区域选项的组成，分别观察设置效果。

(1) 将腾讯 QQ 设置为"显示图标和通知"。

(2) 将音量设置为"仅显示通知"。

观察两者在通知区域的变化。

你知道吗

Windows 更新

Windows Update 是 Windows 的联机扩展，使计算机保持最新。通过 Windows Update 选择适用于用户计算机操作系统的软件和硬件的更新。新的内容会定期添加到站点，这样能够得到最新的更新和补丁程序，来保护计算机并使它平稳运行。

1. 启用或禁用自动更新 在"控制面板"，单击"系统和安全"选项，打开"系统和安全"窗口。单击"Windows Update"下的"启用或禁用自动更新"选项。

2. 检查更新 在没有启用"自动更新"时，应定期检查更新。在控制面板单击打开"Windows Update"窗口。单击"检查更新"选项，开始检查更新。检查结束后，显示检测到的更新信息。

单击更新信息，打开"选择要安装的更新"窗口。在列表中，单击更新的名称，右侧将显示详细信息。

选中需要安装的更新，单击"确定"。回到"Windows Update"窗口，单击"安装更新"按钮。

第五节 Windows 7 附件

实例分析

实例 小张喜欢看漫画，用简单几笔就能勾勒出一个鲜活的人物或者漂亮的大楼这是小张特别向往的事情。小张也想学画画，于是就在本子上自己画了起来。画着画着小张就发现问题了，自己的笔只有黑色，画出来一点也不绚丽多彩。而且自己画的圆形并不是正圆，有些直线也不够直。小张叹气道："我永远也画不好了。"同寝室的小李听到后，拍拍小张的肩膀说："别灰心，你可以让 Windows 附件帮你呀。"

问题 1. 什么是 Windows 附件？

2. 附件中的哪个程序可以帮助小张？

附件是 Windows 附带的一些常用应用程序，可以直接使用这些程序完成一些工作，而不用再安装，由于它们不是 Windows 运行必须的部分，故称为"附件"。其中包括 Windows 资源管理器、画图、计算器、录音机、写字板等。"附件"中的工具都是非常小的程序，运行速度比较快，可以节省大量的时间和系统资源，有效地提供工作效率。

一、记事本

记事本是 Windows 操作系统中的一个简单的文本编辑器，没有多余的编辑格式，一般以纯文本的形式表现，最常用于查看或编辑文本文件。由于它使用方便、快捷，应用还是比较多的。

要启动"记事本"程序，单击"开始"→"所有程序"→"附件"→"记事本"命令，即可打开"记事本"窗口，如图 2 – 35 所示。

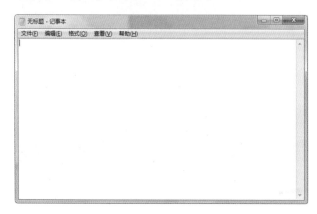

图 2 – 35　记事本窗口

1. 在记事本中键入文字　打开记事本窗口后，就可以直接键入文字了。

2. 调整文字格式　虽然记事本中没有太多的文档格式，但是字体和大小的选择还是必不可少的。单击"格式"菜单中的"字体"命令。在弹出的"字体"对话框中可以选择"字体""字型""大小"等，设置好后点击"确定"按钮。

3. 保存文档并退出程序　文字输入完成后，如想保存已输入的文字，只需点击"文件"菜单，然后在下拉菜单中选择"保存"，选择好保存文件的位置和文件名，点击"保存"按钮，就完成 txt 类型的文本文档的保存。

最后点击窗口右侧的退出按钮即可退出记事本程序。

二、写字板

写字板是 Windows 系统中自带的、更为高级一些的文字编辑工具，相比记事本，它具备了格式编辑和排版的功能。在 Windows 7 系统中，新的写字板采用了 Office 2007 的元素——Robbin 菜单。通过这种新的界面，写字板的主要功能在界面上方一览无余，用户可以很方便地使用各种功能，对文档进行编辑、排版。写字板中一共设有两个 Ribbon 菜单项，在"查看"中，用户可以为文档加上标尺或者放大、缩小进行查看，也可以更改度量单位等，这些也是新的写字板才具备的功能。

1. 认识"写字板"　打开"写字板"，可选择"开始"→"所有程序"→"附件"→写字板"命令，进入"写字板"界面，如图 2－36 所示。它由快速访问工具栏、功能区、文本编辑区组成。

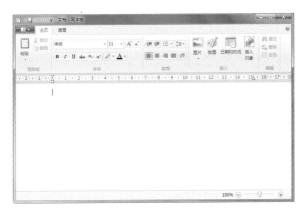

图 2－36　写字板窗口

（1）标题栏　在窗口的最顶端，包括控制命令按钮、快速访问工具栏、文档标题、关闭按钮等。

（2）写字板按钮　主要包括对写字板文件的新建、打开、保存等操作。

（3）功能区　包括主页和查看选项卡。主页选项卡包括剪贴板、字体、段落、插入和编辑命令组，完成对写字板文档的编辑修改。查看选项卡包括缩放、显示和隐藏、设置等命令组，主要设置写字板窗口界面的显示。

（4）文档编辑区　用于显示和编辑文档内容。

2. 新建文档　当需要新建一个文档时，单击"写字板"选项卡，单击"新建"命令即可新建一个文档进行文字的输入。

3. 文档的编辑排版　包括对文本字体和段落格式设置，编辑文档以及插入图片等操作与 Word 的操作类似，在这里不多叙述。

4. 文档的页面设置　设置好文档格式后，还要进行页面设置。选择"写字板"选项卡中的"页面设置"命令，在"页面设置"对话框中，可以设置纸张大小、来源、方向，还可以进行页边距调整等操作。

5. 保存文档　选择"写字板"选项卡中的"保存"或"另存为"命令，在"另存为"对话框中选择保存位置、文件名以及保存类型等，然后单击"确定"按钮，即可保存编辑的文档。写字板的默认文件类型是 RTF 格式，也支持 TXT 和 DOCX 等格式文档的保存。

三、画图

"画图"程序是一个位图编辑器,可以对各种位图格式的图片进行编辑。用户可以自己绘制图画,也可以对扫描的图片进行编辑修改,在编辑完成后,可以用 PNG、BMP、JPEG、GIF 等格式存档,还可以打印和设置桌面背景。画图软件简单易用,速度非常快,裁剪、旋转、调整图像比 Photoshop 等专业工具方便。

与写字板一样,Windows 7 中全新的"画图"也引入了 Ribbon 菜单,从而使得这个小工具的使用更加方便。可以在画图窗口内绘制线条、绘制其他形状、添加文本、选择并编辑对象、调整整个图片或图片中某部分的大小、移动和复制对象、处理颜色、查看图片、保存和使用图片。

此外,新的画图工具加入了不少新功能,如刷子功能可以让用户更好地进行"涂鸦",而通过图形工具,用户可以为任意图片加入设定好的图形框,如五角星图案、箭头图案以及用于表示说话内容的气泡框图案。这些新的功能,使得画图功能更加实用。

1. 认识画图 窗口在使用画图工具时,可选择"开始"→"所有程序"→"附件"→"画图"命令,就可以打开"画图"程序窗口,如图 2 – 37 所示。

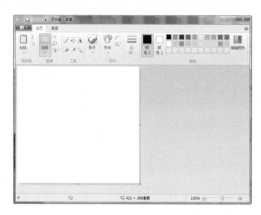

图 2 – 37 画图窗口

下面简单介绍一下程序界面的组成。

(1)快速访问工具栏 快速访问工具栏中的命令按钮是用来快速执行相应命令的。主要包括保存按钮、撤销按钮、重做按钮以及自定义快速访问工具栏按钮。

(2)功能区 包括主页和查看两个选项,主页选项卡中包括剪贴板、图像、工具、形状、颜色等命令组,提供了用户在操作时要用到的各种命令按钮和许多画图工具。查看选项卡中可以执行图片的缩放以及全屏查看,并可以在绘图区域中显示标尺和网格线等。

(3)绘图区 处于整个窗口的中间,里面有一个空白的画布,用户可以在里面画画。

(4)详细信息栏 显示当前的详细提示信息,例如显示当前光标的位置、画布的大小、显示比例等。

（5）画图按钮　在主页选项卡的左边，单击打开画图按钮，可以从弹出的菜单中完成对画图文件的新建、打开、保存等操作。

2. 选择画布大小　绘图之前先确定画布大小，有两种方法。方法一，单击绘图选项卡中的"属性"命令，输入画布的宽度和高度。方法二，在绘图区中，移动鼠标到画布的右下角的控制柄处，当鼠标指针呈对角改变大小时，按住鼠标左键拖动调整画布的宽度和高度。

3. 用绘图工具绘制图画　下面以直线的绘制为例介绍绘图工具按钮的使用。单击"形状"按钮，在展开的组中单击"直线"按钮，然后单击"形状轮廓"按钮，从弹出的下拉列表中设置直线的轮廓。接下来设置直线的粗细，单击"粗细"按钮，从弹出的下拉列表中选择直线的粗细。然后设置直线的颜色，在"颜色"组中选择直线的颜色。最后可以绘制直线了。

将鼠标指针移到画布的合适位置，按住鼠标左键拖拽即可绘制直线。

4. 用画图工具对图片进行编辑　使用画图工具可以对图片进行复制、移动、裁剪、翻转、扭曲、调整大小以及添加文字等编辑操作。

下面以调整图片大小和添加文字为例介绍图片的编辑操作。首先打开要调整大小的图片文件，单击"画图"按钮，从弹出的下拉菜单中选择"打开"菜单命令，打开"打开"对话框，找到要打开编辑的图片文件，单击"打开"按钮。

（1）调整图片大小　单击"图像"命令组中的"调整大小和扭曲"按钮，弹出"调整大小和扭曲"对话框，在"重新调整大小"组中，选择依据"像素"，勾选"保持纵横比"复选框，然后在"水平"和"垂直"文本框中输入要调整的图片像素数，然后单击"确定"按钮即可将图片调整为指定大小。

（2）为图片添加文字　单击"工具"命令组中的"文本"按钮，然后将鼠标指针移至绘图区域，接着在要输入文字的位置单击，此时将自动切换到"文本"选项卡中，并进入文字输入状态。最好在输入文字之前设置一下文字输入格式，单击"字体"按钮，在展开的列表中选择字体，然后在"字号"下拉列表中选择字号，在"颜色"组中设置字体颜色，然后输入文字。文字输入完成后，将鼠标移至文字输入框的边缘位置，拖动鼠标移动文字到合适的位置，然后在文字输入框之外的任意位置单击鼠标，完成文字的输入。

画图工具中还有很多其他的编辑和绘制工具，在此就不一一介绍了。

四、计算器

在附件的四个常用工具中，Windows 7 的计算器可以说是变化最大的，带给用户许多新的应用。打开计算器的"查看"菜单，便可见识到它的丰富功能。除了原先就有的科学计算器功能外，新的计算器还加入了编程和统计功能。

1. 新增功能介绍　Windows 7 的计算器还具备了单位转换、日期计算及贷款、租赁计算等实用功能。通过单位换算功能，用户可以将面积、角度、功率、体积等的不同计量进行相互转换；日期计算功能可以帮助用户很轻松地计算倒计时等；而"工作表"菜单下的功能则可以帮助用户计算贷款月供额、油耗等，这是非常贴近生活的功能，给用户带来了许多便利。

2. 计算类型　计算器可以帮助用户完成数据的运算，它分为"标准型"、"科学型"、"程序员"和"统计信息"四种类型，如图 2 - 38 所示。

"标准型"计算器可以完成日常工作中简单的算术运算。

"科学型"计算器可以完成较为复杂的科学运算，比如函数运算等，运算的结果不能直接保存，而是将结果存储在内存中，以供粘贴到别的应用程序或其他文档中。在科学型模式下，计算器会精确到32 位数。

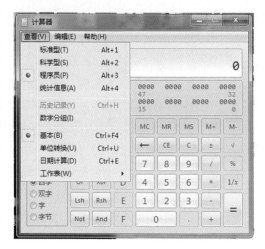

图 2 - 38　计算器窗口

"程序员"计算器窗口有数的基数制选项，单位选项及一些逻辑运算符号，系统默认的是十进制，当用户改变进制时，单位选项、数字区、运算符区的可选项将发生相应的改变。在工作过程中，若需要进行数制的转换，可以直接在数字显示区输入所要转换的数值，然后选择所需数制后，在数字显示区会出现转换后的结果。在程序员模式下，计算器最多可精确到64 位数，这取决于用户所选的字大小。以程序员模式进行计算时，计算器采用运算符优先级。程序员模式只是整数模式，小数部分将被舍弃。

使用统计信息模式时，可以输入要进行统计计算的数据，然后进行计算。输入数据时，数据将显示在历史记录区域中，所输入数据的值将显示在计算区域中。

五、实例操作——写字板编辑文档

打开"写字板"程序，输入以下内容，并以文件 Text1. doc 保存在 D 盘根目录下。本实例通过输入内容介绍一些常用符号的输入方法。

（1）各种输入法之间的选择：Ctrl + 空格实现中英文之间的快速切换；Ctrl + Shift 实现各种输入法之间的切换；Shift + 空格实现全角/半角之间的切换；Ctrl + 句号实现中英文标点符号之间的切换。

（2）输入如下内容：123456ABCDEF（123456ABCDEF）。注意半角与全角的区别。

（3）输入如下特殊符号：标点符号：〖〗、【】、「」、『』。数学序号：Ⅰ、Ⅱ、Ⅲ、Ⅳ、Ⅴ、①、②、③、④、⑤。数学符号：≈、≌、⌒、√。特殊符号：☆、★、※、→、←。

请你做一做

1. 请同学用"画图"工具画一幅自己校园的平面示意图，并作上标注。 保存到 D 盘的"图片"文件夹下，文件名为"校园 . jpg"。

2. 请大家用计算器来完成下列数制的转换：

（1）10110100B =（　　　　　）D

（2）168D =（　　　　　）H

（3）100011100101100. 0011101101B =（　　　　　）H

（4）9A7. BH =（　　　　　）D

（5）285. 4D =（　　　　　）B

3. 打开写字板程序，写一段自己学校的介绍文字，并插入绘制的图片"校园 . jpg"，对文字和图片进行简单的编辑排版，保存到 D 盘的"文字"文件夹中，文件名为"我的学校 . rtf"。

实训四　附件中应用程序的使用

本实训的目的是了解附件中常用"小程序"的使用。

1. 画图程序使用　启动"开始→所有程序→附件→画图"程序，请制作一张生日贺卡。文件名保存为"贺卡 . JPG"保存在桌面上。

2. 记事本程序使用　启动"开始"→"所有程序"→"附件"→"记事本"应用程序，录入如图 2 - 39 所示的文字；然后选择记事本菜单命令"文件→保存"，将录入的内容存入"库"中的"文档"，文件名为：LX1 - 1. TXT。

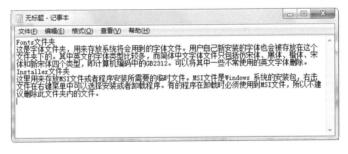

图 2 - 39　记事本录入文字窗口

本章小结

操作系统是计算机最基本的系统软件，是用户使用计算机的管家。为了更好地操作使用计算机，必须掌握操作系统的使用方法。通过本章学习，应该熟练掌握以下知识要点。

1. 了解 Windows 7 系统的基本概念，理解操作系统在计算机系统运行中的作用，了解操作系统的特点和功能。

2. 了解 Windows 7 操作系统的图形界面的基本元素，熟练完成对窗口、菜单、对话框等基本元素的操作。

3. 理解文件和文件夹的概念和作用，熟练掌握文件和文件夹的基本操作；会使用资源管理器对文件等资源进行管理；会用库来管理文件。

4. 了解控制面板的功能，会使用控制面板配置系统，如显示属性、鼠标、键盘等设置；会安装和卸载常用应用程序。

5. 会使用系统自带的应用程序，如记事本、画图、计算器等。

Windows 7 操作系统功能十分强大，本章篇幅有限，不能面面俱到，同学们掌握了 Windows 7 基本知识和操作后，应该加强练习，熟练操作，还应该结合实际需要，举一反三，能解决实际中的问题，也为以后的应用软件的学习打下坚实的基础。

目标检测

一、选择题

1. 在 Windows 7 操作系统中，将打开窗口拖动到屏幕顶端，窗口会（　　）。
　　A. 关闭　　　　　　B. 消失　　　　C. 最大化　　　　　　D. 最小化

2. 文件的类型可以根据（　　）来识别。
　　A. 文件的大小　　B. 文件的用途　C. 文件的扩展名　　D. 文件的存放位置

3. 在 Windows 7 操作系统中，不属于默认库的有（　　）。
　　A. 图片　　　　　B. 视频　　　　C. 音乐　　　　　　D. 文件

4. 下列操作中，（　　）直接删除文件而不把被删除文件送入回收站。
　　A. 选定文件后，按 Del 键　　　　　B. 选定文件后，按 Shift 键，再按 Del 键
　　C. 选定文件后，按 Shift + Del 键　D. 选定文件后，按 Ctrl + Del 键

二、操作题

1. 举例说明怎样进行创建、重命名、删除图标的实际操作。

2. 在 D 盘上创建用于存放自己照片、音乐、小说等资料的文件夹。

书网融合……

 微课1　　 微课2　　 划重点　　 自测题

PPT

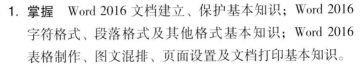
第三章　文字处理软件应用

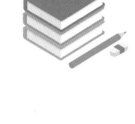

学习目标

知识要求

1. **掌握**　Word 2016 文档建立、保护基本知识；Word 2016 字符格式、段落格式及其他格式基本知识；Word 2016 表格制作、图文混排、页面设置及文档打印基本知识。

2. **熟悉**　文字处理软件的功能；邮件合并。

3. **了解**　Word 2016 题注、脚注、尾注、修订。

技能要求

1. 熟练应用 Word 2016 进行字符格式、段落格式及其他格式设置操作。

2. 熟练应用 Word 2016 进行表格制作、图文混排、页面设置及打印操作。

3. 具有制作医药卫生行业常见各式文档的能力。

　　办公系列软件就是实现办公自动化的一系列软件。它是文字处理、表格制作、幻灯片制作、图形图像处理、简单数据库处理等一系列软件的总称。目前应用较广的有微软的 Microsoft Office、金山 WPS Office、永中 Office、红旗 Office 等。办公室里 85% 以上信息是用文字记录或传递的，因此文字处理软件是办公室自动化中最重要的软件。

　　文字处理软件是对文字进行录入、编辑、排版和打印等操作的应用软件。使用文字处理软件可以很方便地制作各式各样的文档，提高学习和工作效率。现在的文字处理软件不仅可以处理文字，还可以处理各种表格、图形和图像，实现图文混排。

　　本章介绍的 Microsoft Word 2016 是目前使用范围较广的文字处理软件。

第一节　认识 Word 2016

一、概述

　　Microsoft Word 2016 简称 Word 2016，是微软公司开发的 Microsoft Office 办公系列软件中使用频率最高、功能最强的一个组件。Word 2016 的功能是对文字、图表进行编辑排版，制作各类具有专业水准的文档，如办公文件、商业资料、科技文章以及各类书信。

　　Microsoft Word 2016 不仅窗口界面比以前的版本更美观大方，给人以赏心悦目的感觉，而且功能设计比早期版本更加完善。常用的命令及功能都集中在功能区中，让用户的一切操作触手可及，不用再辛辛苦苦地寻找菜单中的命令，大大提高了工作效率。其中的审阅、批注与比较功能，可以帮助用户快速收集、管理和分析来自多种渠道的反馈信息。

二、Word 2016 窗口组成

Word 2016 的操作界面主要由快速访问工具栏、标题栏、功能区显示选项、功能区、功能区选项卡、文档编辑区、标尺、滚动条、状态栏、比例缩放区、视图切换区等组成，如图 3 - 1 所示。

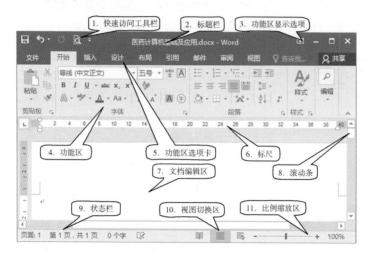

图 3 - 1　Word 2016 窗口界面

Word 2016 窗口界面各部分名称及功能如下表 3 - 1。

表 3 - 1　Word 2016 窗口界面各部分名称及功能

序号	名称	功能
1	快速访问工具栏	有保存、撤销、恢复等命令按钮，其中命令按钮可自行添加或隐藏
2	标题栏	显示当前文档的名称和窗口控制按钮：最小化、还原/最大化、关闭等按钮
3	帮助按钮	打开"Word 帮助"窗口，用于查找相关的帮助信息
4	功能选项卡	选项卡有：文件、开始、插入、页面布局、引用、邮件、审阅、视图选项卡
5	功能区	其内容对应于相应的功能选项卡，包含多个组及相应的命令按钮
6	文档编辑区	用于文档的显示、输入和编辑
7	标尺和标尺按钮	标尺用于对齐文档中的文本、图形图像、表格和其他元素。通过单击水平标尺右侧的标尺按钮可以显示或隐藏标尺
8	滚动条	当工作界面不能完全显示文档编辑区内容时，调节水平或垂直滚动条，使工作界面上、下、左、右移动，以便查看或操作整个工作界面
9	状态栏	位于窗口下方，用于显示当前文档的页码、字数、光标所在位置、页面视图切换、显示比例调整等，其中包含的内容可右击状态栏，在快捷菜单中自行定义
10	比例缩放区	主要用于调节文档的显示比例，向左拖动滑块可以缩放小文档的显示比例，向右拖动滑块可以增大显示比例

续表

序号	名称	功能
11	视图切换区	用于文档视图切换，文档视图模式包括 5 种：页面视图、阅读版式视图、Web 版式视图、大纲视图和草稿
12	页面视图	文档编辑中最常用的一种视图方式，在该视图下，图文的排列方式、显示效果与打印出来的效果相同，在该视图下可以查看和编辑页码、页眉、页脚等
13	阅读视图	这是一种用于阅读文档内容的显示方式。在该视图方式下，相邻的两页显示在一个版面上，版面上下均有翻阅按钮，用于前后翻阅，方便阅读
14	Web 版式视图	主要用于编辑发布到 Internet 网站的文档，通过该视图编辑的文档可以直接发布到网站上。是一种按照窗口大小进行折行显示的视图方式
15	大纲视图	主要用于设置和显示文档的层次结构
16	草稿	用于显示更多的文档内容，在该视图下可以快速地输入和编辑文字，但此视图不显示页码、页眉、页脚、背景和图形图像等

为了便于用户高效地编辑文档，Word 采用不同的方式显示文档内容，这种不同的显示方式就称为视图。编辑文档时选择恰当的视图会使编辑工作更方便、高效。

你知道吗

WPS Office 和移动办公

WPS Office（WPS：Word Processing System，即文字编辑系统）是由我国金山软件股份有限公司自主研发的一款办公系列软件，具有办公软件最常用的文字处理、表格制作、演示文稿制作等多种功能。具有内存占用低、运行速度快、体积小巧、强大插件平台支持、免费提供在线文档模板、支持阅读和输出 PDF 文件、全面兼容微软 Office 97-2010 格式（doc/docx/xls/xlsx/ppt/pptx 等。WPS Office 支持桌面和移动办公，且 WPS 移动版通过 Google Play 平台，已覆盖的 50 多个国家和地区，WPS for Android 在应用排行榜上领先于微软及其他竞争对手，居同类应用之首。

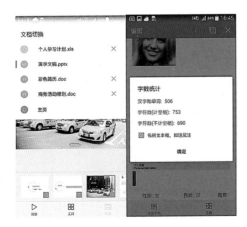

WPS手机版多文档切换，以及汉字字数统计功能

图 3-2 WPS 手机版多文档切换及汉字字数统计

移动办公也可称为"3A 办公"，也叫移动 OA（Office Automation），即办公人员可在任何时间（anytime）、任何地点（anywhere）处理与业务相关的任何事情（anything）。这种全新的办公模式，可以让办公人员摆脱时间和空间的束缚。单位信息可以随时随地通畅地进行交互流动，工作将更加轻松有效，整体运作更加协调。利用手机的移动信息化软件，建立手机与电脑互联互通的企业软件应用系统，摆脱时间和场所局限，随时进行随身化的公司管理和沟通，有效提高管理效率，推动政府和企业效益增长，图 3-2 是 WPS 手机版多文档切换及汉字字数统计。

第二节　文档基本操作

一、创建和保存文档

创建文档有两种基本方式，一种是创建空白文档；另一种是由模板创建文档，根据用户的需要选择模板，文档的各种格式已经设置好了，用户只需要用自己的内容替换掉模板里原来的内容即可。文档建好后要保存起来，保存文档要选择保存的位置即文件夹，还要给文档取个恰当的名字。

二、实例操作——创建并保存文档

利用 Word 2016 模板创建一份简历——"小明的个人简历"，最后效果如下所示。并以"小明的个人简历"为文件名，保存到"我的资料"文件夹中（自己创建该文件夹）。

小明的个人简历

［键入您的地址］

［键入您的电话号码］　·　　［键入您的电子邮件］　·

目标职位

药房药剂师

工作经历

药店实习·2016. 3—2016. 7

祥光医药公司·成都市染靛街 105 号

药品销售，向顾客介绍药品的功效及药物禁忌等药品的服用常识。在收药时负责检查药品质量、登记，定期检查药品的有效期。熟练掌握从收药到药品销售的药店整个工作程序。

药剂科药剂师·2016. 9—2020. 7

金顶医院·眉山市佛光南路 258 号

药品的调配、审核、发药，耐心细致地为患者讲解药品的用法用量及注意事项。定期检查药品有效期。制定合理的药品采购计划。按时完成药品的盘点工作，并做出药品损益报表等，能够独立完成药剂科的各项工作。

1. 创建文档 操作步骤如下。

（1）步骤1 启动 Word 2016。单击"开始"→"所有程序"→"Microsoft Office"→"Microsoft Office Word 2016"命令，启动 Word 2016。

（2）步骤2 利用模板建立新文档。单击"文件"选项卡→"新建"，在新建对话框窗口中选择"药剂师简历"模板。

（3）步骤3 在打开的模板文档中输入相关内容。按照文档中的提示在相应区域输入相关内容就得到一份个人简历。

2. 保存文档 操作步骤如下。

（1）步骤1 先单击"文件"选项卡，然后单击"保存"，因为是第一次保存文档，会弹出"另存为"对话框，如图 3－3 所示。

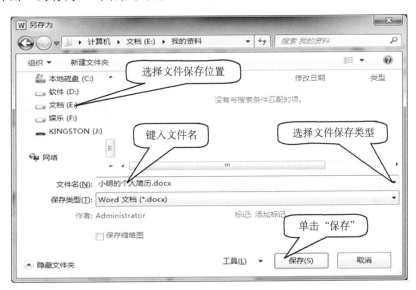

图 3－3 "另存为"对话框

（2）步骤2 在"导航窗格"或在"保存位置"下列拉表中选择文档的保存位置："我的资料文"件夹；在"保存类型"下拉列表框中选择文档的保存类型：Word 文档（＊.docx）；最后在"文件名"文本框中输入文档的文件名称"小明的个人简历"。

（3）步骤3 单击"保存"按钮即可对该文档进行保存。如果不是第一次保存文档，选择"保存"命令将直接保存文档，不会弹出"另存为"对话框。

3. Word 自动保存功能 为避免因断电、死机等突发情况造成文档编辑内容丢失，Word 2016 提供了自动保存功能。操作方法如下。

请你想一想

1. Word 2016 在学习生活中能帮助用户做些什么？

2. Word 2016 能保存的文档格式有哪些？

（1）单击"文件"选项卡。

（2）然后在"文件"面板中单击"选项"按钮。

（3）在弹出"Word 选项"对话框，选择"保存"选项卡，如图 3 - 4 所示。

（4）选中"保存自动恢复信息时间间隔"复选框，并设置自动保存时间间隔，默认为 10 分钟。

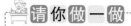

请你做一做

请你试着制作一份请假条。由于感冒身体不适，不能上晚自习，写请假条向老师请假。

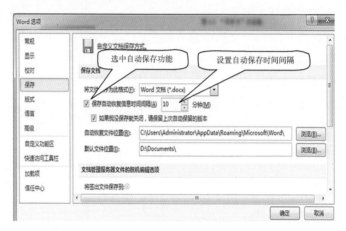

图 3 - 4　"自定义文档保存方式"对话框

4. 文档的保护　有些文档内容需要保密，不能让别人阅读，这就需要为文档设置密码进行保护。具体操作方法如下。

（1）打开 Word 2016，点击 Word 2016 功能区左上侧的"文件"选项卡。在"文件"选项卡面板中单击"另存为"，会弹出"另存为"对话框。

（2）在弹出的"另存为"对话框左下侧，点击"工具"，再点击"常规选项"，弹出"常规选项"对话框，如图 3 - 5 所示。

（3）在"常规选项"对话框的"打开文件时的密码"栏中输入密码。然后单击"确定"，会弹出"确认密码"对话框，要求用户再次输入密码，以便"确认"，如图 3 - 6 所示。

（4）至此文档保护全部设置完毕，打开该文档时会弹出"打开文件时的密码"对话框，要求输入密码。

如果设置的是"修改文件时的密码"允许用户打开文档，但若用户对文档进行修改，就需要修改密码。

三、选定文本

在文档编辑时常常需要复制、移动某些文本，或者对字符进行格式设置。要完成这些操作，必须首先选取相关的操作对象文本，选取文本的常用方法见表 3 - 2。

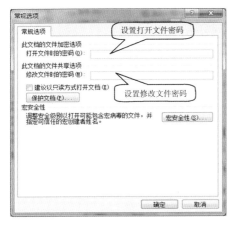

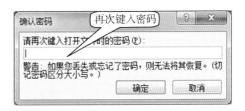

图 3-5　"常规选项"对话框　　　　　图 3-6　"输入密码"对话框

选定栏：文本区左侧的空白区域，称之为选定栏，当鼠标移至该区域后，鼠标指针会变成箭头指向右上方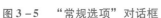，利用这个选定栏可以给选定操作带来许多方便。

表 3-2　文本的选取操作

选取对象	操作方式
英文单词、汉字或词组	双击该单词或词组
一个句子	按住 Ctrl 键，然后单击该句中的任何位置
一行文本	在该行的左侧的选定栏单击鼠标
连续多行文本	在需选定行左侧的选定栏中按着鼠标左键拖动鼠标
一个段落	在该段落左侧的选定栏双击鼠标，或在该段落中的任意位置三击鼠标
多个段落	在需选定段落左侧的选定栏中按着鼠标左键拖动鼠标
行数较多的长文本	单击要选定内容的起始点，然后按住 Shift 键单击结束点
任意数量的文本	鼠标从开始点拖动至结束点
整篇文档	在该文档左侧的选定栏任意位置三击鼠标
列方式选定文本	按住 Alt 键，拖动鼠标选取文本列

四、编辑文本

选定所需编辑的文本后，就可以对其进行相关编辑操作了，包括移动、复制、删除等，各类操作方法详见表 3-3。

表 3-3　文本的常用操作

操作类别	常用操作方法
移动文本	方法一：选中需移动的文本，直接用鼠标拖到指定的位置 方法二：选中需移动的文本，然后"剪切"（可用鼠标操作"剪切"，也可用快捷键 Ctrl + X "剪切"），在目标位置"粘贴"（可用鼠标操作"粘贴"，也可快捷键 Ctrl + V "粘贴"）

续表

操作类别	常用操作方法
复制文本	方法一：选中需复制的文本，按住 Ctrl 键的同时用鼠标拖动文本到目标位置 方法二：选中需复制的文本，然后"复制"（可用鼠标操作"复制"，也可用快捷键 Ctrl + C "复制"），复制到"剪贴板"中，再将光标定位到目标位置，"粘贴"即可（可用鼠标操作"粘贴"也可用快捷键 Ctrl + V"粘贴"）
删除文本	方法一：删除单一字符，按 Backspace 键删除光标前一字符，按 Dlete 键删除光标后一字符 方法二：删除多个字符，先选定要删除字符，按 Backspace 键或 Delete 键
插入文本	把光标定位在插入文本位置，直接输入文本即可；如果当前编辑状态是"插入"状态，那么插入文本时，光标后面的文字会随着插入的文本往后移；如果是"改写"状态，那么插入的文本会把光标后面的文字覆盖掉；可用鼠标单击 Word 窗口状态栏的"插入"或"改写"按钮在"插入"和"改写"状态之间切换，也通过键盘上的 Insert 键在"插入"和"改写"状态之间切换
查找文本	把将光标定位在开始查找位置，单击"开始"→"编辑"功能组→"查找"→"高级查找"命令，弹出"查找和替换"对话框。默认打开"查找"选项卡，在"查找内容"下拉列表文本框中输入要查找的内容，单击"查找下一处"按钮，即可从光标位置开始查找符合要求的文本内容，并将查找到的第一处文本以蓝底突出显示
替换文本	跟查找文本类似，不同的是使用替换功能时，在查找到符合要求的文本内容后会用新的文本对其进行替换
撤销、恢复和重复	如果在文本编辑时进行了错误操作，可以使用快速访问工具栏中的"撤销"按钮 ↶（或按快捷键 Ctrl + Z）撤消错误操作；如果要将撤销的操作恢复，可能使用快速访问工具栏中的"恢复"按钮 ↷（或按快捷键 Ctrl + Y）来恢复；如果要重复刚才操作，则可以使用快速访问工具栏中的"重复"按钮重复刚才操作

　　"查找"功能可以帮助用户在一篇冗长的文档中快速地找到自己想要查看的信息。通过"搜索"下拉列表框可以指定是从光标位置向上、向下或整个文档全部替换，如图 3 - 7 所示。

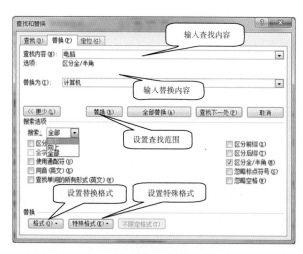

图 3 - 7　"查找和替换"对话框

　　除了查找和替换文本内容外，还可利用对话框中"格式"按钮为查找或替换的文本指定格式；利用"特殊格式"按钮可以查找替换段落标记、分页符等特殊格式。

　　使用"查找和替换"对话框不仅可以实现文本的快速替换，还可以实现文本的快速删除，在"替换为"输入框中不输入任何字符，就可以实现删除在查找内容框中输入的文本，甚至是删除一些特殊字符。

你知道吗

Word 2016 中使用"撤销"和"重复"功能

在 Word 2016 中编辑文档时，如果所做操作不合适，想返回到原来的状态，则可以通过"撤销"功能来实现。"撤销"功能可以保留最近执行的操作记录，用户可以按照从后到前的顺序撤销若干步骤，但不能有选择地撤销不连续的操作。用户可以用 Ctrl + Z 组合键执行撤销操作，也可以单击"快速访问工具栏"中的"撤销"按钮↺。

"重复"按钮和"恢复"按钮位于 Word 2016 文档窗口"快速访问工具栏"的相同位置。当用户进行编辑而未进行"撤销"操作时，则显示"重复"按钮，即一个向上指向的弧形箭头↻。当执行过一次"撤销"操作后，则显示"恢复"按钮↻，即一个向下指向的弧形箭头。"重复"和"恢复"按钮的快捷键都是 Ctrl + Y 组合键，用户可以单击 Word 2016 文档窗口"快速访问工具栏"中的"重复"按钮，也可以按下 Ctrl + Y 组合键执行重复操作，如图 3 - 8 所示。

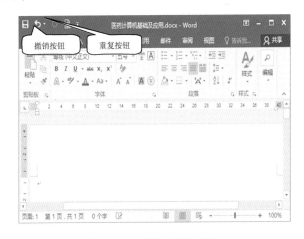

图 3 - 8　撤消与重复按钮

请你做一做

插入日期和时间

Microsoft Word 2016 中有多种方法可以快速插入当前日期或时间，而且插入的日期或时间还能实现每天打开文档时自动更新。

方法一：使用"插入"选项卡中的"日期和时间"功能插入当前系统日期。在"插入"选项卡的"文本"选项组中单击"日期和时间"按钮，打开"日期和时间"对话框，在"可用格式"列表框中选择用户想要的格式，如图 3 - 9 所示。如果用户希望每次打开 Word 时都自动更新时间，可同时选中"自动更新"复选框。日期格式设置完成以后，单击"确定"按钮，此时当前系统日期已经插入到文档中。

请你做一做

方法二：使用快捷键插入可更新的日期信息。将光标定位至待插入日期的位置，然后按 Alt + Shift + D 组合键，此时当前系统日期即可插入到指定位置。该日期还可以动态更新，选中插入的日期，然后按 F9 键即可完成更新操作。如果用户希望将时间信息插入到文档中，则可以直接按 Alt + Shift + T 组合键，此时文档中就会显示当前的系统时间。

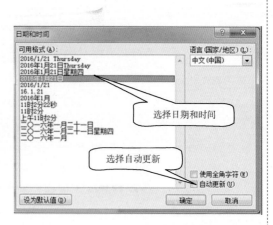

图 3-9　插入日期和时间对话框

实训五　编辑毕业自荐书

该实训操作是对文档中的文本进行编辑，进一步练习文本选定、查找和替换及日期插入的基本方法，操作步骤如下。

（1）步骤 1　打开素材文档。启动 Word 2016，打开本书素材"自荐书素材文档.docx"，也可要求学生自己录入内容。

（2）步骤 2　查找和替换。单击"开始"→"编辑"组的"替换"命令，弹出"查找和替换"对话框，将文档中的所有的"你"替换成"您"，操作如图 3-10 所示。

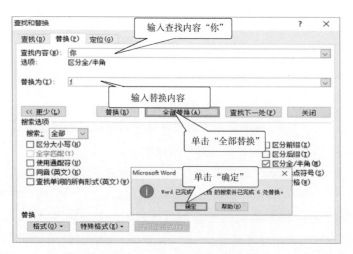

图 3-10　查找和替换操作示意图

（3）步骤3 将文档中相应的＊号处改成自己的内容。

（4）步骤4 在文档最后署名下方插入日期。你完成后其效果如下所示。

自荐书

尊敬的领导：

您好！

感谢您在百忙之中审阅我的自荐书，这对一个即将迈出校门的学子而言，将是一份莫大的鼓励。相信您在给予我一个机会的同时，您也多一份选择！即将走向社会的我怀着一颗热挚地向您推荐自己！

我叫＊＊＊，是＊＊中职学校药学专业的一位即将毕业的学生。我乐观自信上进心强；爱好广泛，为人和善，能够很好地处理人际关系，并且有很强的责任心和使命感。三年的学习深造使我树立了正确的人生观、价值观和不屈不挠的性格。在校期间，我也特别注重在认真学习好专业课的同时，努力培养素质和提高能力，充分利用课余时间，拓展知识视野，完善知识结构。在竞争日益激烈的今天，我坚信只有多层次，全方位发展，并熟练掌握专业知识的人才，才符合社会发展的需要和用人单位的需求。

我在＊＊医院实习期间，跟随各个科室老师认真学习，将课本知识与实践相结合。现在我对中西药房、制剂室、药检室等科室的工作都有了一定经验，并在实践中学到了不少知识。

尊敬的领导，尽管在众多应聘者中，我不一定是最优秀的，但我拥有不懈奋斗的意志，愈战愈强的精神和踏实肯干的作风。如果您把信任和希望给我，让我施展潜能，我一定会尽心尽责，尽我所能，让贵单位满意！最后，祝贵单位宏图事业蒸蒸日上！

此致

敬礼！

自荐人：＊＊＊
×年×月×日

第三节　设置文档格式

文档进行格式设置后不仅可以使文档看起来更加规整，给人美的享受，更重要的是能使文档阅读更加轻松，能更好地理解其内容。文档格式设置包括字符格式设置、段落格式设置、项目符号设置、编号设置、边框和底纹设置等。

一、字符格式

每个字符都可以通过设置它的字体、字形、字号、颜色和效果来确定它的显示形式，详见表3-4。

表 3 – 4 字符格式

名称	含义
字体	字体是指文字的外在形式特征。分中文字体和西文字体，常用中文字体是宋体、黑体、仿宋、楷体、隶书等，常用西文字体有 Times New Roman 等
字形	字形是指文字的倾斜、加粗、加粗倾斜等外形
字号	字号是指文字的大小。分为中文数字字号和阿拉伯数字（磅值）字号，都是用于设置字符的大小。中文字号数字越大，字符则越小，如"一号"表示较大，"八号"表示较小；阿拉伯数字字号越大，字符则越大，字符最大可达到 1638 磅，最小为 1 磅
颜色	颜色是指字符颜色
效果	效果指给字符加下划线、着重号、删除线、上标、下标、底纹、字符边框等

字符格式设置有以下三种方法。

1. 使用功能区的"字体"组设置　通过"开始"选项卡的"字体"组进行相应设置，如图 3 – 11 所示。

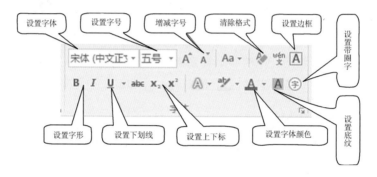

图 3 – 11　"字体"组

2. 使用"字体"对话框设置　单击"字体"组右下角的"字体对话框"启动按钮会弹出"字体对话框"，然后进行设置，如图 3 – 12 所示。

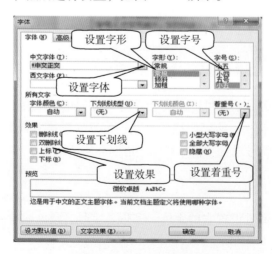

图 3 – 12　字体对话框

3. **使用"浮动工具栏"设置** 当 Word 2016 文档中的字符处于选中状态，将鼠标指针移到被选中字符的右侧位置，将会出现一个半透明状态的"浮动工具栏"。该工具栏中包含了设置常用格式的命令，如设置字体、字号、颜色、段落居中、缩进等命令。将鼠标指针移动到浮动工具栏上这些命令会完全显示，可以方便地设置格式，如图 3 – 13 所示。

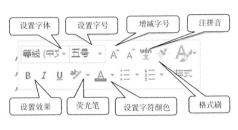

图 3 – 13　"浮动工具栏"

4. **字符间距设置** 单击"字体"对话框启动器按钮，会弹出"字体"对话框，再单击"高级"选择卡，就可以设置字符缩放、间距和位置，如图 3 – 14 所示。

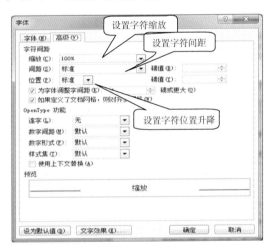

图 3 – 14　字符间距设置对话框

（1）缩放　指按字符当前尺寸的百分比横向扩展或压缩，缩放范围从 1%～600%。

（2）间距　有标准、加宽、紧缩三种类型，也可在磅值文本框中输入间距的磅值，加宽的范围在 0～1584 磅。

（3）位置　指相对标准位置提升或降低所选字符，有标准、提升、降低三种类型，也可在磅值文本框中输入位置的磅值，其范围为 0～1584 磅。

二、段落格式

段落格式包括段落对齐方式、行间距、段落间距和段落缩进等，如表 3 – 5 所示。段落格式设置有多种方法。

表 3 – 5　段落格式

名称	含义
段落对齐	是指段落内容在文档的左右边界之间的横向排列方式。Word 共有 5 种对齐方式：左对齐、右对齐、居中对齐、两端对齐和分散对齐
行间距	是指从上一行字符的底部到下一行字符顶部的空白距离。Word 可以设置单倍行距、1.5 倍行距、多倍行距等，也可以选择"固定值"设置行间距离的磅值
段落间距	是指段落与段落之间的空白距离。每一段落可以设置段前距和段后距。单位可以是行、磅，还可以是厘米
段落缩进	是指是指整个段向内收缩。段落可设置首行缩进、悬挂缩进、左缩进和右缩进。单位可以是磅，也可以是厘米

1. 利用功能区的"段落"组设置段落格式　可通过"开始"选项卡的"段落"组进行相应设置，如图 3 – 15 所示。

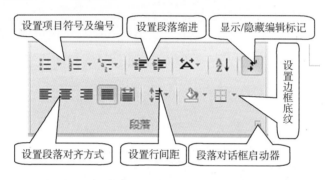

图 3 – 15　"段落"组

2. 利用"段落"对话框设置段落格式　单击"段落"对话框启动器按钮可以打开"段落"对话框，在对话框中可以完成段落格式设置，如图 3 – 16 所示。

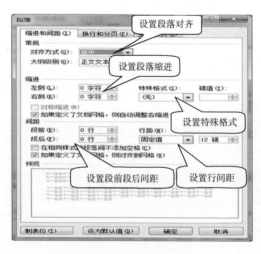

图 3 – 16　"段落"对话框

另外，还可以利用浮动工具栏设置段落格式。

三、边框和底纹

边框是指文字或段落的外围框线，边框分为文字边框、段落边框和页边框三类。

底纹是指给文字或段落添加颜色、花纹或者图案的背景，底纹为分文字底纹和段落底纹。

添加边框和底纹是为了使文档变得更美观、生动。边框底纹设置，在段落功能组。先单击段落组边框按键右边的向下的箭头，弹出下拉列表框，如图 3 - 17 所示。再单击"边框和底纹"，弹出"边框和底纹"对话框，如图 3 - 18 所示。图 3 - 19 是底纹设置对话框。

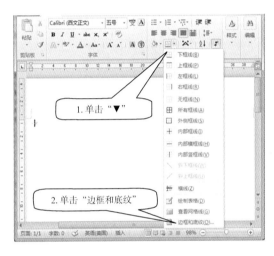

图 3 - 17　设置边框和底纹下拉列表框

字体功能组有设置固定样式的文字边框底纹按钮。段落功能组也还有设置文字底纹的功能按钮。

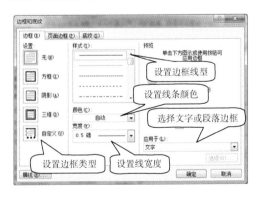

图 3 - 18　"边框和底纹"对话框

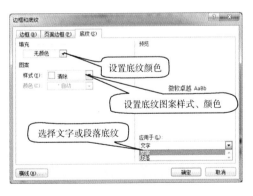

图 3 - 19　底纹设置对话框

四、项目符号和编号

项目符号和编号是放在段落开头的符号或编号。合理使用项目符号和编号，可使文档层次结构清晰、条理清楚、重点突出，提高文档编辑速度也方便阅读，因而深受用户欢迎。

设置项目符号或编号，先选中相应文本，然后单击"开始"→"段落"组中的"项目符号"或"编号"按钮，再在下拉列表中选择相要的符号或编号，这样就给选中的文本添加了项目符号或编号。

如果想更改项目的起始编号值，将光标定位在需要更改编号所在段落，单击鼠标右键，在弹出的快捷菜单中选择"设置编号值"，在弹出的对话框中输入起始值。

如果用户想不受"自动更正"干扰，可以进行如下操作："文件"→"选项"→"校对"→"自动更正选项"按钮（图3-20）→取消"自动编号列表"（去掉前面的√)，如图3-21所示。如果用户在"编号"时误操作，导致"编号"混乱，可以使用"Ctrl+Z"撤消上一步操作。

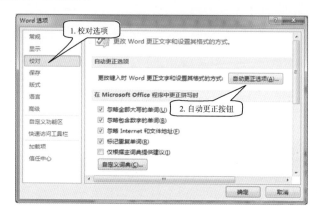

图3-20　自动编号设置

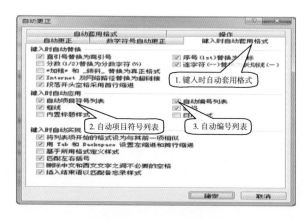

图3-21　取消自动编号

五、实例操作——设置"如何判断药物有效期和失效期"格式

本实例操作主要是对文本进行查找与替换、设置字符格式、段落格式以及边框和

底纹等操作，初步熟悉文档的格式化。操作步骤如下。

（1）步骤1　打开素材文档。启动 Word 2016，打开本书素材第3章中的"如何判断药物有效期和失效期.docx"。

（2）步骤2　查找文档中的"日"，替换这"日"。，

（3）步骤3　设置标题格式。将第一行文章标题"如何判断药物有效期和失效期"设置为：黑体、四号、深蓝色、加粗、居中、段前段后间距1行。

（4）步骤4　正文设置为：宋体、五号、黑色、行距为1.25多倍行距、段后间距10磅、首行缩进2个字符。

（5）步骤5　正文第一段中的"有效期""失效期"，加粗、加着重号。

（6）步骤6　正文第二段中的第一句加绿色文字边框，线宽0.75磅，其中的"有效期"红色、加粗、加着重号；第二句加红色文字边框，线宽0.75磅，其中的"失效期"红色、加粗、加着重号。

（7）步骤7　正文第三、四段悬挂缩进2个字符、加自动编号"一、二、"。

（8）步骤8　正文第三段中的第一句的"一、国产药品"设置为红色、隶书、小四号；这一句的其余部分加波浪下划线。第二句的"有效期"加粗、浅绿色底纹，其后部分加下划线。第三句的"失效期"加粗、浅绿色底纹，其后面部分加下划线。表示日期的阿拉伯数字字体设置为 Times New Roman。

（9）步骤9　最后一段的"二、进口药品"设置为红色、隶书、小四号；英文及阿拉伯数字字体设置为 Times New Roman。这一段中的"usebefore、Validity、Exp. date、expiry date"加粗、浅绿色底纹。

文档格式化后效果示意如下所示。

如何判断药物有效期和失效期

正确判断药品的**有效期**、**失效期**对于合理、安全、有效、正确使用药品具有重要意义，对一般的消费者来说，　这样才能保证购买药品的质量。

药品的有效期是指在一定的贮存条件下，能够保持质量的期限。失效期则是指药品在规定的贮存条件下，其质量达不到期国家认可的质量标准和要求，不能继续使用的日期。下面让我们来看看药品的有效期是怎么表达的。

一、国产药品按年-月-日顺序，一般表达可用有效期至 XX 年 XX 月，或用数字，是指该药可用至有效期最末的月底。如标有"**有效期**至2021年7月"，　该药可用到2014年7月31日。如标有"**失效期**：2022年10月"的药，该药只能使用到2022年9月30日。

二、进口药品的有效期。进口药品常以 **expiry date**（截止日期）表示失效期，或以 **use before**（在……之前使用）表示有效期。如某药品标明 **Exp.date** June2020，则表示失效期是2020年6月，如果某药品标明 **Validity** June2020，则表示有效期是2020年6月，该药品可使用至2020年6月30日。美国药品多按月-日-年顺序排列：9/10/202022，即2022年9月10日；欧洲国家药品多按日-月-年顺序排列：10/9/2022，即2022年9月10日。

你知道吗

格式刷

格式刷是方便、高效复制格式的工具。人们常常需要将多个不连续文本设置为相同格式，用"格式刷"就能将设置好的格式"刷"到需要设置相同格式的其他文本上。先选中需要设置格式的一部分文本，设置好格式，然后双击"开始"选项卡"剪贴板"组的"格式刷"按钮 格式刷 ，这时光标箭头上会有格式刷标记，这时拖动鼠标刷过的文本就能得到先前选中文本的格式。"刷"完后再单击"格式刷"按钮，就能取消格式刷功能。如果选取格式时只单击"格式刷"按钮，则格式刷只能刷一次。

六、首字下沉和分栏

1. 首字下沉　就是光标所在段落的首字（即第一个字）字体变大，并且向下沉降一定的距离，段落的其他部分保持原样。

首字下沉主要是用来对字数较多的文章用来标示章节所用的，是一种西文的使用习惯。西方文学尤其是西方小说，不像中国，章节与章节之间使用"回目"来总结每一章的内容，并且对章节进行划分。西方文学里面章节的名称往往比较简约，甚至只有一个简单的词汇，不足以起到划分章节的作用，因此一些作家在开始新章节的时候，把新章节第一段第一个字的第一个字母用花体写到一般字母的 4 倍大小，用来标示章节。首字下沉设置在"插入"选项卡的"文本"组，设置对话框如图 3－22 所示。

2. 分栏　就是将文档中的文本分成两栏或多栏，是文档编辑中的一个基本方法，目的是便于读者的阅读。设置分栏的方法如下。

第 1 步，打开 Word 2016 文档窗口，切换到"页面布局"功能区。

第 2 步，在 Word 2016 文档中选中需要设置分栏的内容，如果不选中特定文本则为整篇文档或当前节设置分栏。在"页面设置"分组中单击"分栏"按钮，并在打开的分栏列表中选择合适的分栏类型。其中"偏左"或"偏右"分栏是指将文档分成两栏，且左边或右边栏相对较窄。当然，也可在分栏列表中选"更多分栏（C）…"，弹出"分栏"设置对话框，然后再进行分栏设置，如图 3－23 所示。

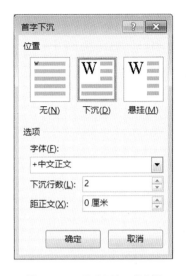

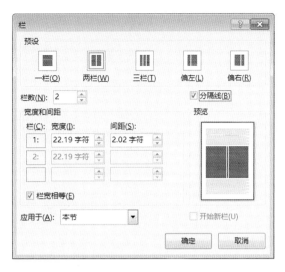

图 3 – 22　首字下沉对话框　　　　图 3 – 23　分栏设置对话框

实训六　美化文档：梨膏糖的传说 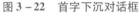 微课1

本实训是文档字符格式设置和段落格式设置的巩固操作练习，文档内容是短文《梨膏糖的传说》。操作步骤如下。

（1）步骤1　启动 Word 2016，打开素材"梨膏糖的传说.docx"。

（2）步骤2　将第一行文章标题"梨膏糖的传说"设置为：华文琥珀、小二号、红色、字符间距加宽2.8磅、居中、段前段后间距0.5行。

（3）步骤3　正文设置为：宋体、五号、黑色、行距固定值20磅、段后间距10磅、首行缩进2个字符。

（4）步骤4　将第一段表示时间的"唐朝初期"加粗、加上波浪下划线；人名"魏征"加文字边框；表示病症的"终日咳嗽不止，特别是到了夜间，咳嗽更加厉害"加上"水绿色，强调文字颜色5，淡色60%"的底纹。

将第二段的"唐太宗"用黄色荧光笔突出显示，将人物"李世民、御医、魏母"加粗加框，将御医开处方"杏仁、半夏、川贝、陈皮等"加红色边框、浅绿色底纹。将梨膏糖熬制方法"梨汁和药汁混匀，再加入糖熬成膏"以及梨膏糖的口味"甘醇"加上浅绿色底纹。

将第三段分两栏、加分隔线；并将剂型名称"煎膏剂、膏滋"以及"四大传统剂型之一"加粗、加着重符号。

文档按要求完成后效果如下所示。

梨膏糖的传说

唐 朝初期有一个著名的宰相叫**魏征**，他母亲得了晚年气喘病而**终日咳嗽不止**，特别是到了夜间，咳嗽更加厉害，他四处求医，但无甚效果，这让魏征心里十分不安。

这件事不知怎么让唐太宗**李世民**知道了，即派御医前往诊病，**御医**通过望、问、闻、切后处方**杏仁、半夏、川贝、陈皮等**止咳平喘药煎服，而**魏母**的性情有点古怪，她只喝了一小口药汁，就连声说药味太苦，难以咽下，任你怎么劝她都不喝，不吃药是治不好病的，更何况魏母年迈体弱，魏征是一个十分孝顺的人，他想到母亲平日爱吃梨，就让人将梨磨成汁，把御医开的药物煎成汤，**梨汁和药汁混匀**，再加入糖熬成膏与母亲服用，通过这一处理后药味极**甘醇**，魏母乐于服用，不久病就痊愈了。

此后该剂型就逐渐在民间流传开来，此剂型在中药制剂技术中称作 | **煎膏剂**，俗称"**膏滋**"，是中药制剂中的四大传统剂型之一。

第四节　制作表格

在工作和日常生活中，表格是一种常用的用图形结合文字表达信息的形式，这种形式既严谨又简洁明了，如课程表、工资表、成绩单以及各种报表。Word 2016 提供了强大的表格处理功能，不仅可以快速创建表格，还可以对表格进行编辑、美化、计算和排序。

一、创建表格

1. 表格的基础知识　表格最基本的单位是单元格，即行和列交叉的部分，每个单元格都有固定的地址，如第 3 列的第 2 行的单元格的地址为 C2。表格中的各个组成部分如表 3 – 6 所示。

表 3 – 6　表格的基本组成部分

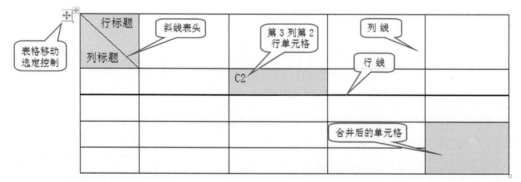

2. 表格的创建

（1）方法 1　单击"插入"→"表格"→"插入表格"（图 3 – 24），输入行数、列数，如图 3 – 25 所示；或者，单击"插入"→"表格"，拖动鼠标到需要的 5 列 3 行

（图 3 - 26）后放开也会插入如表 3 - 7 所示的表格。

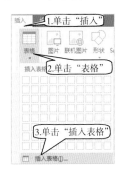

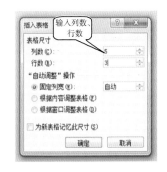

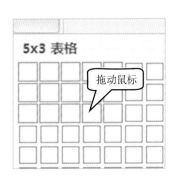

图 3 - 24　插入表格　　图 3 - 25　录入表格行数、列数　　图 3 - 26　鼠标拖出 5 列 3 行

表 3 - 7　插入的 5 列 3 行基础表

（2）方法 2　单击"开始"→点开按钮 →单击"绘制表格"，如图 3 - 27 所示；或者单击"插入"→"表格"→"绘制表格"（图 3 - 28）后，鼠标指针将变成一支"笔"，拖动"笔"制作一个如表 3 - 8 所示的表格。

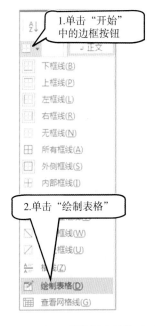

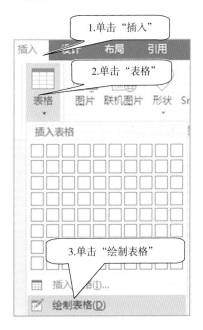

图 3 - 27　打开"绘制表格"方法 1　　　　图 3 - 28　打开"绘制表格"方法 2

表 3 - 8　用绘制表格工具制作的表格

（3）方法3　制作表格也可以事先录入表格内的文字，并通过设置统一的制表符（英文逗号、空格等）将各行各列文本分隔开。然后选定文本内容，单击"插入"→"表格"→"文本转换成表格"命令即可将文本转换为表格，例如，可将以下文本转换成如表3-9所示的表格。

姓名，入学成绩

张三，450

李四，390

表3-9　文本转换成的表格

姓名	入学成绩
张三	450
李四	390

二、编辑表格

插入一个空白表后，接下来就要对表格进行各种编辑。具体相关操作见表3-10、表3-11、表3-12、表3-13。

表3-10　选定单元格、行、列、表格

选择对象	操作步骤
选定一个单元格	方法1：将鼠标指针移到要选定的单元格左侧，指针变为形状■时单击即可； 方法2：将鼠标指针移到要选中的单元格中，单击"表格工具"中的"布局"→"选择"→"选择单元格"
选定多个连续的单元格	方法1：将鼠标插入指针到要选的第一个单元格之中向水平和垂直方向拖动鼠标到终止单元格后松开鼠标即可； 方法2：先选定起始位置的单元格，然后按住SHIFT键不放再单击终止位置的单元格
选定一行	方法1：将鼠标指针移到要选中行的左侧的空白处，鼠标指针变为■时单击即可； 方法2：将光标定位到要选定的行中，单击"表格工具"中的"布局"→"选择"→"选择行"
选定连续多行	方法1：将鼠标指针移到要选定的开头一行的左侧空白处，当鼠标指针变为■时向垂直方向拖动鼠标到终止行后松开； 方法2：移插入光标到第一个单元格之中，然后向右向下拖动鼠标； 方法3：先选定起始位置的行，然后按住SHIFT键不放再选定终止位置的行
选定一列	方法1：将鼠标指针移动要选定列的上方空白处，当鼠标指针变为■形状时单击即可； 方法2：将光标定位到该列之中，单击"表格工具"中的"布局"→"选择"→"选择列"
选择连续多列	方法1：将鼠标指针移到要选择的起始列的上方空白处，当鼠标指针变为■形状时向水平方向拖动鼠标到终止列后松开； 方法2：先选定起始位置的列，然后按住SHIFT键不放再选定终止位置的列
选定多个不连续的单元格、行、列	先选定一个或多个连续的单元格、行或列，然后按住Ctrl键不放，再选定其它的单元格、行或列
选定整个表格	方法1：将鼠标指针移到表格左上角处，当鼠标指针变为形状⊞时单击即可； 方法2：将光标定位到表格之中，单击"表格工具"中的"布局"→"选择"→"选择表格"

表 3 – 11　调整列宽

方法	步骤
使用标尺	选定需要调整宽度的列，这时在水平标尺上会出现表格的列标记 ▓ ，当鼠标指针指向列标记时会变成水平方向的双向箭头，并显示"移动标尺列"，此时按下鼠标左键并横向拖动就能改变列宽，如图 3 – 29 所示
使用"表格工具"	单击"表格工具"中的"布局"→"宽度"可精确调整列宽，如图 3 – 30 所示
使用"表格属性"菜单	选定需要调整宽度的列，单击鼠标右键弹出快捷菜单，选择其中的"表格属性"→"列"，如图 3 – 31 所示，在该对话框中录入精确的列宽
直接移动列线	将光标移到列线上，当指针变为左右指向的分裂箭头时按下鼠标左键并出现一条垂直的虚线时再横向拖动鼠标到需要的位置后松开就能改变列宽

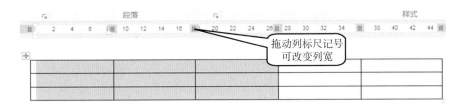

图 3 – 29　拖动列标记调整列宽

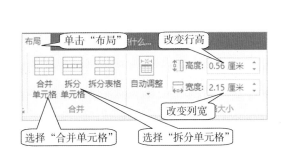

图 3 – 30　通过"布局"调整行高、列宽，
合并及拆分单元格

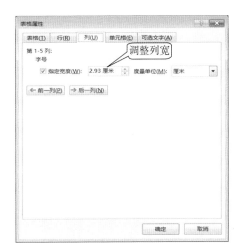

图 3 – 31　通过"表格属性"
调整行高、列宽

表 3 – 12　调整行高

方法	步骤
使用标尺	将光标移到表格之中，这时在垂直标尺上会出现"调整表格行"记号，鼠标指向该记号指针会变为垂直方向的双向箭头，此时按下鼠标左键并纵向拖动就能改变行高，如图 3 – 32 所示
使用"表格工具"	单击"表格工具"中的"布局"中的"高度"可精确调整行高的尺寸，如图 3 – 31 所示

续表

方法	步骤
使用"表格属性"菜单	选定需要调整高度的行，单击鼠标右键弹出快捷菜单，选择其中的"表格属性"→"行"，选择"指定行高"，输入行高的精确值（厘米）即可改变行高
直接移动行线	将光标移到行线上，当指针变为垂直方向的分裂箭头时按下鼠标左键并出现一条水平的虚线时再向垂直方向拖动鼠标，当虚线移到到需要的位置后松开就能改变行高
使用"开始"中的"行和段落间距"	选定需要调整高度的行，单击"开始"中的"行和段落间距"按钮 ≣▾

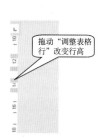

拖动"调整表格行"改变行高

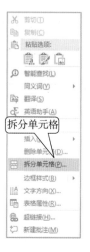

拆分单元格

图 3-32 使用标尺调整行高　　　　图 3-33 使用快捷菜单拆分单元格

表 3-13 选定表格对象的合并、拆分、和删除

操作	步骤
将若干连续的单元格合并成一个单元格	选定需要合并的单元格 方法1：单击"表格工具"中的"布局"→"合并单元格"如图 3-30 所示； 方法2：单击鼠标右键，在弹出的快捷菜单中选择"合并单元格"； 方法3：单击"表格工具"中的"布局"→"橡皮擦"后，用"橡皮擦"去擦除（拖动鼠标）不需要的线段
将 N 个连续的单元格拆分成 M 个连续的单元格（N、M≥1）	选定要拆分的单元格 方法1：单击"表格工具"中的"布局"→"拆分单元格"如图 3-30 所示； 方法2：单击鼠标右键，在弹出的快捷菜单中选择"拆分单元格"如图 3-33 所示； 方法3：单击"表格工具"中的"布局"→"绘制表格"后用"笔"去画上（拖动鼠标）需要添加的线段
删除行	选定需要删除的行 方法1：单击"表格工具"中的"布局"→"删除"→"删除行"如图 3-34 所示； 方法2：单击鼠标右键，在弹出的快捷菜单中单击"删除行"； 方法3：单击"退格"键
删除列	选定需要删除的列 方法1：单击"表格工具"中的"布局"→"删除"→"删除列"如图 3-34 所示； 方法2：单击鼠标右键，在弹出的快捷菜单中单击"删除列"； 方法3：单击"退格"键

续表

操作	步骤
删除单元格	选定需要删除的单元格 方法1：单击"表格工具"中的"布局"→"删除"→"删除单元格"如图3-34所示； 方法2：单击鼠标右键，在弹出的快捷菜单中单击"删除单元格"； 方法3：单击"退格"键
删除表格	选定表格 方法1：单击"表格工具"中的"布局"→"删除"→"删除表格"如图3-34所示； 方法2：单击鼠标右键，在弹出的快捷菜单中单击"删除表格"； 方法3：单击"退格"键

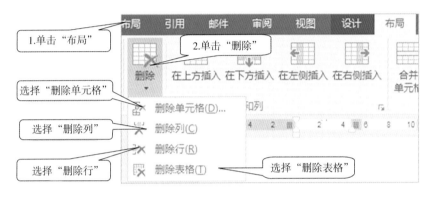

图3-34 删除行、列、表格、单元格

例如，将表3-14中不同颜色所指示的单元格进行合并、拆分后得到表3-15所示的表格。

表3-14 合并、拆分之前的表格

将2列2行拆分成5列2行

将4个单元格合并成一个

将3个单元格合并成一个

表3-15 合并、拆分之后的表格

三、实例操作——制作个人简历表

本实例操作为表格的创建以及表格的基本编辑，具体任务是制作一张个人简历表，要求完成效果如表3-16所示。

表 3–16　个人简历表

个人简历

基本信息	姓名	小王	年龄	20		政治面貌	团员	照片
	性别	女	籍贯	四川乐山		民族	汉族	
	联系方式	地址	四川省乐山市沙湾区			邮编	614900	
		手机	12345678909	E–mail		xw@ xw. com		
	学历	中职	专业	中药		毕业学校	XX 省食品药品学校	
个人履历	时间			学习或工作经历				
	2015 年 9 月—2018 年 7 月			乐山市初级中学学习				
	2018 年 9 月—2021 年 1 月			XX 省食品药品学校学校				
	2021 年 1 月—2021 年 7 月			XX 医药公司实习				
专业特长	熟悉药事管理的法规、政策与营销的基本知识 具备使用各种基本仪器设备的能力 能正确对药品进行储存、保管、养护，正确处理变质药品							
所获奖项	校三好学生、优秀学生干部、校技能大赛一等奖、校运动会二等奖							
求职意向	药品营销、仓储管理、生产质量控制，食品药品检验							
个人爱好	武术、短跑、吉他							

操作步骤如下。

（1）步骤 1　插入基础表格：新建一个 Word 空白文档→通过前面所介绍的"表格创建"中的方法在文档中插入一个 8 列 12 行的基础表格，并录入部分文字，如表 3 – 17 所示。

表 3 – 17　新建一个 8 列 12 行基础表格以及需要合并的单元格的提示

个人简历							
基本信息	姓名		年龄		政治面貌		照片
	性别		籍贯		民族		
	联系方式	地址			邮编		
		手机		E-mail			
	学历		专业		毕业学校		
个人履历							
专业特长							
所获奖项							
求职意向							
个人爱好							

（2）步骤2　编辑表格

1）合并表3-17中带色彩的部分单元格　分别合并标题行、"基本信息"、"照片"、"联系方式"、"个人履历"、"四川省乐山市沙湾区"、"xw@xw.com"、"XX省食品药品学校"所占的单元格后得到如表3-18所示的表格。

表3-18　合并单元格之后的表格效果及下一步操作提示

2）拆分表3-18中带色彩的部分单元格　将"个人履历"的内容所占的2行7列拆分成2行2列→将"专业特长""所获奖项""求职意向""个人爱好"的内容所占的4行7列拆分成4行1列；选定手机号码所在单元格，向右拖右边线使其变宽；选定"专业"单元格，向左拖右边线使其变窄后得到如表3-19所示的表格。

表3-19　拆分部分单元格、改变宽度之后的效果

3）适当调整单元格的行高和列宽　选定第一列，单击"布局"中的"文字方向"将第一列文字方向设为竖排→录入余下的文字得到如表3-20所示的表格。

表 3-20 调整行高列宽录入余下文字后的效果

个人简历								
基本信息	姓名	小王	年龄	20		政治面貌	团员	
	性别	女	籍贯	四川乐山		民族	汉族	
	联系方式	地址	四川省乐山市沙湾区			邮编	614900	
		手机	12345678909		E-mail	xw@xw.com		
	学历	中职	专业	中药		毕业学校	XX省食品药品学校	
个人履历	时间			学习或工作经历				
	2017年9月—2020年7月 2020年9月—2023年1月 2023年1月—2023年7月			乐山市初级中学学习 XX省食品药品学校学习 XX医药公司实习				
专业特长	熟悉药事管理法规、政策与营销的基本知识 具备使用各种基本仪器设备的能力 能正确对药品进行储存、保管、养护，正确处理变质药品							
所获奖项	校三好学生、优秀学生干部、校技能大赛一等奖、校运动会二等奖							
求职意向	药品营销、仓储管理、生产质量控制，食品药品检验							
个人爱好	武术、短跑、吉他							

（3）步骤3 单元格数据的居中对齐：选定整个表格，单击"布局"→"水平居中"▣，如图3-35所示。

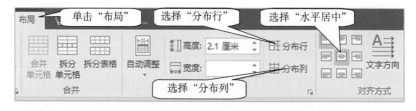

图 3-35 单元格"水平居中""分布行""分布列"

（4）步骤4 设置标题行格式

1）取消标题行的框线 选定标题行，单击"表格工具"中的"设计"→点开"边框"→选择"无框线"即可取消标题行所有框线，再点开"边框"→选择"下框线"即可补加一条下框线，如图3-36所示。

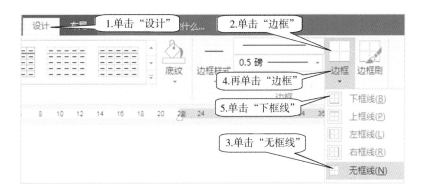

图 3-36　取消标题行的框线

2）设置标题样式　光标移到标题行；单击"开始"→"样式"中的"标题"，如图 3-37 所示。

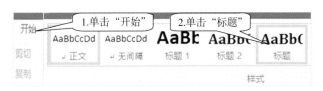

图 3-37　设置标题样式

（5）步骤 5　保存文档：把文档另存为"个人简历表.docx"。

通过以上 5 个步骤的操作即可完成表 3-16 所示的个人简历表的制作。

请你想一想

1. 表格多了一行或一列该怎样处理？

2. 如何在调整列宽时不影响相邻列的宽度？　选定单元格后再拖动列线与直接拖动列线的区别是什么？

3. 如果在制作个人简历表的过程中少了标题行和最后一行，该怎样处理？处理"联系方式"这两行是否还有其他的方法？

请你做一做

平均分布行、平均分布列

在对表格进行编辑的过程中难免会遇到要将行高不相等或者列宽不相等的行列变成等高或者等宽的行列，这时就要用到"分布行""分布列"命令，步骤是：选定需要变为等高或者等宽的行或列，单击"布局"→选择"分布行"或者"分布列"，步骤如图 3-35 所示。

同时，也可以通过"分布行"或者"分布列"来调整行高和列宽。方法很简单，只要拖宽一列，再选定这一列以及需要增宽的列，再单击"分布列"则选定的列会变为等宽的列；拖高一行，再选定这一行以及需要增高的行，再单击"分布行"则选定的行会变为等高的行。

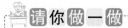请你做一做

绘制斜线表头

例如，要制作以下带斜线表头的表格可以用以下 2 种方法。

带斜线表头的表格

科目 姓名	生药学	分析化学
张三	85	78

方法1：将光标移到需要画斜线的单元格之中，单击"设计"→"边框"→选择"斜下框线"→单击"布局"中的"对齐方式"中的"靠上右对齐"→录入文字"科目"，再单击回车键（可根据具体情况确定单击回车键的次数）→单击"开始"中的"段落"中的"文本左对齐"→录入文字"姓名"。

方法2：通过单击"布局"→"绘制表格"得到"笔"之后，用它在相应的单元格中拖出一条斜线。

四、格式化表格

通过 Word 2016 用户除了可以创建表格、编辑表格之外，还可以通过 Word 2016 提供的"表格工具"对已经制作好的表格进行进一步的美化。将光标定位到表格之中，功能区中会自动出现"表格工具"中的"设计"选项卡，如图 3 – 38 所示。利用其中的"表格样式""边框"等功能组可对表格进行美化。

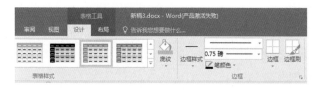

图 3 – 38 "表格工具"中的"设计"选项卡

五、实例操作——美化个人简历表 e 微课2

利用"表格工具"对前面所制作的"个人简历"表进行表格格式的设置，使其更富有层次感、更美观即达到美化的效果。格式包括：① 表格样式设为"网格表 5 深色－着色1"；② 姓名、性别、年龄、籍贯、政治面貌、民族、邮编、联系方式、地址、手机、E－mail、学历、专业、毕业学校、时间、学习或工作经历等单元格底纹设为"紫色，个性色 4，淡色 60%"；③ 以上单元格中的文字的字体颜色设为"深蓝，文字 2，深色 25%"；④ 表格外边框设为 2.25 磅、"深蓝，文字 2，淡色 40%"单线。效果如图 3 – 39 所示（教材因排版原因，对原图进行了等比例缩小，具体效果以实际操作为准）。

个人简历

基本信息	姓名	小王	年龄	20	政治面貌	团员	照片
	性别	女	籍贯	四川乐山	民族	汉族	
	联系方式	地址	四川省乐山市沙湾区		邮编	614900	
		手机	12345678909	E-mail	xiaowang@xiaowang.com		
	学历	中职	专业	中药	毕业学校	XX省食品药品学校	

个人履历	时间	学习或工作经历
	2017年9月—2020年7月	乐山市初级中学学习
	2020年9月—2023年1月	XX省食品药品学校学校
	2023年1月—2023年7月	XX医药公司实习

| 专业特长 | 熟悉药事管理的法规、政策与营销的基本知识
具备使用各种基本仪器设备的能力
能正确对药品进行储存、保管、养护，正确处理变质药品 |

| 所获奖项 | 校三好学生、优秀学生干部、校技能大赛一等奖、校运动会二等奖 |

| 求职意向 | 药品营销、仓储管理、生产质量控制，食品药品检验 |

| 个人爱好 | 武术、短跑、吉他 |

图3-39　设置格式后的个人简历表

操作步骤如下。

（1）步骤1　设置表格样式：光标移到表3-16所示的"个人简历表"之中，单击"设计"→在"表格样式"所列出的样式中选择"网格表5深色 – 着色1"，如图3-40所示。

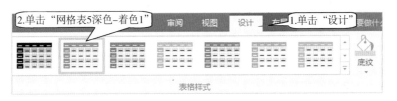

图3-40　设置表格样式

（2）步骤2　设置单元格底纹、字体颜色：选定"姓名、性别、年龄、籍贯、政治面貌、民族、邮编、联系方式、地址、手机、E – mail、学历、专业、毕业学校、时间、学习或工作经历"所在的单元格，单击"设计"→点开"底纹"选择"紫色，个性色4，淡色60%"如图3-41所示。单击"开始"→点开"字体颜色"→选择"深蓝，文字2，深色25%"如图3-42所示。

（3）步骤3　设置外边框：选定整个表格，单击"设计"→点开"笔画粗细"→选择"2.25磅"→点开"笔颜色"选择"深蓝，文字2，淡色40%"→点开"边框"→选择"外侧边框"如图3-43所示。

经过以上 3 个操作步骤之后就完成了对个人简历表的美化。

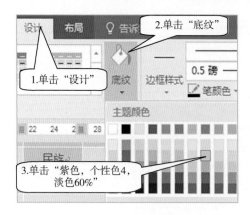

图 3－41　设置"姓名"等单元格的底纹

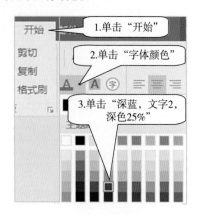

图 3－42　设置字体颜色

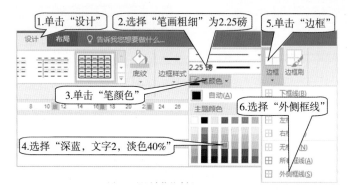

图 3－43　设置表格外边框

实训七　创建并编辑表格

1. 制作"学生上机成绩单"　在学会了制作个人简历表后，为了巩固前面所学的知识，请制作以下的"学生上机成绩单"，效果如表 3－21 所示。

表 3－21　学生上机成绩单效果

学生上机成绩单

时间 姓名	一学年		二学年		三学年		平均分
	春季	秋季	春季	秋季	春季	秋季	
小王	85	90	78	87	87	87	
小李	75	80	85	79	85	85	
小张	89	85	85	84	83	83	

操作步骤如下。

（1）步骤 1　插入一个 8 列 6 行的基础表格（不设置颜色和注释，不同颜色底纹所表示的区域是待合并的区域），如表 3 - 22 所示。

表 3 - 22 插入 8 列 6 行的基础表格及合并单元格提示

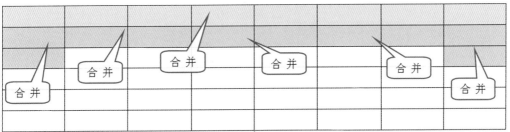

（2）步骤 2 分别合并标题行、斜线单元格、"平均分"、"一学年"、"二学年"、"三学年"所占的单元格之后得到如表 3 - 23 所示的表格。

表 3 - 23 合并单元格后的效果

（3）步骤 3 绘制斜线表头：光标移到斜线表头之中，单击"设计"→"边框"→单击"斜下框线"→单击"布局"中的"对齐方式"中的"靠上右对齐"如图 3 - 44，录入文字"时间"以及回车（可根据单元格高低录入多个回车）→单击"开始"的"段落"中的"文本左对齐"（图 3 - 45）→录入文字"姓名"→录入其余的文字之后即可得到如表 3 - 24 所示的表格。

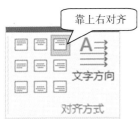

图 3 - 44 选择单元格对齐方式

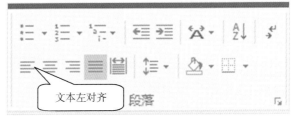

图 3 - 45 文本左对齐

表 3 - 24 绘制斜线表头后的效果

学生上机成绩单							
时间 姓名	一学年		二学年		三学年		平均分
	春季	秋季	春季	秋季	春季	秋季	
小王	85	90	78	87	87	87	
小李	75	80	85	79	85	85	
小张	89	85	85	84	83	83	

（4）步骤 4 设置标题行格式：光标移到标题行之中，单击"开始"→选择样式中的"标题"；单击"设计"→点开"边框"→选择"无边框"→再点开"边框"→

选择"下边框"之后得到如下表 3 - 25 所示的表格。

表 3 - 25　绘制斜线表头后的效果

学生上机成绩单

时间 姓名	一学年		二学年		三学年		平均分
	春季	秋季	春季	秋季	春季	秋季	
小王	85	90	78	87	87	87	
小李	75	80	85	79	85	85	
小张	89	85	85	84	83	83	

（5）步骤 5　表格数据居中对齐：选定不含斜线的所有单元格→单击"布局"→选择"对齐方式"中的"水平居中"之后得到如表 3 - 21 所示的表格。

2. 制作商业客户基本情况交接表　请同学们制作一张如表 3 - 26 所示的"商业客户基本情况交接表"。

表 3 - 26　商业客户基本情况交接表

商业客户基本情况交接表

客户名称：

客户情况	人员关系	人员类别	姓名	性别	联系方式	
		法人代表				
		业务负责人				
		财务负责人				
		库管				
	经销品种情况			信誉情况	良好□一般☑较差☑	
公司产品 近三年 销售金额	年度　　代码					
终端 网络 情况	主要分销商					
	主要供货 YY 名称					
	主要供货 YD 名称					

移交人：　　　接受人：　　　监交人：

操作步骤如下。

（1）步骤 1　创建一个如表 3 - 27 所示的 6 列、16 行基础表格（不包括注释和底纹）。

（2）步骤 2　将以上表中用不同颜色注明的单元格分别进行合并、拆分。

表 3 – 27　插入 6 列 16 行基础表格及合并、拆分单元格注释

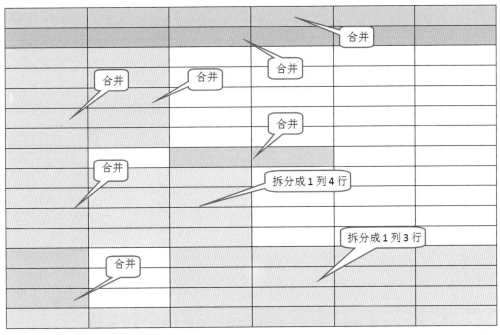

　　分别合并标题行、"客户名称"、"人员关系"、"客户情况"、"公司产品近三年销金额"、"终端网络情况"、"移交人"、"经销品种情况"右侧等单元格→将斜线"年度、代码"所含的 2 列 4 行拆分成 1 列 4 行→将"主要分销商"右侧所含的 4 列 3 行单元格拆分成 1 列 3 行之后，录入部分文字得到如表 3 – 28 所示的表格。

表 3 – 28　合并、拆分单元格，录入文字后的效果

商业客户基本情况交接表					
客户名称					
客户情况	人员关系	人员类别	姓名	性别	联系方式
	经销品种情况			信誉情况	
公司产品近三年销售金额	主要分销商				
终端网络情况					
	移交人：　　　　　接受人：　　　　　监交人：				

　　（3）步骤 3　适当调整单元格的行高列宽（只调整指定单元格的宽度时必须先选定该单元格之后再拖动列线）→添加斜线→录入余下的文字（符号"□"的录入可通

过"插入"→"符号"来完成）后得到如表 3 – 29 所示的表格。

表 3 – 29　调整行高列宽、添加斜线后的效果

商业客户基本情况交接表					
客户名称：					
客户情况	人员关系	人员类别	姓名	性别	联系方式
		法人代表			
		业务负责人			
		财务负责人			
		库管			
	经销品种情况			信誉情况	良好□一般□较差□
公司产品近三年销售金额	代码 年度				
终端网络情况	主要分销商				
	主要供货 YY 名称				
	主要供货 YD 名称				
移交人：	接受人：		监交人：		

（4）步骤 4　选定 1、2 行→取消其所有框线→添加下框线；选定最后一行→取消所有框线→添加上框线；设置标题格式为"标题"→将"客户情况""人员关系"这两个单元格的文字方向设为竖排（单击"布局"→"文字方向"）；将除斜线单元格和"客户名称"以外的所有单元格的对齐方式设为"水平居中"。

经过以上 4 个步骤的操作之后得到如表 3 – 26 所示的表格。

实训八　美化学生上机成绩单

将表 3 – 21 所示的"学生上机成绩单"美化为如表 3 – 30 所示的表格，操作提示如下。

1. 标题文字字体设为"隶书、小二号"；其余文字设为"华文中宋，5 号"。

2. 外边框线型如上表所示；粗细设为"3 磅"、笔颜色设为"水绿色，个性色 5，深色 25%"。

3. 双线粗细为 0.75 磅，虚线粗细设为 0.5 磅，笔颜色均为"橙色，个性色 6，. 深色 25%"。

4. 将第二行（标题为第一行）的底纹颜色设为"水绿色，个性色 5，淡色 60%"。

5. 将第三行的底纹颜色设为"紫色，个性色 4，淡色 80%"。

6. 将第四、五、六行的底纹设为"水绿色，个性色，淡色80%"。

表3-30 "学生上机成绩单"美化后的效果

时间\姓名	一学年		二学年		三学年		平均分
	春季	秋季	春季	秋季	春季	秋季	
小王	85	90	78	87	77	87	
小李	75	80	85	79	86	85	
小张	89	85	85	84	83	83	

六、表格数据计算

在 Word 2016 中，可以对表格中的数据进行计算和排序操作。要进行计算和排序首先要了解单元格地址的表示方法。表格中的列依次用字母 A、B、C 等来表示，表格中的行依次用数字1、2、3 等来表示，某个单元格则用它对应的列号和行号表示。如第4列的第3行的单元格的地址表示为 D3（一定是列号在前行号在后）。表示连续的多个单元格地址的方式为用冒号隔开第一个和最后一个单元格的地址，如在表3-21中，"B4：G6"表示了表中小王、小李、小张三人所有的成绩。表格的计算还要用到"布局"中的"公式"选项。

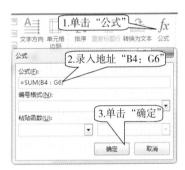

图3-46 "公式"对话框

例如，要计算表3-30中三个学生所有成绩的总和，操作步骤如下：光标移到存放计算结果的单元格之中→单击"布局"→"公式"→在求和函数 SUM 的括号中录入"B4：G6"→单击"确定"，如图3-46所示。

（1）提示1 公式"=SUM（B4：G6）"的意义是计算从 B4 到 G6 共18个单元格中所有数据的总和。

（2）提示2 公式中的所有符号应在英文状态下录入。

（3）提示3 若要计算以上18个数据的平均值，则要在公式中录入"=AVERAGE（B4：G6）"，或者在"粘贴函数"中选择平均值函数"AVERAGE（）"。

请你想一想
如果要计算每个人的平均成绩应该怎么做呢？

七、表格数据排序

如果要根据表格中的某一列数据（数字或字符）的大小顺序来对表格的数据行顺序进行重新排列，就要用到"布局"中的"排序"选项。

例如，若要将表3-21中的数据行按照"一学年""春季"成绩的由低到高的顺序重新排列，操作步骤如下：选定表中小王、小李、小张所占的三行数据，即第 4、5、6 行所有单元格→单击表格工具的"布局"→"排序"→主要关键字选为"列 2"→类型选为"数字""升序"→单击"确定"。

八、实例操作——"学生上机成绩单"数据计算和排序

对表 3 - 30"学生上机成绩单"进行计算和排序，要求如下。

1. 通过"公式"计算每个学生三个学年上机成绩的平均分，效果如表 3 - 31 所示。

2. 通过"排序"将表 3 - 31 中的数据行按照"平均分"数值的由高到低的顺序重新排列，排序后的表格如表 3 - 32 所示。

操作步骤如下。

（1）步骤 1　光标移到表 3 - 30 的单元格 H4 之中，即"小王"的"平均分"之中→单击表格工具中的"布局"→"公式"→删除原来的求和函数"SUM（）"，留下等号"＝"→点开"粘贴函数"→选择平均值函数"AVERAGE"→在平均值函数 AVERAGE（）的括号内录入单元格地址"B4：G4"→单击"确定"，即可计算出"小王"的平均分"84"。步骤如图 3 - 47 所示。

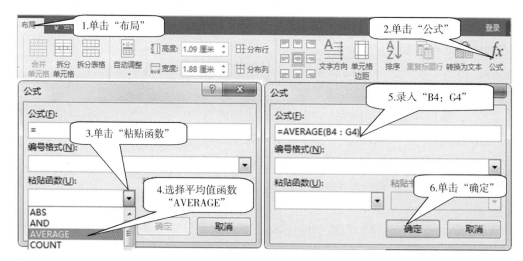

图 3 - 47　计算平均分步骤

（2）步骤 2　将小王的平均分"84"复制到小李和小王的"平均分"所在的单元格之中→再选定小李的平均分"84"→单击"布局"中的"公式"，并将公式中的地址"B4：G4"修改为"B5：G5"后单击"确定"即可完成小李的平均分的计算。用类似的方式完成小张的平均分的计算，效果如表 3 - 31 所示。

（3）步骤 3　选定表 3 - 31 中小王、小李、小张所占的三行数据，即第 4、5、6 行所有单元格（即表 3 - 31 中加底纹的单元格），单击"布局"→"排序"→类型选为"数字"→选择"降序"→主要关键字选择"列 8"→单击"确定"后得到一个按"平均分"的高低重新排序的表格，步骤如图 3 - 48 所示，效果如表 3 - 32 所示。

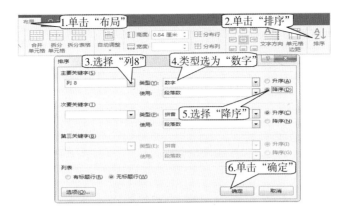

图 3 - 48　排序步骤

表 3 - 31　完成平均分计算后的效果

学生上机成绩单							
时间 姓名	一学年		二学年		三学年		平均
	春季	秋季	春季	秋季	春季	秋季	
小王	85	90	78	87	77	87	84
小李	75	80	85	79	86	85	81.67
小张	89	85	85	84	83	83	84.83

表 3 - 32　按平均分的降序重新排列后的效果

学生上机成绩单							
时间 姓名	一学年		二学年		三学年		平均
	春季	秋季	春季	秋季	春季	秋季	
小张	89	85	85	84	83	83	84.83
小王	85	90	78	87	77	87	84
小李	75	80	85	79	86	85	81.67

请你想一想

1. 观察选定整个表格后，单击 Delete 键与单击 Backspace 键有什么区别？

2. 在"学生上机成绩单"中若要计算"一学年""春季"的平均分，应该怎样通过公式进行计算？

你知道吗

插入行、插入列

插入行或列只需将光标定位到需要插入的位置，然后单击"布局"选项卡中的"行和列"功能组中的"在上方插入""在下方插入""在左侧插入""在右侧插入"

选项后即可在光标所在的相应位置插入空行或空列；或者事先选定了若干行或若干列再执行插入行或列操作即可插入若干空行或空列。

"笔""橡皮擦"的使用

前面是通过表格工具中的"布局"选项卡中的"合并单元格"来取消线段，通过"拆分单元格"来添加或取消线段，实际上也可通过表格工具中"布局"选项卡里的"橡皮擦"来取消线段，通过"绘制表格"所获得的"笔"来添加线段。获取"布局"中的"笔"和"橡皮擦"的步骤如图3-49所示。

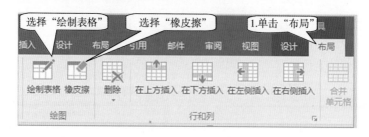

图3-49　获取"布局"中的"绘图笔""橡皮擦"

取消一条线段：单击"布局"→"橡皮擦"后鼠标指针变为橡皮擦形状，此时将此指针指向表格中一条线段的一端再拖到另一端后松开即可取消一条线段；或者用"橡皮擦"在线段的中间进行点击。

添加一条线段：单击"布局"→"绘制表格"后鼠标指针变为笔形状，将此"笔"指向列线或行线中的一端点再拖到另一端点后松开即可添加一条横线或者竖线。

拖动表格列线改变列宽

（1）直接拖动列线：只改变被拖动列线相邻两列的宽度，整个表格宽度不变。

（2）按住Ctrl键不放并同时拖动列线：该列线左边相邻的一列以及右边的所有列的列宽都要改变，但整个表格宽度不变。

（3）按住Shift键不放并拖动列线：该列线左边相邻一列宽度改变，整个表格宽度要改变，但右边所有列的列宽不改变。

（4）如果只想调整某个单元格的列宽（不影响它下面单元格的宽度），拖动前必须将要将该单元格选定之后再拖动列线。

表格的整体缩放

将鼠标指针移到到表格右下角，当光标变为双向箭头时拖动鼠标，可调整整个表格的行高和列宽。

表格的对齐方式

表格与文本的对齐方式可通过"表格工具"中"布局"选项卡中的"属性"来设置。

第五节　图文混排

Word 2016 不但能处理文字和表格，还可以在文字中插入图片、艺术字、文本框、脚注、尾注、题注等内容，同时提供的"图片工具"和"绘图工具"可对插入的图片和形状等进行编辑。

一、绘制图形

通过"插入"可以插入形状、图片、联机图片、SmartArt 图形等。

1. 插入形状　形状是 Word 2016 提供的一组现成的图形。单击"插入"就能显示出 Word 2016 内置的所有形状，如图 3 – 50 所示。使用这些基本形状可以制作复杂的图形。

要使用某形状，只需在下拉列表中单击相应的形状，鼠标指针变为十字形状，然后在文档所需的位置处拖动鼠标即能绘制出相应的形状。

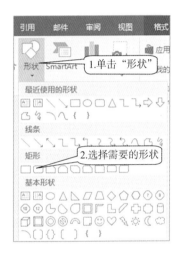

图 3 – 50　插入形状步骤

选中插入的形状后功能区会自动出现"绘图工具"，单击其中的"格式"选项卡就可以通过"形状填充""形状轮廓""形状效果""编辑形状"等选项对插入的形状的色彩、轮廓、形状、效果等进行个性化的编辑与修改；通过"位置"可以设置形状与文字之间的环绕关系；通过"大小"可以调整形状精确的长度和宽度。

2. 插入结构组织图　使用 Word 2016 提供的"SmartArt"功能可以制作各种类型的流程图、循环图、层次结构图等。具体操作骤是：单击"插入"→"SmartArt"弹出如图 3 – 51 所示对话框，在对话框的左侧选择需要的图形类别，然后在其右侧选择需要的具体图形，单击"确定"即可在文档中插入相应的 SmartArt 图形。此时功能区会自动出现"SmartArt 工具"的"设计"和"格式"选项卡，通过它们可以对插入的 SmartArt 图形的风格和样式做进一步的设置，使其更准确、美观。

尝试利用 SmartArt 工具完成图 3 – 52 和图 3 – 53 所示的结构组织图的制作。

操作提示 1：单击"插入"→"SmartArt"→"层次结构"→"水平层次结构"→通过单击"设计"→"添加形状"→选择相应的添加位置即可添加形状→单击"更改颜色"可以设置相应的颜色。

操作提示 2：单击"插入"→"SmartArt"→"循环"→"基本射线图"→通过单击"设计"→"添加形状"→选择相应的添加位置即可添加形状→单击"更改颜色"可以设置相应的颜色。

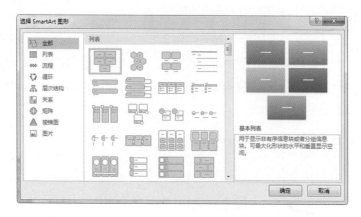

图 3-51　插入 SmartArt 图形

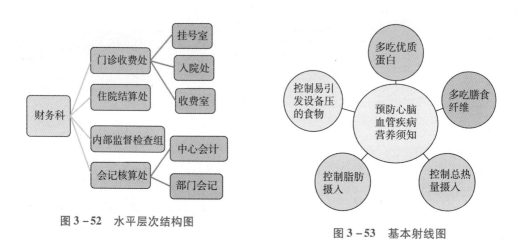

图 3-52　水平层次结构图

图 3-53　基本射线图

二、插入图片

在 Word 2016 中不但可以插入系统内置的图形、联机图片，还可以插入用户自己储存的不同格式的图片，并且提供方便的编辑处理功能。

联机图片是 Word 2016 内置的一组图片，类型有照片、素描等，内容包括人物、风景、动物、建筑、科技等多个领域，为文档的美化提供了丰富的图片素材。单击"插入"→"联机图片"→在"搜索必应"框内录入需要查找的联机图片的关键词，如"风景"→再单击"搜索必应"则相应的联机图片就会出现在窗格之内→选定需要的图片类型，如"照片"→选定需要的联机图片→单击对话框中的"插入"即可将它插入到文档光标处，如图 3-54 所示。

单击"插入"→"图片"，会弹出"插入图片"对话框，在此对话框中选定图片的存储位置，选定需要的图片文件、单击"插入"即可将图片插入到文档中。插入图片之后，功能区会自动出现"图片工具"的"格式"选项卡。

通过"大小"可改变图片的尺寸大小；通过"调整"可以调整图片的颜色、艺术效果等图片信息；通过"排列"可调整图片与文字的位置关系；通过"图片样式"可

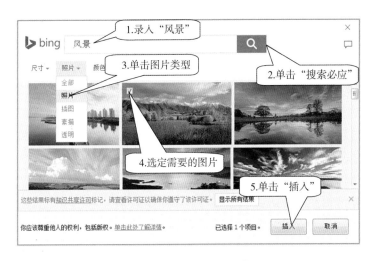

图 3-54　插入联机图片

以对图片进行个性化设置；通过"裁剪"可以裁剪图片，方法是：选定图片，单击"格式"→"裁剪"后图片边框上会出现 8 个尺寸裁剪标记，拖动它们可以对图片进行裁剪；通过"高度"和"宽度"可调整图片的大小，也可以用鼠标拖动图片边框的尺寸控制点调整图片的大小。

在图片中要录入文字可以通过以下方法。

方法 1：在图片中插入一个文本框→在文本框中录入文字→将文本框的"形状填充"设为"无填充颜色"→将"轮廓颜色"设为"无轮廓"。

方法 2：在图片中插入一个形状→单击右键，选择菜单中的"添加文字"后录入文字。

要将图片与图片中的形状、文本框组合起来有以下两种方法。

方法 1：同时选定图片、形状及文本框（按住 CTRL 键再逐个选定），单击"格式"→"组合"→选择"组合"。

方法 2：利用 QQ 中的截图组合键 Ctrl + Alt + A 进行截图，或者利用截图键 Print-Screen 进行操作。

三、插入文本框

文本框是一种能在其中输入文字，插入图形、图片、图表，也能将其插入到图片、图形之中的能随意移动、改变大小形状的一种十分灵活的图形形式，利用它可以制作一些复杂的版面。单击"插入"→"文本框"→选择其中内置的样式之一，如"简单文本框"即可生成一个简单文本框；选择"绘制文本框"鼠标指针会变为十字形状，将十字鼠标移到适当的位置后拖动即可生成一个文本框。当插入文本框之后，功能区会自动出现"绘图工具"中的"格式"选项卡，利用它可以对文本框的形状、填充颜色、三维效果等格式进行设置。

四、插入艺术字

艺术字是 Word 2016 内置的对文字已设置了各种不同的修饰效果的文本框对象。通过这些对象，用户可以很方便地制作带有特殊艺术效果的文字。单击"插入"→"艺术字"→选择需要的艺术字样式，如图 3 – 55 所示。此时可通过"绘图工具"中的"格式"选项卡中的"形状样式""艺术字样式""文本""排列"等功能组对艺术字做进一步的格式设置。

改变艺术字的大小除了可以通过设置字号来完成以外，还可以通过拖动艺术字的尺寸控制点来改变艺术字的大小。除通过"艺术字样式"对艺术字文本填充颜色和填充轮廓的颜色进行单独设置以外，还可以通过"形状样式""编辑形状"对艺术字的整体形状和填充颜色进行设置。

五、实例操作——图文混排 Ｃ 微课3

1. 制作个人简历表封面　为了让个人简历表显得更为正式，请通过插入封面、艺术字、文本框以及图片来为个人简历表和制作一个封面。封面效果如图 3 – 55 所示。操作步骤如下。

（1）步骤1　插入封面：打开创建的个人简历表组成的 Word 文档，单击"插入"→"封面"→在弹出的列表中选择"平面"样式，如图 3 – 56 所示。

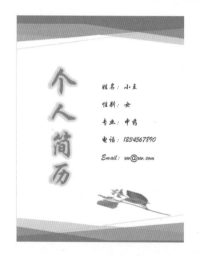

图 3 –55　个人简历表封面效果图

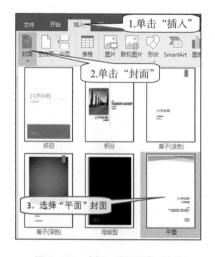

图 3 –56　插入"平面"封面

删除该封面中的右下角所有的文本框，并将该封面顶部的图形复制粘贴到底部后并旋转如图 3 –57，经过修改后的封面如图 3 –58 所示。

（2）步骤2　在文档中插入艺术字。

1）插入艺术字　光标定位在封面之中，单击"插入"→"艺术字"→在下拉的样式列表中选择"填充 – 蓝色，着色 1，阴影"，如图 3 –59 所示。

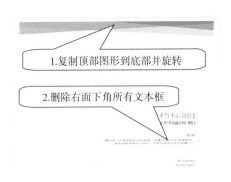

图 3 - 57　修改封面

图 3 - 58　修改后的封面

2）编辑艺术字　录入文字"个人简历"→将字体设为"华文行楷"，字号设为"100"；将文字方向设为"垂直"，单击"格式"→单击"文字方向"→选择"垂直"，见图 3 - 60。

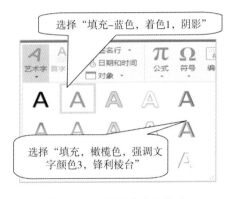

图 3 - 59　选择艺术字样式

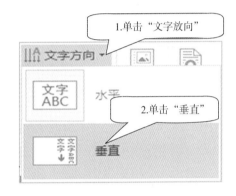

图 3 - 60　选择文字方向

3）设置艺术字文本发光效果　选定艺术字，单击"绘图工具"中的"格式"→"文本效果"→选择"发光"→选择"橄榄色，5 pt 发光，个性色 3"，如图 3 - 61所示。

4）设置艺术字三维效果　单击"绘图工具"中的"格式"→"文本效果"→"三维旋转"→选择"下透视"，如图 3 - 62 所示。

（3）步骤 3　录入基本信息。

1）在此封面中插入文本框，在其中录入简历作者的基本信息，将字体格式设为"华文行楷"、字号设为"一号"，字体颜色设为"蓝色，个性色 1，深色 50%"，效果如图 3 - 63 所示。

2）在文本"Email:"之后单击"插入"→单击"超链接"→单击"电子邮件地址"，在录入框中录入相应的电子邮件地址，步骤如图 3 - 64 所示。

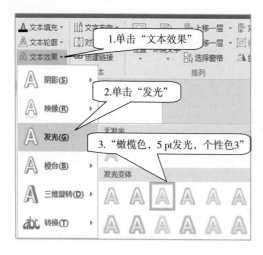

图 3-61 设置文本发光效果

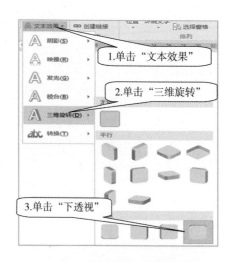

图 3-62 设置文本三维旋转效果

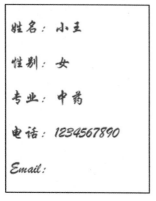

图 3-63 录入简历基本信息

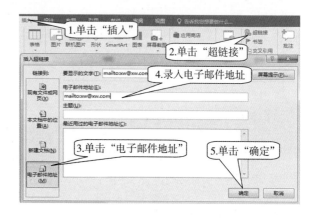

图 3-64 插入"超链接"

3）取消文本框的框线：选定文本框，单击"绘图工具"中的"格式"选项卡→将"形状轮廓"设为"无轮廓"→"形状填充"设为"无填充颜色"，效果如图 3-65 所示。

（4）步骤 4　在封面的右下角插入一张图片，图片的"环绕文字"格式设为"上下型环绕"：选定图片、单击"格式"→"环绕文字"→选择"上下型环绕"。

最后同时选定封面中上下两个图形、艺术字、文本框和图片后，单击图形工具中的"格式"→"组合"→选择"组合"（可分两次组合）即可完成个人简历封面的制作。

2. 制作简报　2015 年屠呦呦获得了诺贝尔生理学或医学奖，这是中国科学家在中国本土进行的科学研究而首次获得诺贝尔科学奖。

姓名：小王

性别：女

专业：中药

电话：1234567890

Email：xw@xw.com

图 3-65 取消文本框的框线后的效果

请制作一份题目为"青蒿素——中医药送给世界人民的礼物"的图文混排简报,效果如图 3 – 66 所示。

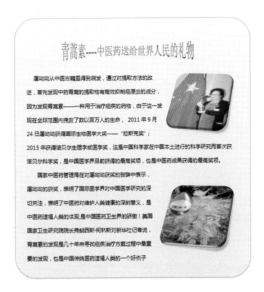

图 3 – 66 图文混排简报效果图

操作步骤如下。

（1）步骤 1 创建一个 Word 文档,录入正文,字体设为"微软雅黑"、字号设为"四号"、段落行距设为"最小值"的"18 磅"。

（2）步骤 2 插入艺术字标题:单击"插入"→"艺术字",选择艺术字样式为"填充,橄榄色,强调文字颜色 3,锋利棱台";录入标题文字、选定标题文字,单击"开始"后将字体设为"华文宋体",字号设为"二号"→单击"格式",将"文本填充"设为"深红";将"文本轮廓"设为"绿色",将"文本效果"设为"朝鲜鼓",如图 3 – 67 所示,并可拖动中间的小黄点改变弧度;单击"格式"→"环绕文字"→"上下型环绕"如图 3 – 68 所示。

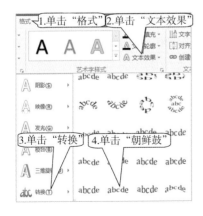

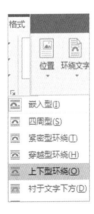

图 3 – 67 设置艺术字样式 　　　图 3 – 68 设置"环绕文字"

（3）步骤 3　插入图片：准备好一张屠呦呦获奖图片和一张青蒿图片。单击"插入"→"图片"，选定已经准备好的图片，通过拖动图片四周的尺寸控制点调整图片的大小；单击"格式"→"环绕文字"→选择"四周型"，将图片拖到合适的位置→将"图片样式"设为"棱台透视"，如图 3 - 69 所示。

（4）步骤 4　插入一个形状背景：单击"插入"→"形状"→"圆角矩形"之后鼠标指针变为" + "，拖一个圆角矩形将文本和图片覆盖之后再拖动矩形边框上的黄色控制点可改变圆角的弧度；单击"文字环绕"→选择"衬于文字下方"就可让被形状覆盖的文字和图片显现出来；设置"形状样式"为"细微效果 - 橄榄色，强调颜色 3"，操作步骤如图 3 - 70 所示。

（5）步骤 5　若要将以上制作的宣传画报制作成一张图片另存，可先通过"视图"中的"显示比例"适当缩小显示比例在一页中完整显示该简报后，打开 QQ，利用截图组合键 Ctrl + Alt + A 获取到鼠标截图笔后去框取需要截取的图形，单击"完成"再粘贴到目标位置，对截取的图片右单击选择"另存为图片"即可。

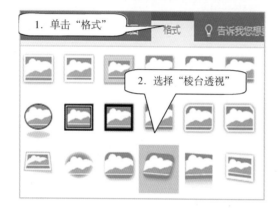

图 3 - 69　"图片样式"设为"棱台透视"

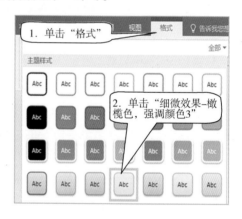

图 3 - 70　设置形状样式

六、邮件合并

Word 2016 中"邮件合并"是一个很实用的功能，用它可以批量制作具有统一格式的文档，如信封、信函、工资条、成绩单、邀请函、录取通知书等。

合并邮件之前先建立两个文档：一个是包含信函的统一主体部分内容的 Word 文档，另一个是包含收件人信息的数据源。然后使用邮件合并功能就能自动产生一个新的具有批量信函的 Word 文档，用户可以保存此文档、可以打印文档，也可以发电子邮件。

七、实例操作——邮件合并：制作给学生家长的成绩通知书

通过邮件合并为 9 个学生的家长分别制作一封包含学生各门功课考试成绩的信函，操作步骤如下。

（1）步骤 1　建立一个文件名为"给家长的一封信 . docx"的 Word 文档，文档内

容如图 3－71。经过邮件合并操作之后会自动生成若干封内容完整的信函，其中的第一封信函如图 3－72 所示。

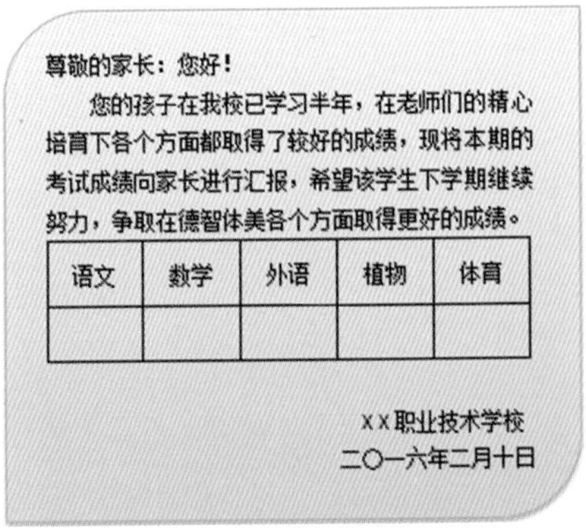

尊敬的家长：您好！

您的孩子在我校已学习半年，在老师们的精心培育下各个方面都取得了较好的成绩，现将本期的考试成绩向家长进行汇报，希望该学生下学期继续努力，争取在德智体美各个方面取得更好的成绩。

语文	数学	外语	植物	体育

xx职业技术学校
二〇一六年二月十日

图 3－71　邮件合并前的信函

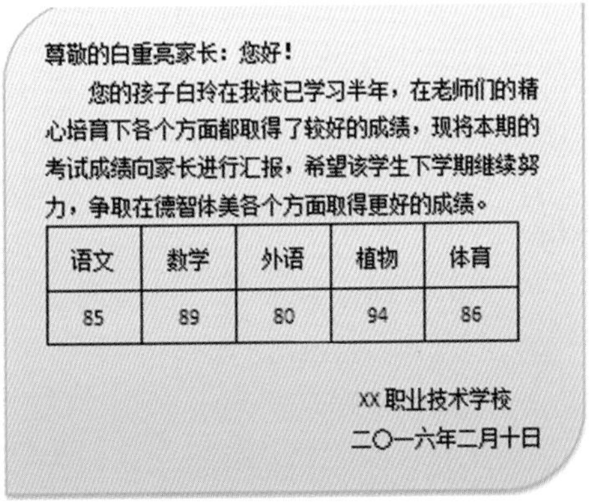

尊敬的白重亮家长：您好！

您的孩子白玲在我校已学习半年，在老师们的精心培育下各个方面都取得了较好的成绩，现将本期的考试成绩向家长进行汇报，希望该学生下学期继续努力，争取在德智体美各个方面取得更好的成绩。

语文	数学	外语	植物	体育
85	89	80	94	86

xx职业技术学校
二〇一六年二月十日

图 3－72　邮件合并后的第 1 封信函

（2）步骤 2　建立一个有关学生姓名、成绩、家长姓名、邮箱等信息的 Word 文档（此文档必须保存，批量产生的信函的个数与这个文档中数据的个数一致），文档名为“学生成绩单 . docx”，其内容如表 3－33 所示。

表 3－33　学生成绩单

学生姓名	语文	数学	外语	植物	体育	家长姓名	E－mail
白玲	85	89	80	94	86	白重亮	807824252@ qq. com
陈红丽	88	88	81	96	85	陈强	807824252@ qq. com
刘莉	91	89	76	97	84	刘维新	345678901@ qq. com
张杰	80	81	85	93	79	张家发	456789012@ qq. com
陈艺	89	79	89	90	85	陈伯侠	567890123@ qq. com
赵振辉	88	89	82	91	87	赵明	678901234@ qq. com
邓扬宏	83	90	88	90	71	邓建国	789012345@ qq. com
范蕴雅	82	84	89	88	74	范兵	890123456@ qq. com
冯诗媛	86	89	86	85	83	冯友军	901234567@ qq. com

（3）步骤 3　编辑如图 3－71 所示的 Word 信函文档：单击“邮件”→“选择收件人”选择“使用现有列表”（图 3－74），在对话框中选定事先准备好的文档“学生成绩单 . docx”→单击“打开”→选定其中的工作表，单击“确定”。

（4）步骤 4　将光标定位到如图 3－71 所示的 Word 文档中的“尊敬的”之后、单击“插入合并域”→选择列表中的“家长姓名”→再把光标定位到文档中“你的孩子”之后、单击“插入合并域”→选择列表中的“学生姓名”→光标定位到表格中“语文”成绩之中、单击“插入合并域”→选择列表中的“语文”（图 3－75）→用类似的方法插入余下的所有科目的合并域，插入完合并域之后 Word 文档的效果如图 3－76 所示。

（5）步骤5　单击"完成合并"后可以做3种选择：选择"编辑单个文档"（图3-77）则会自动产生一个具有9封不同信函的新文档；选择"打印文档"则直接打印9封信函；选择"发送电子邮件"则会将每个页面作为一封电子邮件发送到邮箱。

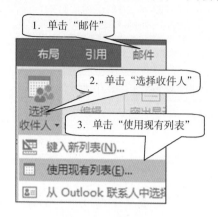

图3-74　选择收件人

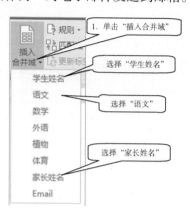

图3-75　插入合并域

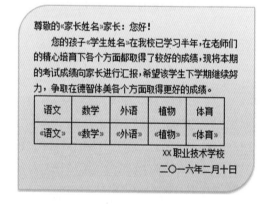

图3-76　"插入合并域"后的文档

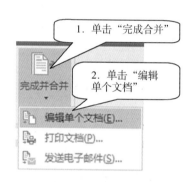

图3-77　"完成合并"

八、脚注、尾注和题注

脚注、尾注和题注是对文本的补充说明。脚注位于当前页面底部最左下角，是对文档某处内容的注释；尾注位于整个文档末页的文本之后，列出引文的出处；题注是对文档中的表格、图片或公式所添加的注释性的文字说明，位于所选表格、图片或公式的上方或者下方。

插入脚注或尾注的步骤是：光标定位到需要插入脚注或尾注的地方→单击"引用"→"插入脚注"或"插入尾注"→录入脚注或尾注的文本即可。如果插入了多个脚注，系统会自动用序号1、2等区别不同的脚注；插入了多个尾注系统会自动用序号Ⅰ、Ⅱ等区别不同的尾注。

插入题注的步骤是：选中表格、图片或公式，单击"引用"→"插入题注"→录入注释性文本，则该注释性文本及编号会显示在所选对象的下方或上方。当为下一个对象插入题注时，题注的编号会自动改变。

例如，通过插入脚注和尾注来完成对一段文本依照图3-78所示的效果设置，操作步骤如下。

（1）步骤1 插入脚注。光标定位到"治"之后，单击"引用"→"插入脚注"，在光标提示之处录入文字"正常"→光标定位到"寤"字之后，单击"引用"→"插入脚注"，在光标提示之处录入文字"苏醒"。

（2）步骤2 插入尾注。光标定位到"间"之后，单击"引用"→"插入尾注"，在光标提示之处录入文字"痊愈"→光标定位到"简子"之后，单击"引用"→"插入尾注"，在光标提示之处录入文字"晋昭公时候的赵简子，职掌管领大夫"。

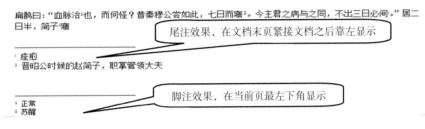

图3-78 给文本加脚注和尾注的效果

九、批注、修订和目录

1. 批注 在阅读文章时经常会使用这一项功能。批注中有用户对重点事项的标注，也有对自己理解的阐述，或者是在待审批的文档中用户会给一些重要的地方加以解释、给以详细的说明，以便让读者更清楚地明白其中的含义。

例如，通过"审阅"选项卡为前一段文本中的"魏征""气喘病"加两个批注。

操作步骤是：选定需要加批注的文本，如"魏征"→单击"审阅"→"新建批注"（图3-79）→录入有关介绍魏征的文本。用此方法可以对"气喘病"作相应的批注，效果如图3-80所示。

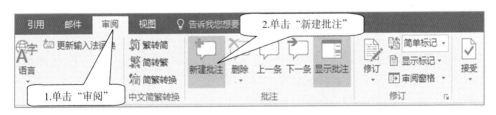

图3-79 "审阅"选项卡中的"新建批注"

唐朝初期有一个著名的宰相叫魏征，他母亲得了晚年气喘病而终日咳嗽不止，特别是到了夜间，咳嗽更加厉害。他四处求医，但无甚效果，这让魏征心里十分不安。

Windows 49 分钟以前
唐朝政治家，曾任谏议大夫，以直谏敢言著称

Windows 8 分钟以前
呼吸系统常见病症

图3-80 给文本加批注的效果

2. 修订　为了便于沟通交流以及保留修改的痕迹，可以启动 Word 的修订模式，在该模式下的"审阅窗格"中将记录显示出用户对该文档的所有插入、删除、移动、格式更改或批注操作。

例如，对前面的"给家长的一封信"的文档启动了修订模式，并将审阅窗格设定为"垂直审阅窗格"后，并对该文档进行了插入、删除操作（将"下学期"更改为"今后"，删除"德智体美"），则文档的显示效果如图 3 – 81 所示。

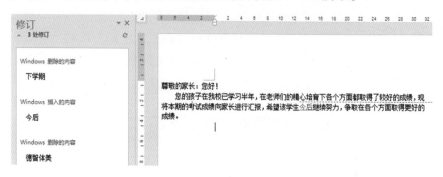

图 3 – 81　"垂直审阅窗格"显示的修订效果

操作步骤是：单击"审阅"→"修订"中的"修订"命令→单击"审阅窗格"→选择"垂直审阅窗格"之后对文档进行插入、删除等修改。

3. 目录　Word 提供了自动生成目录的功能。如果要使用自动生成目录功能，需要对文章中对应的标题设置成相应的标题格式。操作步骤是：单击"引用"→"目录"→"自动目录"命令。

实训九　制作宣传画报

1. 制作健康知识宣传画报　制作如图 3 – 82 所示的健康知识宣传图片，操作步骤如下。

（1）步骤 1　插入一张蓝天白云图片→将其"环绕文字"设为"衬于文字下方"→"图片样式"设为"简单框架，白色"。

（2）步骤 2　制作标题："插入"→"文本框"→"绘制文本框"→在标题位置绘制一个文本框→在其中录入标题文字→字体设为"隶书"，字号设为"初号"，颜色为"橙色"，将"形状填充"设为"无填充颜色"，将"形状轮廓"设为"无轮廓"。

（3）步骤 3　制作"多懂点"图形。

1）插入一个文本框，在其中录入"健康知识、预防措施多懂点"，将文字的字体为"华文中宋"，字号为"小四"、颜色为黑色，加粗，并将文本框的"形状填充"设为"无填充颜色"→将"形状轮廓"设为"白色"、"粗细"设为"2.25 磅"→将文本框的形状更改为"圆角矩形"（操作过程见图 3 – 69）。

2）再插入一个小文本框，在其中录入"多懂点"→将该文本框的"形状填充"设为"无填充颜色"→将"形状轮廓"设为"无轮廓"。

3）插入一个小菱形：单击"插入"→"形状"→选择"菱形"→拖一个小菱形，"形状填充"设为"深红"，"形状轮廓"设为 0.25 磅"黑色"。

4）同时选定以上制作的两个文本框和小菱形，单击"格式"→"组合"→选择"组合"，如图 3 – 83 所示。

（4）步骤 4 选定以上组合好的图形将其复制并粘贴三次后移动到相应的位置，然后更改其中的文字内容，更改形状样式即可得到其余的"多动点""少吃点""快乐点"三个图形。更改形状操作过程是：选定需要更改的形状，单击"格式"→单击"编辑形状"→单击"更改形状"→选择需要的形状，操作过程见图 3 – 84。

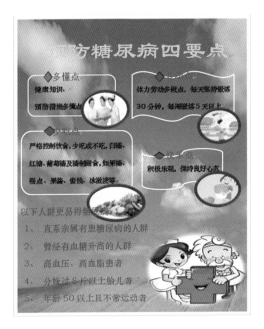

图 3 – 82 宣传画报效果图

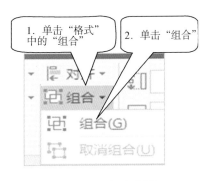

图 3 – 83 组合步骤

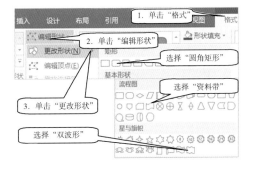

图 3 – 84 更改形状样式

（5）步骤5　插入四张与文字内容相匹配的小图片，将"图片样式"设为"棱台式椭圆，黑色"，并拖其到相应的位置。在画报右下角插入一张红十字图片，"图片样式"设为"柔化边缘椭圆"。

（6）步骤6　在蓝天白云图片的左下角插入文本框→将"形状填充"设为"无填充颜色"，将"形状轮廓"设为"无轮廓"→录入相应文字，字体设为"华文中宋"，字号为"三号"，颜色设为"红色"。

（7）步骤7　可利用QQ截图组合键Ctrl + Alt + A对以上图形图片进行组合或者用图3 – 83的组合步骤进行组合。

2. 制作李时珍简介　制作如图3 – 85所示的介绍世界著名本草学家李时珍的图片，操作步骤如下。

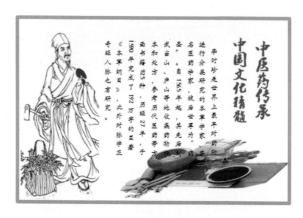

图3 – 85　李时珍简介图

（1）步骤1　插入两个文本框分别在其中录入标题和正文，并设置不同的字体、字号和颜色。

（2）步骤2　插入两张图片，其"文字环绕"格式均设为"衬于文字下方"并将图片尺寸缩小至适当的大小后拖到相应的位置。

（3）步骤3　插入一个矩形形状，将其"形状填充"设为"无填充颜色"。

（4）步骤4　通过QQ截图组合键Ctrl + Alt + A，或者截图键PrintScreen将以上图文组合成图片，并设置图片样式为"金属框架"。

第六节　文档打印

一、页面设置

如果要让打印出来的文档更美观得体，通常要在打印之前进行相应的页面设置。通过"开始"中的"布局"选项卡中的"页面设置"功能组（图3 – 86）可以对文档进行打印前的"页边距""纸张方向""纸张大小"等选项进行设置。

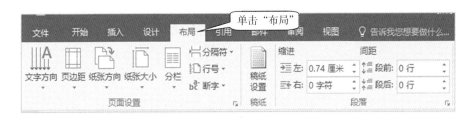

图 3 – 86 "页面设置"功能组

"页面设置"功能组的主要功能如下。

1. "文字方向" 可以设置文档中文本的方向,如水平、垂直、旋转等。

2. "页边距" 可以设置页面主文档打印区域与纸张上下左右边沿的距离,预设的边距有"普通""窄""适中""宽""自定义"等。

3. "纸张方向" 可以设置纸张打印方向,有"横向"和"纵向"两类。

4. "纸张大小" 可以设置打印文档时所用纸张的大小,默认是"A4"。

5. "分栏" 可将文档中的每一页分成几列进行排版(选定了文字则只对选定的文字分栏)。

6. "分隔符" 可将文档中的不同内容分隔开。

如果文档没有分节,则以上设置针对的是文档中的每一页。通过插入"分节符"可将文档分节,每节的页面设置可以不同。

二、页眉、页脚和页码设置

页眉和页脚分别是指文档的每个页面的顶部或底部的注释性文字或图形、图片等对象;页码是指每个页面的编号。它们都不随文本输入,需要通过以下专门的"插入"选项卡进行设置,如图 3 – 87 所示。

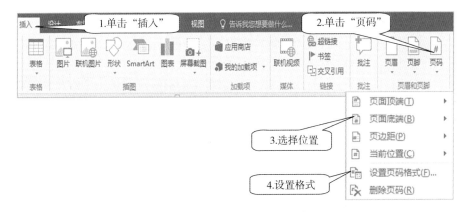

图 3 – 87 插入页眉、页脚、页码

1. 插入页眉或页脚 单击"插入"→在"页眉和页脚"功能组中选择了"页眉"或者"页脚"→选择页眉或页脚的格式→在"页眉和页脚工具"的"设计"选项卡可进行"首页不同""奇偶页不同""页眉顶端距离""页脚底端距离"等设置。

2. 插入页码　单击"插入"→"页码"→选择页码位置→"设置页码格式"则可进行页码的位置和格式的设置，如图 3 - 87 所示。

三、分隔符

为了让文档中的段落与段落、章节与章节之间的间隔更加明显，则可通过插入分隔符的方式来完成。

1. 分页符　用于把分页符后面的文本移到下一页。

2. 分栏符　用于把分栏符后面的文本移到另一栏中。

3. 分节符　通过插入分节符可以把文档分为几节，然后可以对不同的节分别进行不同的页面设置，包括页边距、纸张大小、页眉和页脚等。

插入分隔符的步骤是：单击"布局"→"分隔符"→"分页符"或者"分节符"或"分栏符"；或者可以通过单击"插入"→"分页"来完成分页。

四、打印文档

打印设置主要用于打印之前进行打印机型号、打印份数、打印方向、打印范围等参数的设置，操作步骤是：单击"文件"→"打印"命令。下图的左侧是打印设置，右侧是打印预览窗口，Word 2016 在进行打印设置的同时可以看到打印预览效果。打印设置界面如图 3 - 88 所示。

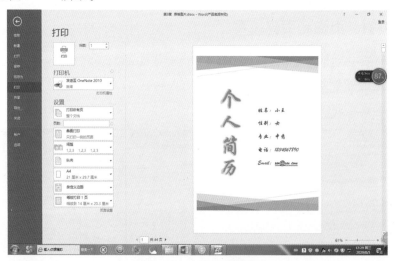

图 3 - 88　打印设置界面

请你想一想

1. 假若要打印的文档为 6 页的短行诗歌，怎样进行页面设置可以充分节省纸张？

2. 如何设置奇偶页不相同的页眉和页脚？

3. 如何取消已经设置的页眉页脚以及页码？

本章小结

　　本章主要学习使用文字处理软件 WORD 对文档进行编辑排版、格式化；在文档中插入表格并进行简单计算，对表格进行编辑和美化；在文档中插入图形和图像并进行图文混排、打印设置等。本章在文本编辑及格式化中所用的文档、表格等大多数选自医药卫生行业，对学生今后工作中处理相关资料有较好的参考价值。

目标检测

一、选择题

1. Word 2016 是（　　）的产品。
　　A. IBM　　　　　　　B. Microsoft　　C. Adobe　　　　　D. SONY

2. 新建文档的快捷键是（　　）。
　　A. Alt + N　　　　　B. Ctrl + N　　　C. Shift + N　　　D. Ctrl + S

3. 快速访问工具栏中按钮的功能是（　　）。
　　A. 加粗　　　　　　　　　　　　B. 设置下划线
　　C. 重复上次的操作　　　　　　　D. 撤销上次的操作

4. 打开文件的快捷键是（　　）。
　　A. Ctrl + S　　　　　B. Ctrl + O　　　C. Alt + C　　　　D. Alt + V

5. 要改变字体第一步应该（　　）。
　　A. 选定将要改变成何种字体　　B. 选定原来的字体
　　C. 选定要改变字体的文字　　　D. 选定文字的大小

6. "字体"下拉按钮位于"开始"选项卡的（　　）。
　　A. "字体"组　　　　　　　　　B. "文本"组
　　C. "符号"组　　　　　　　　　D. "样式"组

7. "字体颜色"按钮右边的颜色下拉列按钮中自动的颜色是（　　）。
　　A. 白色　　　　　　B. 蓝色　　　　C. 黑色　　　　　D. 紫色

8. 复制和粘贴按钮位于"开始"选项卡中（　　）。
　　A. "剪贴板"组　　　　　　　　B. "粘贴"组
　　C. "编辑"组　　　　　　　　　D. "剪切"组

9. 剪切文字的快捷键是（　　）。
　　A. Ctrl + Z　　　　　B. Alt + Z　　　C. Ctrl + X　　　D. Alt + X

10. 复制文件的快捷键是（　　）。
　　A. Alt + C　　　　　B. Ctrl + C　　　C. Alt + S　　　D. Ctrl + S

11. 粘贴文件的快捷键是（　　）。

  A. Ctrl + N   B. Alt + N   C. Ctrl + V   D. Alt + V

12. "合并字符" 位于 (　　) 选项卡。

  A. 开始   B. 插入   C. 页面布局   D. 视图

13. 双击段落旁边的选定栏，则选定了 (　　)。

  A. 一行   B. 一个字 C. 一段   D. 一页

14. 查找的快捷键是 (　　)。

  A. Alt + F   B. Ctrl + F C. Ctrl + H   D. Alt + H

15. "替换" 的快捷键是 (　　)。

  A. Alt + F   B. Ctrl + F C. Ctrl + H   D. Alt + H

16. 段落对齐方式一共有 (　　) 种。

  A. 3   B. 4   C. 5   D. 6

17. 首字下沉设置在 (　　)。

  A. 段落格式对话框   B. 页面布局选项卡

  C. 插入选项卡   D. 视图选项卡

18. 在 Word 文档中，要设置文字和图片的环绕方式，应该选择 "格式" 选项卡中的 (　　) 按钮。

  A. 图片版式 B. 位置   C. 图片效果 D. 重设图片

19. 在编辑 Word 表格时，要使选定各行的行高相等，应单击 (　　) 按钮。

  A. 分布行   B. 分布列 C. 自动调整 D. 单元格边距

20. 在 Word 编辑状态下，设置文档的打印方向，应使用 "页面布局" 选项卡中的 (　　) 按钮。

  A. 纸张大小 B. 纸张方向 C. 文字方向   D. 页边距

21. 在 Word 编辑状态下，"拼写和语法" 和 "字数统计" 按钮均在 (　　) 选项卡中。

  A. 开始   B. 插入   C. 视图   D. 审阅

22. 在 Word 文档中插入分节符，是将文档分为不同的节，使得文档在不同节的页面中有不同的 (　　)。

  A. 字体   B. 色彩   C. 视图   D. 页面设置

23. 在编辑 Word 表格时，在 "表格工具" 的 "设计" 选项卡中存在的按钮有(　　)。

  A. 合并单元格 B. 拆分单元格 C. 绘制表格   D. 分布行

24. 在编辑 Word 表格时，在 "表格工具" 的 "布局" 选项卡中存在的按钮有(　　)。

  A. 公式   B. 底纹   C. 绘制表格 D. 边框

25. 在 Word 编辑状态下，"插入脚注" 和 "插入尾注" 按钮均在 (　　) 选项卡中。

　　　A. 引用　　　　　　B. 插入　　　　C. 视图　　　　　　D. 审阅

二、思考与操作题

1. 选定文本主要有哪几种方法，各适合什么情况？

2. Word 2016 中的视图方式有哪几种，各有什么用途？

3. 创建表格有哪几种方法？

4. 调整表格的列宽有哪几种方法？

5. 怎样设置页面边框？

6. 怎样设置表格与文字的环绕效果？

书网融合……

微课 1　　　　微课 2　　　　微课 3　　　　划重点　　　　自测题

PPT

第四章 电子表格软件应用

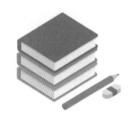

学习目标

知识要求

1. **掌握** 工作簿、工作表、单元格等基本概念；单元格地址的引用；公式和函数的使用方法；常见图表的功能和使用方法。

2. **熟悉** Excel 2016 电子表格处理软件的基本功能。

3. **了解** 数据保护的作用和操作方法；模板的作用和使用方法。

技能要求

1. 熟练应用 Excel 2016 创建、编辑、保存 Excel 工作簿；输入、编辑和修改工作表中的数据；设置工作表格式；对工作表中的数据进行排序、筛选、分类汇总以及创建、编辑和修饰数据图表。

2. 熟练运用 Excel 2016 中的公式和常用函数进行数据计算。

3. 具备根据实际需求对工作表进行页面设置及打印的能力。

Excel 2016 是微软公司出品的 Office 2016 办公软件中的一个重要组件，是一个电子表格处理软件。它集表格、统计、数据库、图文信息和 Internet 于一身，具有强大的制作表格、数据计算、数据分析、创建图表等功能。优越的数据处理性能和强大的统计计算功能，使其非常适合于医学数据资料的统计计算和财务分析、统计等领域，也很适合于个人、办公自动化等有关的日常事务处理。

第一节 工作簿的基本操作

一、认识 Excel 2016

1. 启动 Excel 单击任务栏上的"开始"按钮，选择"所有程序"→"Excel 2016"命令，启动 Excel 2016。如果桌面上有 Microsoft Office Excel 2016 快捷方式图标，也可以通过双击快捷方式图标启动 Excel 2016。

2. 认识 Excel 2016 的工作界面 Excel 2016 启动成功，屏幕上会显示如图 4-1 所示的工作界面。与 Excel 2003 相比，Excel 2016 最明显的变化就是使用功能区代替了传统的菜单操作方式。在 Excel 2016 窗口上方看起来像菜单的名称其实是功能区的名称，当单击这些名称时并不会打开菜单，而是切换到与之相对应的功能区。每个功能区根据功能的不同又分为若干个命令组。

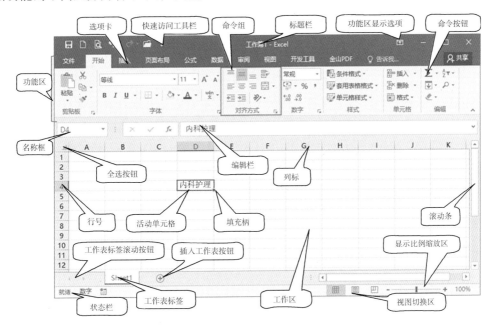

图 4 – 1　Excel 2016 的工作窗口

二、Excel 2016 的相关术语

1. 工作簿　是指 Excel 中用来存储和处理数据的文件。用户在 Excel 中处理的各种数据最终都以工作簿文件的形式存储在磁盘上，其扩展名是 xlsx。一个工作簿由若干张工作表组成，最多可达 255 张工作表。在默认情况下，Excel 为每个新建的工作簿创建一张工作表，其名称为：Sheet1。

2. 工作表　是显示在工作簿窗口中的表格。一个工作表由 1048576 行和 16384 列构成。行号用数字表示（1、2、3…1048576），列标用英文字母表示（A、B、C…XFD）。

工作表标签上显示的是工作表的名称，同一工作簿中不允许工作表重名。系统自动命名工作表名称为 sheet1、sheet2、sheet3、sheet4 等，当然用户可以给工作表重命名。单击工作表标签便可将工作表激活，其标签呈白色显示，被激活的工作表称为当前工作表。通过单击工作表标签，可以在工作簿中进行工作表间的切换。

3. 单元格和单元格地址　工作表中行、列交叉构成的方格称为单元格，是工作表的基本组成单位，数据的输入和修改都是在单元格中进行的。在单元格内可以存储不同类型的数据。

每一个单元格都有一个唯一的单元格地址与之相对应。单元格地址由确定单元格位置的列标和行号组成，例如，第 D 列第 4 行单元格的地址是 D4。

4. 活动（当前）单元格　即选定的单元格。活动单元格四周边框加粗显示，以便区分活动单元格和其他单元格。活动单元格的地址或名称会显示在"名称框"中，其内容会显示在"编辑栏"中。

你知道吗

在工作表中快速移动定位

按 Ctrl + 箭头键，可将活动单元格快速移动到当前数据区域（数据区域：包含数据的单元格区域，该区域周围为空白单元格或数据表边框）的边缘。例如，如果数据表是空的，按 Ctrl + →，活动单元格移动到 XFD 列；按 Ctrl + ↓，活动单元格移动到 1048576 行。

三、新建工作簿

除了在 Excel 启动成功后会自动创建一个新的工作簿外，在 Excel 中用户还可以通过以下三种方法新建工作簿。

1. 选择"文件"选项卡中的"新建"命令，在"特色"下双击"空白工作簿"。
2. 单击快速访问工具栏上的"新建"图标 🗋。
3. 快捷键 Ctrl + N。

四、保存及保护工作簿

1. 保存工作簿　数据输入后要及时保存，只有保存后的数据才能被永久性地记录下来，以供日后继续使用。Excel 工作簿的保存方法与 Word 文档的保存方法相同，具体操作如下。

（1）选择"文件"选项卡中的"保存"命令。

（2）单击快速访问工具栏上的"保存"图标 💾。

（3）快捷键 Ctrl + S。

2. 保护工作簿　为了防止他人随意访问或修改工作簿中的数据，用户可以对工作簿进行保护，操作步骤如下。

（1）打开要保护的工作簿。

（2）选择"文件"选项卡中的"另存为"命令，在弹出的"另存为"对话框中，单击"工具"下拉列表框，在出现的下拉列表中选择"常规选项"，打开"常规选项"对话框，如图 4 - 2 所示。

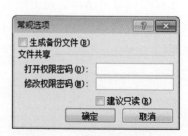

图 4 - 2　"常规选项"对话框

（3）在"打开权限密码"和"修改权限密码"

中输入密码后，单击"确定"按钮。

（4）按照提示再输入一遍密码，再确认一次。

（5）单击"确定"按钮，返回到"另存为"对话框，再单击"保存"按钮。

按照上述步骤操作后，再次打开该工作簿时，会出现"密码"对话框，只有输入正确的密码之后，才能打开和修改该工作簿。

五、实例操作——创建"便民药店库存盘点表"工作簿

药店经理要求正在药店实习的小李将仓库里药品的名称、规格、数量、价格等基本信息录入到电子表格中。小李首先在 D 盘建立工作簿"便民药店库存盘点表.xlsx"，为输入数据做好准备。具体操作步骤如下。

（1）步骤 1　单击任务栏上的"开始"按钮，选择"所有程序"→"Excel 2016"命令，启动 Excel。

（2）步骤 2　选择"文件"选项卡中的"保存"命令，打开"另存为"对话框。如图 4–3 所示，设置好保存位置、文件名和保存类型。

（3）步骤 3　单击"保存"命令按钮。

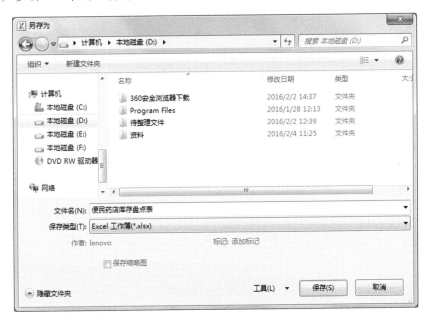

图 4–3　"另存为"对话框

请你想一想

1. 如何退出 Excel 2016？

2. 如何利用模板来新建 Excel 工作簿？

3. 除了默认的 xlsx 格式外，Excel 2016 还能保存的文件格式有哪些？

第二节　工作表的基本操作

一、管理工作表

1. 选择工作表　用户在对工作表进行移动、复制、删除等操作之前需要先选择一张或多张工作表，默认情况下，被选中的工作表标签呈白色显示。

（1）选择一张工作表只要单击工作表标签即可。

（2）选择多个相邻的工作表，可单击要选择的第一个工作表标签，然后按住 Shift 键并单击最后一个要选择的工作表标签。

（3）选择多个不相邻的工作表，可单击要选择的第一个工作表标签，然后按住 Ctrl 键逐个单击要选择的工作表标签。

（4）要选择一个工作簿中所有的工作表，可将鼠标指针指向任意一个工作表标签上，然后单击鼠标右键，在弹出的快捷菜单中单击"选定全部工作表"命令。

2. 插入新工作表　只要不超过 255 张工作表，用户可以根据需要插入新的工作表。一次可以插入一张或多张工作表，选定一张或多张工作表，用鼠标右键单击选中工作表标签，在弹出的快捷菜单中选择"插入"命令，与所选数目相同的工作表就插入到当前工作表的左侧。

单击工作表标签最后面的"新工作表"按钮⊕或用快捷键 Shift + F11 也可以插入一张新工作表。

3. 重命名工作表　若想给工作表起个新名字，可以双击工作表标签，工作表标签反白显示后输入新名字。还可以用鼠标右键单击要重命名的工作表标签，在弹出的快捷菜单中选择"重命名"命令，然后输入新名字。

4. 移动或复制工作表　既可以在同一个工作簿中进行，也可以在不同的工作簿之间进行。

（1）利用鼠标在同一工作簿内移动或复制工作表

1）移动　选中要移动的工作簿，鼠标指针指向要移动的工作表标签，按住鼠标左键，会看到工作表标签上出现一个黑色小箭头，按住鼠标左键移动鼠标，黑色小箭头也随之移动，当黑色小箭头指向要移动到的目标位置时，放开鼠标左键，选中工作表也随之移动到目标位置。

2）复制　复制的方法与移动相似，只是移动鼠标的同时要按住 Ctrl 键，当黑色小箭头指向要复制到的目标位置时，先放开鼠标左键，再放开 Ctrl 键。

（2）利用菜单在不同工作簿之间移动或复制工作表　操作步骤如下。

1）打开源工作簿和目标工作簿。

2）在源工作簿中选中需要移动或复制的工作表，单击鼠标右键，在弹出的快捷菜单（图 4 - 4）中单击"移动或复制工作表"选项，打开"移动或复制工作表"对话框（图 4 - 5）。

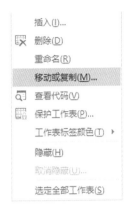

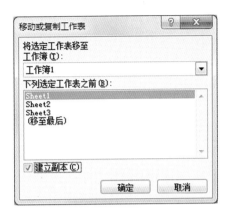

图4-4　快捷菜单　　　　　　图4-5　"移动或复制工作表"对话框

3）在"工作簿"下拉列表框中选择目标工作簿，在"下列选定工作表之前"列表框中选择目标位置，选中"建立副本"前面的复选框进行的是复制操作，否则进行的是移动操作。设置好后单击"确定"按钮。

5. 删除工作表　若需要删除工作表，先选择所要删除的工作表，然后单击"开始"选项卡"单元格"命令组中的"删除"命令，选择其中的"删除工作表"；或者用鼠标右键单击选中的工作表标签，在弹出的快捷菜单中选择"删除"命令。

注意：被删除的工作表是张空表，则直接被删除；若被删除的工作表中含有数据，则会弹出如图4-6所示的警告信息。特别要注意"删除工作表"这个操作不能撤销。

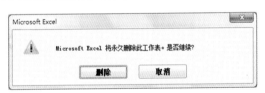

图4-6　"删除"警告信息

二、单元格及单元格区域选取

单元格是工作表的基本单位，绝大多数操作都是针对单元格进行的操作，单元格的选择就成为绝大多数操作的基础。

1. 选定一个单元格　将鼠标指针移到所要选定的单元格上，然后单击鼠标左键。

2. 选择连续单元格区域　用鼠标指向选定区域左上角单元格，然后按住鼠标左键，拖动鼠标至该区域右下角所在位置，放开鼠标按键。单元格区域地址为："左上角单元格地址：右下角单元格地址"。

如果选择的单元格区域较大，可以先单击所选区域左上角的单元格，再按住Shift键不放，单击右下角单元格。

3. 选择不连续单元格区域　选定第一个单元格或单元格区域，然后按住Ctrl键不放，再选定其他的单元格或单元格区域。

4. 选择整行或整列 单击某行的行号，可以选择该行。单击某列的列标，可以选择该列。在行号或列标上拖动鼠标，可以选择多个整行或整列。

5. 选定整个工作表中的单元格 单击行号与列标交叉处的全选按钮，或使用快捷键 Ctrl + A。

三、数据录入

Excel 工作表中数据的录入，就是把数据录入到工作表的单元格中。先选中单元格，然后录入相应的数据即可。

Excel 能够接受的数据类型包括文本（或称文字、字符串）、数字（值）、日期、时间、公式和函数等。在数据的录入过程中，系统会自行判断录入的数据是哪种类型，并进行适当的处理。所以在录入数据时，必须按照 Excel 的规则进行，否则会出错。

1. 录入文本 在 Excel 中，文本可以是字母、汉字、数字、空格和其他字符。当录入的文本较长时，录入的内容会溢出到旁边的空白列来显示，如果旁边的列有内容，则超出列宽的内容被隐藏，若想看到单元格内全部内容，可以选中单元格，这时编辑栏内会显示当前单元格的全部内容。录入文本的规则如下。

（1）在默认情况下，所录入的文本在单元格中左对齐。

（2）如果录入的文本全部由数字组成，比如学号、邮政编码、电话号码等，为了和数值型数据相区分，在录入时要先录入一个半角英文的单引号，再入数字。例如，要录入邮政编码100011，应该录入'100011。

2. 录入数字 在 Excel 中，数字由 0 ~ 9、+（正号）、-（负号）、（千位分隔符）、.（小数点）、\$、%、/、E、e 等组成。所有数字与非数字的组合均作为文本处理。在默认状态下，数字在单元格内右对齐。录入数字时注意以下几点。

（1）单元格中默认的通用数字格式可显示的最大数字为 99999999999，如果超出此值，则自动在单元格中改为科学计数法显示。如录入 987654321012，则显示为：9.87654E + 11。

（2）当单元格中显示一串#号时，表示该单元格的列宽不够显示此数字。增加列宽就能正确显示该数字。

（3）录入负数时，在数字前录入负号，或将其置于括号中。如 -24 和（24）都表示负的24。

（4）录入分数时，应在前面用0和一个空格引导。如录入四分之三：0 3/4，以便与日期相区别。录入带分数时，应在其整数部分和分数部分之间加一个空格。如录入二又四分之三：2 3/4。

3. 录入日期和时间 Excel 将日期和时间作为数字处理，默认情况下在单元格内右对齐。Excel 规定日期的录入格式为："年/月/日"或"年 - 月 - 日"，如要录入日期2020 年 6 月 30 日，可录入 2020/6/30 或 2020 - 6 - 30。如果只录入月和日，Excel 就取计算机内部时钟的年份作为录入日期的年份。

时间的录入格式为时：分：秒，例如，19：15：30 表示下午 7 点 15 分 30 秒。

若需要在一个单元格内同时录入日期和时间，则中间要用空格分隔。如 2020 年 6 月 30 日 12 点 10 分，可录入 2020/6/30 12：10。

使用快捷键 Ctrl +；可录入当前系统的日期；Ctrl + Shift +；可录入当前系统的时间。

注意：单元格中录入日期后，该单元格的格式就被设定为日期格式，再往该单元格中录入数字仍然会被换算成日期。例如某单元格中录入 2020/6/8 回车确认，然后再向该单元格录入数字 64，将显示 1900/3/4。

4. 录入逻辑型数据 逻辑型数据只有两个值：TRUE（真）和 FLASE（假）。可以直接在单元格内录入 TRUE 或 FLASE。

5. 数据填充 对于 3、6、9、12……这样有规律的数据或相同的数据，录入时可以借助 Excel 提供的填充功能，方便、快速地完成数据录入。

若想进行数据填充，先要了解填充柄。当用户选定了一个单元格或单元格区域，在选定区域的右下角有一个小的黑色方块，称为填充柄，如图 4 - 7 所示。

将鼠标指向填充柄时，鼠标指针会变成黑色十字形状"十"，按住鼠标左键拖动填充柄就可以复制单元格或填充数据序列到相邻单元格。

（1）填充等差序列 填充等差序列 3、6、9、12……可以：在 A1 单元格内录入 3，在 A2 单元格内录入 6。选中 A1 和

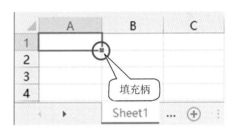

图 4 - 7 填充柄

A2 单元格，将鼠标指针指向填充柄，按住鼠标左键拖动填充柄到目标单元格，放开鼠标即可完成序列的填充，如图 4 - 8 所示。

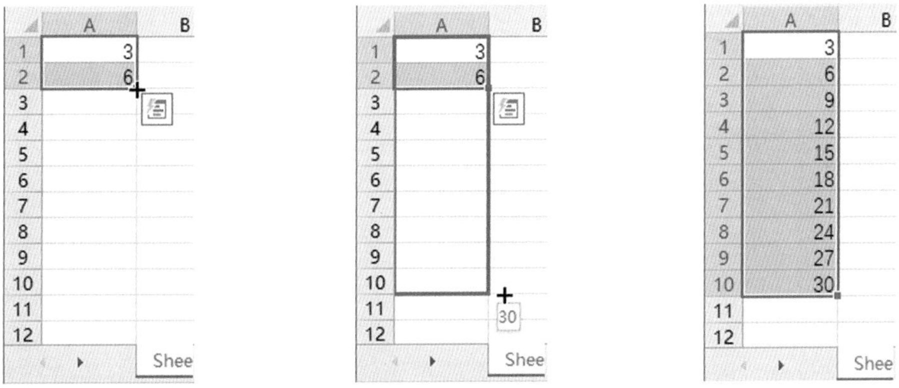

图 4 - 8 填充等差序列

（2）填充等比序列 方法与填充等差序列的方法类似。只是需要按住鼠标的右键而非鼠标的左键拖动填充柄进行填充，到达目标单元格，放开鼠标右键，会弹出一个

快捷菜单，如图4-9所示，在弹出的快捷菜单中选择"等比序列"即可。

（3）复制单元格　还可以利用填充柄复制单元格。如在F5单元格内录入"盒"，将鼠标指针指向填充柄，按住鼠标左键拖动填充柄到F9单元格，放开鼠标，完成对F5单元格的复制，结果如图4-10所示。

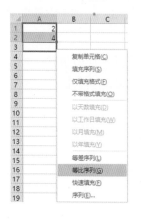
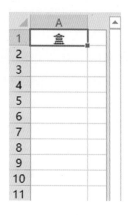
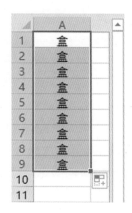

图4-9　填充等比序列　　　　　　　图4-10　复制单元格

（4）自定义序列　在A1单元格内录入"星期一"，将鼠标指针移到填充柄上，按住鼠标左键拖动到H1单元格，放开鼠标后的结果如图4-11所示。Excel之所以能够辨认出某些文本的变化趋势，帮助用户录入文本序列，是因为Excel中预先设置好了某些常用的文字序列。用户可以添加新序列或修改、删除用户自定义的序列。注意：系统内部定义的序列不可修改或删除。添加新序列的步骤如下。

	A	B	C	D	E	F	G	H
1	星期一	星期二	星期三	星期四	星期五	星期六	星期日	星期一
2								
3								

图4-11　填充序列

1）选择"文件"选项卡中的"选项"命令，打开"Excel选项"对话框，如图4-12所示，选择"高级"选项，单击"常规"栏目中的"编辑自定义列表"命令按钮；打开"自定义序列"对话框，如图4-13所示。

2）在"输入序列"框中录入新的序列，每录入一个项目内容后，按回车键或空格键分隔。

3）录入完所有内容后，单击"添加"按钮，新录入序列就会出现在"自定义序列"框中。

6. 添加批注　用户可以使用批注命令给单元格添加注解，这些注解隐藏在单元格中，需要时再调出查看，不会影响单元格内容的显示。给单元格添加批注的方法如下。

（1）选定需添加批注的单元格，单击"审阅"选项卡中的"新建批注"命令。

（2）在弹出的批注文本框中录入批注信息。

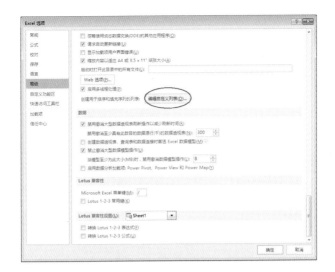

图 4 – 12　"Excel 选项"对话框

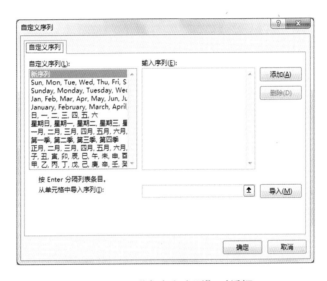

图 4 – 13　"自定义序列"对话框

（3）批注录入完毕后，用鼠标单击任意一个单元格即可完成。

在含有批注的单元格右上角会有一个红色的三角标志。当鼠标指向该单元格时，批注会自动显示出来。如果要修改或删除批注，可以选中含有批注的单元格，单击鼠标右键，在弹出的快捷菜单中选择"编辑批注"或"删除批注"命令。

四、实例操作——录入药店库存盘点表数据

按照图 4 – 14 所示，将数据内容录入到 D 盘"便民药店库存盘点表. xlsx"工作簿中的 sheet1 工作表并保存。

操作步骤如下。

序号	进货日期	药品名称	规格	产地	单位	库存数量	零售价（元）	总价值（元）

便民药店2020年6月末库存盘点表

序号	进货日期	药品名称	规格	产地	单位	库存数量	零售价（元）	总价值（元）
1	2020/4/20	复方氨酚烷胺胶囊	10粒	修正药业	盒	12	12.4	
2	2020/4/20	复方甘草口服液	100ml	黄海制药	瓶	10	3.9	
3	2020/4/20	伤风停胶囊	12粒/板×2板/盒	云南白药	盒	22	19.8	
4	2020/4/20	健胃消食片	0.5g*36片	葵花药业	盒	15	12.0	
5	2020/5/12	创可贴	50片	云南白药	盒	5	10.5	
6	2020/5/12	愍特灵胶囊	0.2g*24粒	华康药业	盒	14	13.8	
7	2020/5/12	多潘立酮片	10mg*30片	杨森制药	盒	9	16.4	
8	2020/5/12	补中益气丸	200丸	宛西制药	瓶	10	7.5	
9	2020/5/12	养心氏片	0.6g*36片	国风药业	盒	16	33.0	
10	2020/5/12	盐酸西替利嗪片	10mg*12片	东瑞制药	盒	23	11.5	
11	2020/5/12	阿莫西林胶囊	0.25g*36粒	联邦制药	盒	7	13.7	
12	2020/5/19	尼莫地平片	20mg*50片	新华制药	瓶	21	3.6	
13	2020/5/19	尼莫地平片	30mg*100片	新华制药	瓶	11	10.0	
14	2020/5/19	克拉霉素缓释片	0.5g*3片	普利制药	盒	17	35.0	
15	2020/5/19	小儿氨酚黄那敏颗粒	6g*10袋	三九医药	盒	25	13.8	
16	2020/5/19	小儿氨酚黄那敏颗粒	6g*18袋	三九医药	盒	13	23.0	
17	2020/5/19	维生素C片	0.1g*100片	利君制药	瓶	18	3.0	

图 4 – 14　便民药店 2020 年 6 月末库存盘点表

（1）步骤 1　启动 Excel 2016，打开 D 盘"便民药店库存盘点表 . xlsx"工作簿。

（2）步骤 2　选中 A1 单元格，录入"便民药店 2020 年 6 月末库存盘点表"；依次在 A2 至 I19 单元格，录入相应内容。

提示：序号可以按照录入等差序列的方法录入，相同的数据可以使用复制单元格的方法录入。

（3）步骤 3　按快捷键 Ctrl + S 保存。

五、编辑单元格

1. 修改单元格中数据　选定需要修改的单元格后，就可以输入新内容覆盖原有数据。如果只是修改数据中的一部分，可以双击要修改的单元格，进入编辑状态（光标在单元格内闪烁），然后对单元格内数据进行修改。也可以选中单元格后，在编辑栏内修改数据。

2. 插入行和单元格

（1）插入行　若需要在第 2 行的前面插入三行，操作步骤如下。

1）步骤 1　选中第 2、3、4 行。

2）步骤 2　选择"开始"选项卡"单元格"命令组中"插入"命令下的"插入工作表行"选项；或者单击鼠标右键，在弹出的快捷菜单中选择"插入"。

（2）插入单元格　若要插入单元格，操作步骤如下。

1）步骤 1　在需要插入空单元格处选定相应的单元格区域。注意，选定的单元格数目应与要插入的空单元格数目相同。

2）步骤 2　选取"开始"选项卡"单元格"命令组中"插入"命令下的"插入单元格"选项；或者单击鼠标右键，在弹出的快捷菜单中选择"插入"，打开"插入"话框，如图 4 – 15 所示。

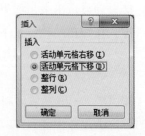

图 4 – 15　"插入"对话框

3）步骤 3　在"插入"对话框中，选择当前活动单元格右移还是下移，然后单击"确定"按钮。

3. 删除行和单元格

（1）删除行　选定要删除的行，然后选择"开始"选项卡"单元格"命令组中"删除"命令下的"删除工作表行"选项；或者单击鼠标右键，在弹出的快捷菜单中选择"删除"。

（2）删除单元格　选定要删除的单元格，然后选择"开始"选项卡"单元格"命令组中"删除"命令下的"删除单元格"选项；或者单击鼠标右键，在弹出的快捷菜单中选择"删除"。在"删除"对话框中，根据需要选择相应的选项，并单击"确定"按钮，如图 4 – 16 所示。

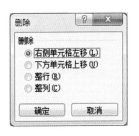
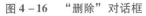

图 4 – 16　"删除"对话框

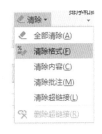

图 4 – 17　"清除"子菜单

4. 清除单元格　单元格中包含格式、内容、批注和超链接四部分。进行清除时，可全部清除，也可只清除某一部分。若只清除内容，只需要选定单元格，然后按 Delete 键即可。否则可按如下步骤进行清除。

（1）选定要清除的单元格。

（2）单击"开始"选项卡"编辑"命令组中"清除"命令，在图 4 – 17 所示的"清除"子菜单中选择相应的项目。

你知道吗

输入快捷键

如果用户需要在单元格内换行，可使用组合键：Alt + Enter。

要在多个单元格中输入相同的内容，还可以：①选定要输入相同数据的单元格区域；②向当前单元格中输入数据；③同时按下 Ctrl + Enter 键。

六、格式化工作表

为了使工作表更加直观和美观，可以利用 Excel 中丰富多彩的格式化命令，对工作表进行格式化操作。

1. 设置单元格格式　用户可以利用"开始"选项卡中的"字体""对齐方式""数字"命令组中的命令按钮设置单元格的字体、字号、字形、颜色、对齐方式等格式，如图 4 - 18 所示。

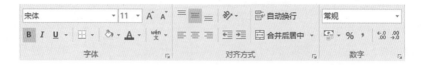

图 4 - 18　"字体""对齐方式""数字"命令组的命令按钮

除了利用上面这些命令按钮来设置单元格格式外，还可以单击"开始"选项卡"字体""对齐方式""数字"命令组右下角的小按钮打开"设置单元格格式"对话框。该对话框包含"数字""对齐""字体""边框""填充""保护"6 个选项卡，利用这些选项卡来设置单元格格式。

（1）设置数字格式　通过"数字"选项卡可以设置数字（包括日期、时间）在单元格中的显示形式，在默认情况下，数字格式是"常规"格式，如图 4 - 19 所示。

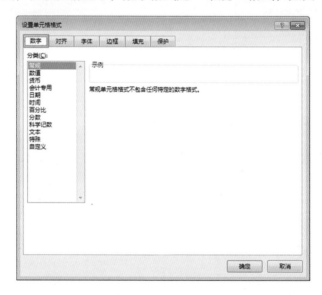

图 4 - 19　"设置单元格格式"对话框中的"数字"选项卡

（2）设置数据对齐格式　在 Excel 表格中，数据的对齐格式分为水平对齐和垂直对齐两种。系统默认的水平对齐格式为"常规"格式，即文字数据左对齐，数字数据右对齐。系统默认的垂直对齐格式是"居中"对齐。通过"对齐"选项卡不仅可以设置数据的水平对齐格式和垂直对齐格式，还可以设置数据的倾斜角度，以及自动换行、合并单元格等特殊格式，如图 4 - 20 所示。

（3）设置数据字体格式　通过"字体"选项卡可设置字体、字形、字号、下划线、字体颜色和特殊效果等格式，如图 4 - 21 所示。

（4）给单元格添加边框　通过"边框"选项卡可以给单元格添加边框线，如图 4 -22所示。不仅可以为单元格添加实线、点线、粗线、细线、单线、双线等多种线形的边框，还可以设置边框线的颜色以及为单元格添加斜线。在线条区域的"样式"框

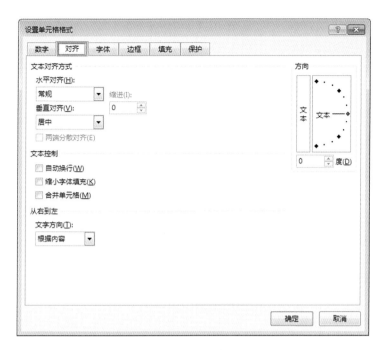

图 4 - 20　"设置单元格格式"对话框中的"对齐"选项卡

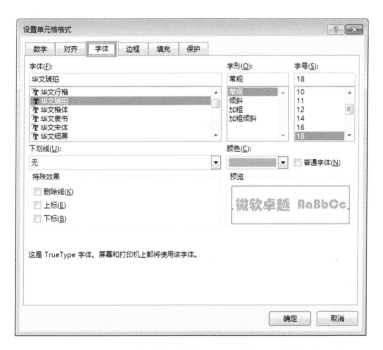

图 4 - 21　"设置单元格格式"对话框中的"字体"选项卡

中选择边框线的线形，在"颜色"下拉列表框中设置边框线的颜色，再单击预置选项、预览草图及上面的按钮为选择好的单元格添加边框。

（5）给单元格添加底纹和图案　通过"填充"选项卡给单元格添加适当的背景和

底纹，可以突出表格中的某些部分，使表格更清晰易懂，如图 4 – 23 所示。

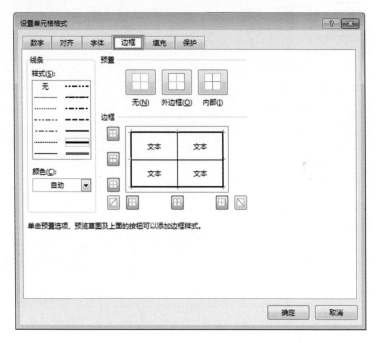

图 4 – 22 "设置单元格格式"对话框中的"边框"选项卡

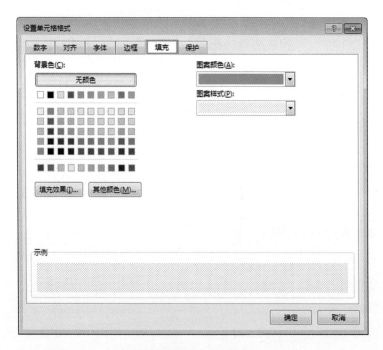

图 4 – 23 "设置单元格格式"对话框中的"填充"选项卡

2. 修改行高和列宽 修改行高或列宽的操作步骤如下。

（1）步骤 1 选中需要修改的行高或列宽的单元格。

（2）步骤 2　单击"开始"选项卡"单元格"命令组中"格式"命令下的"行高"或"列宽"选项，在弹出的"行高"或"列宽"对话框中输入行高或列宽，然后单击"确定"按钮，如图 4 - 24 所示。

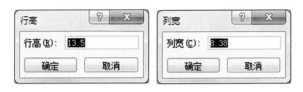

图 4 - 24　"行高"和"列宽"对话框

若想粗略地、快速地修改行高和列宽，可以使用鼠标来调整行高或列宽。先将鼠标指针移到需要调整行（列）的行号（列标）与下一行号（下一列标）之间的分隔线上，当光标形状变为上下 ↕（左右 ↔）双向箭头时，按住鼠标左键拖动，将行高（列宽）拖到合适高（宽）度，最后放开鼠标左键。

你知道吗

自动调整行高和列宽

"开始"选项卡"单元格"命令组中"格式"命令下的"自动调整行高（自动调整列宽）"选项，会根据单元格中数据的高（宽）度自动调整为最合适的高（宽）度。

3. 条件格式　如果想突出显示某些特定的数据，可以使用"开始"选项卡"样式"命令组中"条件格式"命令。条件格式命令用于规定单元格中的数据在达到设定条件时的显示方式，从而可以使单元格中的数据更明显、更突出。

七、实例操作——美化药店库存盘点表

对"便民药店 2020 年 6 月末库存盘点表"（图 4 - 14）进行如下格式化。

1. 将标题设置为"微软雅黑、18 号、蓝色"，并且相对于表格居中对齐，操作步骤如图 4 - 25 所示。

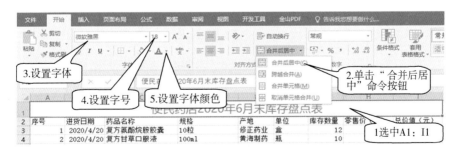

图 4 - 25　设置便民药店 2020 年 6 月末库存盘点表标题的格式

2. 除标题外的数据设置为水平居中和垂直居中，并添加所有框线，操作步骤如图 4 - 26 所示。

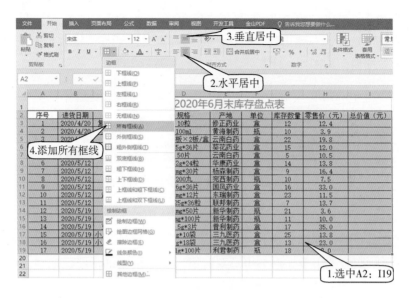

图 4-26 设置便民药店 2020 年 6 月末库存盘点表内容的格式

3. 给标题行（A2：I2）添加图案颜色为"橙色，个性色 2，淡色 40%"，图案样式为"25% 灰色"的底纹，操作步骤如图 4-27 所示。

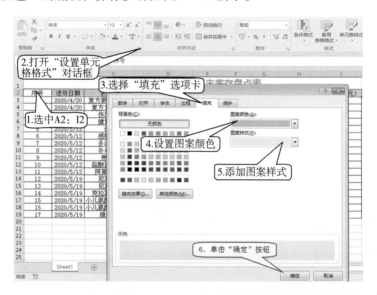

图 4-27 设置便民药店 2020 年 6 月末库存盘点表标题行的格式

4. 使用条件格式设置便民药店 2020 年 6 月末库存盘点表中库存数量在 15 及以上的单元格格式为：字体颜色深红色、字形加粗并用"红色，强调文字颜色 2，淡色 80%"填充单元格。操作步骤如下。

（1）步骤 1 选中 G3：G19 单元格。

（2）步骤 2 选择"开始"选项卡"样式"命令组中的"条件格式"命令下的"突出显示单元格规则"选项中的"其他规则"，打开"新建格式规则"对话框。按照

图 4 – 28 所示，设置单元格值条件为：大于或等于 15。

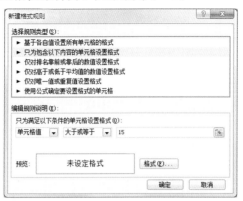

图 4 – 28　"新建格式规则"对话框

（3）步骤 3　单击"格式"命令按钮，打开"设置单元格格式"对话框。设置字体颜色、字形、填充色，单击"确定"按钮。

（4）步骤 4　单击"新建格式规则"对话框中的"确定"按钮。

对"便民药店 2020 年 6 月末库存盘点表"进行格式设置，美化后的效果如图 4 – 29 所示。

序号	进货日期	药品名称	规格	产地	单位	库存数量	零售价（元）	总价值（元）
				便民药店2020年6月末库存盘点表				
1	2020/4/20	复方氨酚烷胺胶囊	10粒	修正药业	盒	12	12.4	
2	2020/4/20	复方甘草口服液	100ml	黄海制药	瓶	10	3.9	
3	2020/4/20	伤风停胶囊	12粒/板×2板/盒	云南白药	盒	22	19.8	
4	2020/4/20	健胃消食片	0.5g*36片	葵花药业	盒	15.0	12.0	
5	2020/5/12	创可贴	50片	云南白药	盒	5.0	10.5	
6	2020/5/12	感特灵胶囊	0.2g*24粒	华康药业	盒	14.0	13.8	
7	2020/5/12	多潘立酮片	10mg*30片	杨森制药	盒	9.0	16.4	
8	2020/5/12	补中益气丸	200丸	宛西制药	盒	10.0	7.5	
9	2020/5/12	养心氏片	0.6g*36片	国风药业	盒	16.0	33.0	
10	2020/5/12	盐酸西替利嗪片	10mg*12片	东瑞制药	盒	23.0	11.5	
11	2020/5/12	阿莫西林胶囊	0.25g*36粒	联邦制药	盒	7.0	13.7	
12	2020/5/19	尼莫地平片	20mg*50片	新华制药	瓶	21.0	3.6	
13	2020/5/19	尼莫地平片	30mg*100片	新华制药	瓶	11.0	10.0	
14	2020/5/19	克拉霉素缓释片	0.5g*3片	普利制药	盒	17.0	35.0	
15	2020/5/19	小儿氨酚黄那敏颗粒	6g*10袋	三九医药	盒	25.0	13.8	
16	2020/5/19	小儿氨酚黄那敏颗粒	6g*18袋	三九医药	盒	13.0	23.0	
17	2020/5/19	维生素C片	0.1g*100片	利君制药	瓶	18.0	3.0	

图 4 – 29　格式化后的数据表

请你想一想

1. "A2：D5"表示选中了哪些单元格？

2. 如何插入或删除列？

3. 清除和删除有什么区别？

4. 如何利用"套用表格格式"和"单元格样式"命令来快速设置表格格式？

实训十 制作期末考试成绩表 微课1

该实训操作是对工作表进行格式化编辑，进一步练习字体、边框、行高列宽、条件格式的基本方法。操作步骤如下。

（1）步骤1 启动 Excel 2016，打开本书素材“期末成绩表 . xlsx”并选中 sheet1。

（2）步骤2 A1：k1，设置合并居中对齐，字体黑体、字号 16，行高 30。

（3）步骤3 A2：k2，设置字体宋体、字号 12、加粗。

（4）步骤4 A2：k22，设置水平居中，行高 18、列宽 12，添加框线。

（5）步骤5 C3：k22，设置单元格内容小于 60 的单元格格式为：字体颜色红色、字形加粗；填充图案颜色金色，个性色 4，图案样式 50% 灰色填充单元格。

操作完成后参考图 4 - 30。

	A	B	C	D	E	F	G	H	I	J	K
1	2019-2020学年第一学期19护理1班期末成绩表										
2	小组	学 号	姓 名	职业生涯规划	语 文	英 语	数 学	计算机	解剖学基础	人际沟通	体 育
3	第一小组	1	刘欣彤	76	77	72	96	60	52	70	83
4	第一小组	2	伊 婧	71	79	70	72	87	76	70	86
5	第一小组	3	王馨饶	63	74	60	86	72	62	60	88
6	第一小组	4	刘俊池	60	73	72	83	79	61	64	81
7	第一小组	5	张玉东	92	81	81	96	83	72	80	88
8	第二小组	6	赵羽茹	91	88	94	88	66	81	96	90
9	第二小组	7	吴 鄉	77	79	85	84	70	61	60	89
10	第二小组	8	李雪蔓	93	78	90	97	77	65	90	80
11	第二小组	9	姜 楠	72	78	63	69	70	61	90	62
12	第二小组	10	张冬妮	60	71	55	84	85	60	60	60
13	第三小组	11	董笑如	78	80	78	72	60	60	61	84
14	第三小组	12	石馥嘉	73	70	73	61	71	51	66	68
15	第三小组	13	王艺颖	50	72	60	78	95	57	80	69
16	第三小组	14	谢任菲	75	76	70	68	75	78	80	69
17	第三小组	15	姜雨伶	95	94	87	83	94	81	97	89
18	第四小组	16	赵 玉	83	77	72	67	79	60	70	68
19	第四小组	17	张稀童	91	66	60	60	62	60	90	76
20	第四小组	18	李云聪	84	78	70	60	80	67	82	84
21	第四小组	19	刘 鹏	91	86	86	68	77	79	92	89
22	第四小组	20	艾 青	68	84	71	61	74	93	70	80

Sheet1 Sheet2 Sheet3

图 4 - 30 格式化后的期末考试成绩表

第三节 数据计算

一、公式

利用 Excel 中的公式可以进行各种计算，不仅包括加、减、乘、除运算，也可以完成十分复杂的计算，如财务、统计、科学计算等，还可以用公式进行比较或者操作文本和字符串。每当用户输入或者修改数据之后，公式便会自动地重新将有关数据计算一遍，进行更新，大大提高了工作效率。

例，计算“便民药店 2020 年 6 月末库存盘点表”中“总价值”的操作步骤如下。

（1）步骤 1 选中单元格 I3。

（2）步骤 2 输入公式"=G3*H3"，按回车键确认。

（3）步骤 3 选中单元格 I3，鼠标指针移到填充柄上，按住鼠标左键向下填充到单元格 I17 放开鼠标，计算出所有药品的总价值，如图 4-31 所示。

图 4-31 计算"便民药店 2020 年 6 月末库存盘点表"中的"总价值"

在 Excel 中，公式一般包括以下三个组成部分。

1. "="号 表示用户输入的内容是公式而不是数据。

2. 运算符 表示公式所执行的运算方式。除加（+）、减（-）、乘（*）、除（/）以外，还常用到表 4-1 中的运算符。

表 4-1 常用运算符

运算符		含义	示例
- （减号）		负号	-8
% （百分号）		百分比	30%
^ （插入符号）		乘幂运算	4^3
& （和号）		将两个文本值连接或串起来产生一个连续的文本值	"抗击"&"疫情"结果为"抗击疫情"
比较运算符	=、<> >、> = <、< =	等于，不等于 大于，大于等于 小于，小于等于	4 = 8 的值为假，4 <> 8 的值为真 4 > 8，4 > = 8 的值都为假 4 < 8，4 < = 8 的值都为真

公式中可能同时用到多个运算符，如果有圆括号先计算括号里面的，否则 Excel 将按优先级从高到低进行计算。优先级从高到低的依次为：负号→百分比→乘幂→乘和除→加和减→&→比较运算符，公式中相同优先级的运算符则从左到右进行计算。

注意：运算符必须是在英文半角状态下输入。

3. 运算数 参加运算的对象。可以是常量、单元格地址和函数等。例题中的公式"=G3*H3"中 G3、H3 就是单元格地址，称之为引用单元格。

二、引用单元格

公式的灵活性是通过引用单元格来实现的。所谓引用单元格就是指通过单元格地址来引用单元格的内容。当引用的单元格中的数据发生改变时，公式会自动地将有关数据重新计算一遍，得到最新结果。

引用单元格时可以直接用键盘键入单元格地址，也可以用鼠标单击需要引用的单元格来得到相应的单元格地址。

引用单元格分为相对引用、绝对引用和混合引用。

1. 相对引用　是指直接把单元格地址写入公式中。当把含有相对引用的公式复制到新位置时，新位置中公式包含的相对引用地址会随之改变，公式将会依据更改后地址内的值重新进行计算。

例题中的公式"＝G3＊H3"中G3、H3就是相对引用。利用填充柄向下填充计算其余药品的"总价值"，其实就是对公式进行复制，由于G3、H3就是相对引用，会随着复制到新单元格而发生改变。如填充到I4单元格时G3和H3会变为G4和H4，公式也就变为"＝G4＊H4"，如图4-32所示。

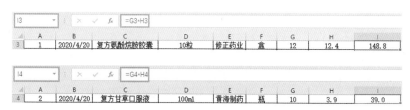

图4-32　使用相对引用计算"总价值"

2. 绝对引用　是指公式中引用的单元格是固定不变的。采用绝对引用的公式，无论公式移动或复制到哪里，都将引用同一个单元格。绝对引用的形式是"＄列标＄行号"。若将上例中I3单元格中的公式改为"＝＄G＄3＊＄H＄3"，向下填充后所有药品的总价值都为148.8，如图4-33所示。

序号	进货日期	药品名称	规格	产地	单位	库存数量	零售价（元）	总价值（元）
			便民药店2020年6月末库存盘点表					
1	2020/4/20	复方氨酚烷胺胶囊	10粒	修正药业	盒	12	12.4	148.8
2	2020/4/20	复方甘草口服液	100ml	黄海制药	瓶	10	3.9	148.8
3	2020/4/20	伤风停胶囊	12粒/板×2板/盒	云南白药	盒	22	19.8	148.8
4	2020/4/20	健胃消食片	0.5g*36片	葵花药业	盒	15.0	12.0	148.8
5	2020/5/12	创可贴	50片	云南白药	盒	5.0	10.5	148.8
6	2020/5/12	感特灵胶囊	0.2g*24粒	华康药业	盒	14.0	13.8	148.8
7	2020/5/12	多潘立酮片	10mg*30片	杨森制药	盒	9.0	16.4	148.8
8	2020/5/12	补中益气丸	200丸	宛西制药	瓶	10.0	7.5	148.8
9	2020/5/12	养心氏片	0.6g*36片	国风药业	盒	16.0	33.0	148.8
10	2020/5/12	盐酸西替利嗪片	10mg*12片	东瑞制药	盒	23.0	11.5	148.8

图4-33　使用绝对引用计算"总价值"

3. 混合引用　如果希望公式中的引用在复制时，行不变，列变；或者列不变，行变，就需要使用混和引用，如＄G3、G＄3。

小提示：选中单元格地址，按 F4 功能键可以使单元格地址在相对引用、绝对引用、混和引用之间进行切换。

三、函数

Excel 可为用户提供大量的函数，以便对数据进行统计、求平均值、平方根等复杂计算。

1. 函数的结构　　以等号（＝）开始，后面紧跟函数名称和左括号，然后以逗号分隔输入参数，最后是右括号。

2. 函数的输入　　输入函数时，可在单元格中直接输入函数名及其参数；若用户对函数的格式不清楚，可以使用"插入函数"进行输入。

3. 几种常用函数介绍

（1）求和函数 SUM　　返回各参数的总和。

格式：SUM（number1，number2，…）；

number1，number2，…为 1 到 255 个需要求和的参数。

（2）求平均值函数 AVERAGE　　返回参数的平均值（算术平均值）。

格式：AVERAGE（number1，number2，…）

number1，number2，…为需要计算平均值的 1 到 255 个参数。

（3）最大值函数 MAX　　返回一组参数中的最大值。

格式：MAX（number1，number2，…）

number1，number2，…为需要找出最大值的 1 到 255 个数字参数。

（4）最小值函数 MIN　　返回一组参数中的最小值。

格式：MIN（number1，number2，…）

number1，number2，…是要从中找出最小值的 1 到 255 个数字参数。

（5）条件函数 IF　　判断是否满足某个条件，如果满足返回一个值，如果不满足则返回另一个值。

格式：IF（Logical_ test，Value_ if_ true，Value_ if_ false）

Logical_ test：描述条件的表达式。

Value_ if_ true：满足条件时的值。

Value_ if_ false：不满足条件时的值。

（6）名次函数 RANK　　返回某数字在一列数字中相对于其他数值的大小排位。

格式：RANK（number，ref，order）

Number：是要查找排名的数字。

Ref：为一组数或对一个数据列表的引用，非数字值将被忽略。

Order：指定排位的方式，如果为 0 或忽略，降序；非零值，升序。

（7）条件统计函数 COUNTIF　　返回某个区域中满足给定条件的单元格数目。

格式：COUNTIF（Range，Criteria）

Range：需要计算其中满足条件的单元格数目的区域。

Criteria：条件。

（8）条件求和函数 SUMIF　返回某个区域内满足给定条件的所有单元格的和。

格式：SUMIF（Range，Criteria，Sum_ Range）

Range：用于条件判断的区域。

Criteria：条件。

Sum_ Range：需要求和的数值区域。

（9）条件平均值函数 AVERAGEIF　返回某个区域内满足给定条件的所有单元格的平均值（算术平均值）。

格式：AVERAGEIF（Range，Criteria，Average_ Range）

Range：用于条件判断的区域。

Criteria：条件。

Average_ range：需要求计算平均值的数值区域。

四、实例操作——药店库存盘点表数据计算

1. 利用 SUM 函数计算"便民药店 2020 年 6 月末库存盘点表"中药品库存数量的总和，结果存放在 G20 单元格中。操作步骤如图 4 – 34 所示。

2. 在"便民药店 2020 年 6 月末库存盘点表"中添加一列：是否进货。利用 IF 函数判断是否需要进货，库存数量不到 10 的药品需要进货，否则不需要。操作步骤如图 4 – 35 所示，结果如图 4 – 36 所示（其余药否进货利用填充柄完成）。

3. 在"便民药店 2020 年 6 月末库存盘点表"中添加一列：名次。按照库存数量从大到小排名次。利用 RANK 函数排名次的步骤如下。

（1）选中单元格 K3。

（2）单击"插入函数"按钮。

（3）在"插入函数 "对话框中选择"RANK"函数，单击"确定"按钮。

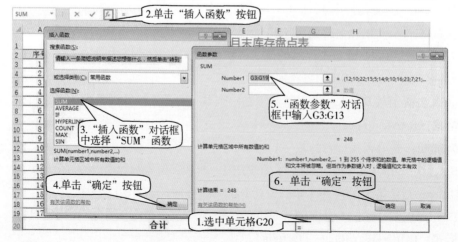

图 4 – 34　利用 SUM 函数求和

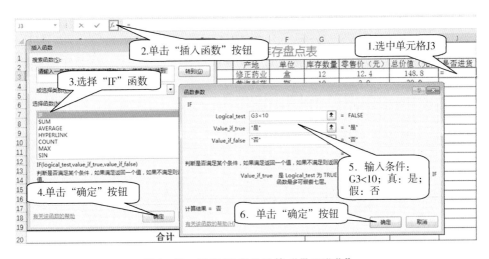

图 4-35　利用 IF 函数计算"是否进货"

序号	进货日期	药品名称	规格	产地	单位	库存数量	零售价（元）	总价值（元）	是否进货
				便民药店2020年6月末库存盘点表					
1	2020/4/20	复方氨酚烷胺胶囊	10粒	修正药业	盒	12	12.4	148.8	否
2	2020/4/20	复方甘草口服液	100ml	黄海制药	瓶	10	3.9	39.0	否
3	2020/4/20	伤风停胶囊	12粒/板×2板/盒	云南白药	盒	22	19.8	435.6	否
4	2020/4/20	健胃消食片	0.5g×36片	葵花药业	盒	15.0	12.0	180.0	是
5	2020/5/12	创可贴	50片	云南白药	盒	5.0	10.5	52.5	是
6	2020/5/12	感特灵胶囊	0.2g×24粒	华康药业	盒	14.0	13.8	193.2	否
7	2020/5/12	多潘立酮片	10mg×30片	杨森制药	盒	9.0	16.4	147.6	是
8	2020/5/12	补中益气丸	200丸	宛西制药	瓶	10.0	7.5	75.0	否
9	2020/5/12	养心氏片	0.6g×36片	国风药业	盒	16.0	33.0	528.0	否
10	2020/5/12	盐酸西替利嗪片	10mg×12片	东瑞制药	盒	23.0	11.5	264.5	是
11	2020/5/12	阿莫西林胶囊	0.25g×36粒	联邦制药	盒	7.0	13.7	95.9	是
12	2020/5/19	尼莫地平片	20mg×50片	新华制药	瓶	21.0	3.6	75.6	否
13	2020/5/19	尼莫地平片	30mg×100片	新华制药	瓶	11.0	10.0	110.0	否
14	2020/5/19	克拉霉素缓释片	0.5g×3片	普利制药	盒	17.0	35.0	595.0	否
15	2020/5/19	小儿氨酚黄那敏颗粒	6g×10袋	三九医药	盒	25.0	13.8	345.0	否
16	2020/5/19	小儿氨酚黄那敏颗粒	6g×18袋	三九医药	盒	13.0	23.0	299.0	否
17	2020/5/19	维生素C片	0.1g×100片	利君制药	瓶	18.0	3.0	54.0	否
		合计				248			

图 4-36　利用 IF 函数计算"是否进货"后的数据表

（4）依照图 4-37 所示设置"函数参数"对话框中的参数，单击"确定"按钮，求出第一个药品库存数量的名次。

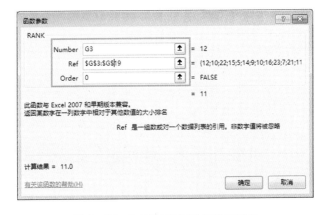

图 4-37　RANK 的函数参数对话框

（5）其余药品库存数量的名次使用填充柄进行填充，结果如图 4 - 38 所示。

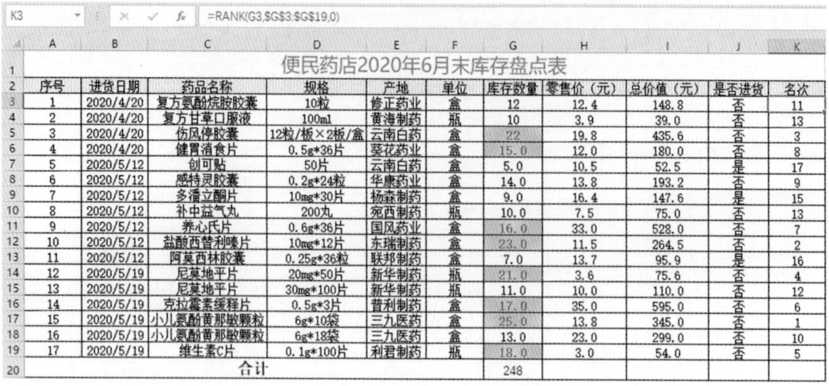

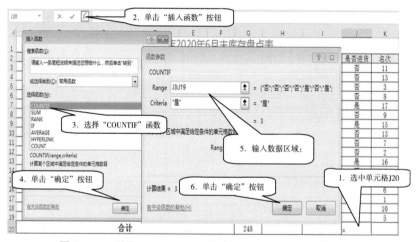

图 4 - 38　利用 RANK 函数计算库存数量排名后的数据表

4. 统计"便民药店 2020 年 6 月末库存盘点表"中有多少种药品需要进货。统计结果存放在 J20 单元格内。操作步骤如图 4 - 39 所示。

图 4 - 39　利用 COUNTIF 函数统计有多少种药品需要进货

请你想一想

1. 插入函数的方法有哪些？

2. 如何将计算结果保留小数位数？

当输入的公式表达不正确时，系统将会显示诸如"####!"或"#VALUE!"的错误值。错误值一般以"#"符号开头。

实训十一　班级期末考试成绩统计表计算 微课 2

该实训操作是对工作表中数据进行计算，进一步练习插入函数的基本方法。操作步骤如下。

（1）步骤 1 启动 Excel 2016，打开本书素材"期末成绩表 . xlsx"并选中 sheet1。

（2）步骤 2 按照图 4 - 40 在 sheet1 中添加三行三列。

（3）步骤 3 插入函数，计算总分、平均分、排名、最高分、最低分、不及格人数。

（4）步骤 4 插入函数，对于平均分在 80 分以上的同学填写评语"不要骄傲，继续努力"，平均分低于 80 分的同学填写评语"加油，努力赶上"。

操作完成后参考图 4 - 40。

小组	学号	姓名	职业生涯规划	语文	英语	数学	计算机	解剖学基础	人际沟通	体育	总分	平均分	评语
第一小组	1	刘欣彤	76	77	72	96	60	52	70	83	586	73.3	加油，努力赶上
第一小组	2	伊 楠	71	79	70	72	87	76	70	86	611	76.4	加油，努力赶上
第一小组	3	王馨钰	63	74	60	86	72	62	60	88	565	70.6	加油，努力赶上
第一小组	4	刘俊池	60	73	72	83	79	61	64	81	573	71.6	加油，努力赶上
第一小组	5	张玉东	92	81	81	96	83	72	80	88	673	84.1	不要骄傲，继续努力
第二小组	6	赵羽茹	91	88	94	88	66	81	96	90	694	86.8	不要骄傲，继续努力
第二小组	7	吴 郦	77	79	85	84	70	61	60	89	605	75.6	加油，努力赶上
第二小组	8	李雪曼	93	78	90	97	77	65	90	80	670	83.8	不要骄傲，继续努力
第二小组	9	姜 楠	72	78	63	69	70	61	60	62	565	70.6	加油，努力赶上
第二小组	10	张冬妮	60	71	55	84	85	60	60	60	535	66.9	加油，努力赶上
第三小组	11	董笑如	78	80	78	72	60	60	61	84	573	71.6	加油，努力赶上
第三小组	12	石馥嘉	73	70	73	61	71	51	66	68	533	66.6	加油，努力赶上
第三小组	13	王艺颖	50	72	60	78	95	57	80	69	561	70.1	加油，努力赶上
第三小组	14	谢任彗	75	76	70	68	75	78	80	69	591	73.9	加油，努力赶上
第三小组	15	姜雨伶	95	94	87	83	94	81	97	89	720	90.0	不要骄傲，继续努力
第四小组	16	赵 玉	83	77	72	67	79	60	70	68	576	72.0	加油，努力赶上
第四小组	17	张桮童	91	66	60	60	62	60	90	76	565	70.6	加油，努力赶上
第四小组	18	李云聪	84	78	70	60	80	67	82	84	605	75.6	加油，努力赶上
第四小组	19	刘 鹏	91	86	86	68	77	79	92	89	668	83.5	不要骄傲，继续努力
第四小组	20	艾 青	68	84	71	61	74	93	70	80	601	75.1	加油，努力赶上
最高分			95	94	94	97	95	93	97	90			
最低分			50	66	55	60	60	51	60	60			
不及格人数			1	0	1	0	0	3	0	0			

图 4 - 40 完成函数计算后的期末成绩表

第四节 数据处理

Excel 2016 不仅可以对表格中的数据进行计算，还可以对繁杂的数据进行处理和分析。正确使用 Excel 提供的排序、筛选和分类汇总等操作，可有效、快捷地处理数据。

一、数据排序

Excel 提供的数据排序功能可以快速地将表格中杂乱的数据按照一定的规则重新排列，便于浏览或为进一步处理数据做准备。数据排序可以按照一个或几个关键字升序（递增）或降序（递减）进行排列。

例：将"便民药店 2020 年 6 月末库存盘点表"中数据按照主要关键字"是否进货"降序次序和次要关键字"库存数量"升序次序重新排列顺序。操作步骤如图 4 - 41 所示，排序后的数据表如图 4 - 42 所示。

Excel 排序规则是数字按大小排序，日期按日期的早晚排序，字母按 A 到 Z 的顺序排序（默认情况下不区分英文字母的大小写），汉字默认按拼音字母的顺序排序，也可以按笔画排序。无论按升序还是降序排列，空白单元格都是放在最后。若想排序时区分大小写或汉字按笔画排序，可以单击"排序"对话框中的"选项"按钮（图 4 -

41)，利用“排序选项”对话框进行相应设置，如图 4 – 43 所示。

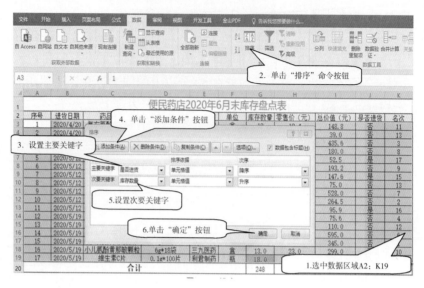

图 4 – 41 排序

便民药店2020年6月末库存盘点表

序号	进货日期	药品名称	规格	产地	单位	库存数量	零售价（元）	总价值（元）	是否进货	名次
5	2020/5/12	创可贴	50片	云南白药	盒	5.0	10.5	52.5	是	17
11	2020/5/12	阿莫西林胶囊	0.25g*36粒	联邦制药	盒	7.0	13.7	95.9	是	16
7	2020/5/12	多潘立酮片	10mg*30片	杨森制药	盒	9.0	16.4	147.6	是	15
2	2020/4/20	复方甘草口服液	100ml	黄海制药	瓶	10	3.9	39.0	否	13
8	2020/5/12	补中益气丸	200丸	宛西制药	瓶	10.0	7.5	75.0	否	13
13	2020/5/19	尼莫地平片	30mg*100片	新华制药	瓶	11.0	10.0	110.0	否	12
1	2020/4/20	复方氨酚烷胺胶囊	10粒	修正药业	盒	12	12.4	148.8	否	11
16	2020/5/19	小儿氨酚黄那敏颗粒	6g*18袋	三九医药	盒	13.0	23.0	299.0	否	10
6	2020/5/12	感特灵胶囊	0.2g*24粒	华康药业	盒	14.0	13.8	193.2	否	9
4	2020/4/20	健胃消食片	0.5g*36片	葵花药业	盒	15.0	12.0	180.0	否	8
9	2020/5/12	养心氏片	0.6g*36片	国风药业	盒	16.0	33.0	528.0	否	7
14	2020/5/19	克拉霉素缓释片	0.5g*3片	普利制药	盒	17.0	35.0	595.0	否	6
17	2020/5/19	维生素C片	0.1g*100片	利君制药	瓶	18.0	3.0	54.0	否	5
12	2020/5/19	尼莫地平片	20mg*50片	新华制药	瓶	21.0	3.6	75.6	否	4
3	2020/4/20	伤风停胶囊	12粒/板×2板/盒	云南白药	盒	22	19.8	435.6	否	3
10	2020/5/12	盐酸西替利嗪片	10mg*12片	东瑞制药	盒	23.0	11.5	264.5	否	2
15	2020/5/19	小儿氨酚黄那敏颗粒	6g*10袋	三九医药	盒	25.0	13.8	345.0	否	1
合计						248				

图 4 – 42 排序后的数据表

二、数据筛选

图 4 – 43 “排序选项”对话框

数据筛选是指将数据表中不符合用户指定条件的数据隐藏起来，只显示符合条件的数据。筛选分为自动筛选和高级筛选。

1. 自动筛选 适用于简单条件的筛选。

例：利用自动筛选，筛选出“便民药店 2020 年第二季度销售情况报表”中“第二分店数量（盒）大于 400”的数据，如图 4 – 44 所示。操作步骤如下。

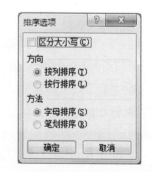

便民药店2020年第二季度销售情况报表					
药店	药品名称	数量（盒）	单价（元）	金额（元）	销售方式
第一分店	罗红霉素	200	8.5	1700	零售
第一分店	罗红霉素	160	7.7	1232	批发
第二分店	罗红霉素	410	8.5	3485	零售
第二分店	罗红霉素	270	7.7	2079	批发
第三分店	罗红霉素	500	8.5	4250	零售
第三分店	罗红霉素	400	7.7	3080	批发
第四分店	罗红霉素	490	8.5	4165	零售
第四分店	罗红霉素	380	7.7	2926	批发
第一分店	头孢拉定	240	11.4	2736	零售
第一分店	头孢拉定	180	9.5	1710	批发
第二分店	头孢拉定	480	11.4	5472	零售
第二分店	头孢拉定	160	9.5	1520	批发
第三分店	头孢拉定	200	11.4	2280	零售
第三分店	头孢拉定	150	9.5	1425	批发
第四分店	头孢拉定	410	11.4	4674	零售
第四分店	头孢拉定	340	9.5	3230	批发
第一分店	硝苯地平片	400	4.0	1600	零售
第一分店	硝苯地平片	300	3.5	1050	批发
第二分店	硝苯地平片	460	4.0	1840	零售
第二分店	硝苯地平片	320	3.5	1120	批发
第三分店	硝苯地平片	300	4.0	1200	零售
第三分店	硝苯地平片	200	3.5	700	批发
第四分店	硝苯地平片	290	4.0	1160	零售
第四分店	硝苯地平片	120	3.5	420	批发

图 4-44 便民药店 2020 年第二季度销售情况报表

（1）选中"便民药店 2020 年第二季度销售情况报表"中有数据的任意一个单元格。

（2）单击"数据"选项卡"排序和筛选"命令组中的"筛选"命令按钮，如图4-45所示，此时标题行的每个列标题右边出现 ▽ 按钮，变成下拉列表框。

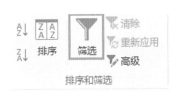

图 4-45 "筛选"命令按钮

（3）打开"药店"下拉列表框，选中"第二分店"，如图 4-46 所示。单击"确定"按钮。数据表中只显示"药店"为"第二分店"的数据，如图 4-47 所示。

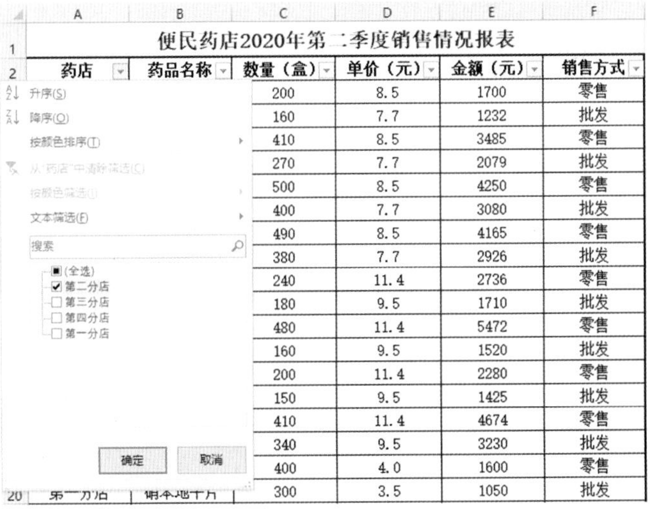

图 4-46 设置自动筛选条件"第二分店"

便民药店2020年第二季度销售情况报表					
药店	药品名称	数量（盒）	单价（元）	金额（元）	销售方式
第二分店	罗红霉素	410	8.5	3485	零售
第二分店	罗红霉素	270	7.7	2079	批发
第二分店	头孢拉定	480	11.4	5472	零售
第二分店	头孢拉定	160	9.5	1520	批发
第二分店	硝苯地平片	460	4.0	1840	零售
第二分店	硝苯地平片	320	3.5	1120	批发

图 4-47　执行自动筛选条件"第二分店"后的结果

（4）打开"数量（盒）"下拉列表框，在下拉列表中选择"数字筛选"中的"大于"，打开"自定义筛选方式"对话框，设置筛选条件，如图 4-48 所示。

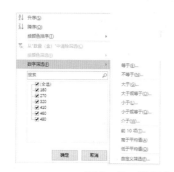
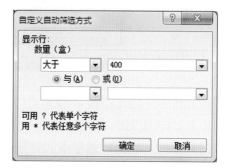

图 4-48　设置自动筛选条件"数量（盒）大于 400"

（5）单击"确定"按钮，完成自动筛选，结果如图 4-49 所示。

便民药店2020年第二季度销售情况报表					
药店	药品名称	数量（盒）	单价（元）	金额（元）	销售方式
第二分店	罗红霉素	410	8.5	3485	零售
第二分店	头孢拉定	480	11.4	5472	零售
第二分店	硝苯地平片	460	4.0	1840	零售

图 4-49　自动筛选"第二分店销售数量大于 400"后的结果

若想删除筛选结果，显示所有数据，返回到筛选前的状态，可以单击"数据"选项卡"排序和筛选"命令组中的按钮 清除。

2. 高级筛选　适用于复杂条件的筛选，它的功能比自动筛选更为强大。

通过上面自动筛选的例子不难看出，如果筛选时有多个条件，使用自动筛选需要多次才能完成，这时若使用高级筛选功能就可以一次完成。使用高级筛选必须先建立一个条件区域，用来放置筛选条件。条件区域的第一行是筛选条件涉及的列的标题名，其他行输入筛选条件，在同一行上的条件为"与"的关系，在不同行上的条件为"或"的关系。条件区域和原数据表之间至少要留一个空行。

	A	B
1	药店	数量（盒）
2	第二分店	<300
3	第三分店	<300
4		

图 4-50　筛选条件

例如筛选出"便民药店 2020 年第二季度销售情况报表"（图 4-44）中"第二分店

或第三分店数量（盒）小于300"的数据。操作步骤如下。

（1）在第一行前面插入四行，从A1单元格开始，输入图4-50所示的筛选条件。因为条件中默认的是"等于"关系，所以条件中可以不输入"＝"。

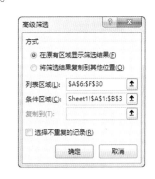

（2）单击"数据"选项卡"排序和筛选"命令组中的命令按钮，点击高级打开"高级筛选"对话框。在"高级筛选"对话框中，选择筛选方式为"在原有区域显示筛选结果"（也可以选择"将筛选结果复制到其他位置"），在"列表区域"中选取数据表区域＄A＄6：＄F＄30，在"条件区域"中选取条件区域＄A＄1：

图4-51 "高级筛选"对话框

＄B＄3，如图4-51所示。

（3）单击"确定"按钮，结果如图4-52所示。

便民药店2020年第二季度销售情况报表					
药店	药品名称	数量（盒）	单价（元）	金额（元）	销售方式
第二分店	罗红霉素	270	7.7	2079	批发
第二分店	头孢拉定	160	9.5	1520	批发
第三分店	头孢拉定	200	11.4	2280	零售
第三分店	头孢拉定	150	9.5	1425	批发
第三分店	硝苯地平片	200	3.5	700	批发

图4-52 高级筛选结果

三、分类汇总

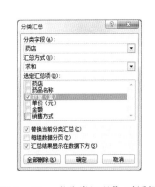

若要统计"便民药店2020年第二季度销售情况报表"中各个分店药品的销售总量（图4-44），就需要使用Excel提供的分类汇总功能。分类汇总就是对数据表的内容按照某个关键字进行分类，然后对同类别的记录进行求和、求平均值、计数等统计分析。需要注意的是：在分类汇总前应先按分类的关键字排序，即先分类再汇总。

统计"便民药店2020年第二季度销售情况报表"中各个分店药品的销售总量的操作步骤如下。

图4-53 "分类汇总"对话框

1. 以"药店"为关键字排序。

2. 单击"数据"选项卡"分级显示"命令组中的"分类汇总"按钮，打开"分类汇总"对话框设置各选项，如图4-53所示。

3. 单击"确定"按钮，分类汇总结果如图4-54所示。

如果要删除已经创建的分类汇总，可在"分类汇总"对话框中单击"全部删除"按钮。

四、合并计算

便民药店两个分店2020年上半年销售情况存储在同一工作簿的两个工作表中，如图4-55所示，现在需要新建一张工作表，计算出两个分店上半年每个月的销售总量。为完成这个任务，需要使用Excel中的合并计算命令。操作步骤如下。

图 4 - 54　分类汇总的结果

图 4 - 55　"第一分店"工作表和"第二分店"工作表

1. 新建一张工作表"合计"，工作表内容如图 4 - 56 所示，选中"合计"工作表中的 B3 单元格。

图 4 - 56　"合计"工作表

2. 单击"数据"选项卡"数据工具"命令组中的"合并计算"命令，打开"合并计算"对话框。在"函数"下拉列表框中选择"求和"，在"引用位置"下拉列表中选择"第一分店"工作表中的 B3：G7 单元格区域，单击"添加"按钮，再选择"第二分店"工作表中的 B3：G7 单元格区域，单击"添加"按钮，如图 4 - 57 所示。

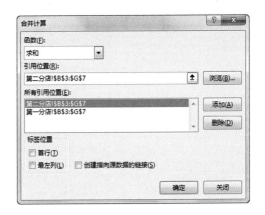

图 4 −57 "合并计算"对话框

3. 单击"确定"按钮,结果如图 4 −58。

分店销售情况汇总表						
药品名称	一月	二月	三月	四月	五月	六月
阿莫西林胶囊	555	620	390	396	444	497
多潘立酮片	247	290	275	287	208	218
复方甘草口服液	150	180	168	161	197	198
补中益气丸	106	135	126	110	113	155
尼莫地平片	590	416	460	620	429	450

第一分店 第二分店 合计 ⊕

图 4 −58 合并计算的结果

五、数据透视表

Excel 能够建立数据透视表。数据透视表具有交互分析的能力,能全面灵活地对数据进行分析、汇总。例:为"便民药店 2020 年第二季度销售情况报表"(图 4 −44)建立数据透视表,显示各分店各种药品销售金额的总和。操作步骤如下。

1. 选中"便民药店 2020 年第二季度销售情况报表"中有数据的任意一个单元格。

2. 单击"插入"选项卡"表格"命令组中的"数据透视图"命令中的"数据透视图和数据透视表",如图 4 −59 所示,打开"创建数据透视表"对话框,如图 4 −60 所示。

3. 选择好数据区域和放置数据透视表的位置后,单击"确定"按钮,弹出"数据透视表字段列表"对话框(图 4 −61)和未完成的数据透视表。

4. 在"数据透视表字段列表"对话框中设置行标签:药店;列标签:药品名称;数值:求和项:金额。此时,完成数据透视表的创建,如图 4 −62 所示。

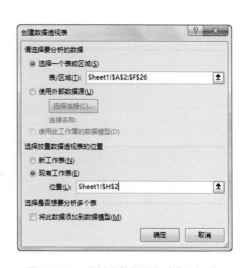

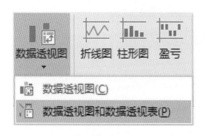

图 4 – 59　"数据透视图"命令按钮　　　　图 4 – 60　"创建数据透视表"对话框

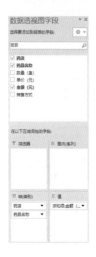

行标签	▼	求和项:金额(元)
⊟第二分店		15516
罗红霉素		5564
头孢拉定		6992
硝苯地平片		2960
⊟第三分店		12935
罗红霉素		7330
头孢拉定		3705
硝苯地平片		1900
⊟第四分店		16575
罗红霉素		7091
头孢拉定		7904
硝苯地平片		1580
⊟第一分店		10028
罗红霉素		2932
头孢拉定		4446
硝苯地平片		2650
总计		55054

图 4 –61　"数据透视图字段"对话框　　　　图 4 –62　完成的数据透视表

六、实例操作——销售数据处理

对"2019 年某图书销售公司销售情况表"（图 4 –63）中的数据做如下处理。

1. 以"经销部门"为主要关键字升序，"数量"为次要关键字降序重新排列表中数据。

2. 使用高级筛选，筛选出"第 3 分部"销售数量在 300 以上的数据，将筛选的结果复制到 H5 单元格开始的区域。

3. 利用"分类汇总"统计各经销部门销售额的平均值。

操作步骤如下。

（1）步骤 1　选中 A2：F28。

（2）步骤 2　单击"数据"选项卡"排序和筛选"命令组中的"排序"命令按钮。

2019年某图书销售公司销售情况表					
经销部门	图书类别	季度	数量	销售额	销售量排名
第3分部	计算机类	3	124	¥8,680	26
第3分部	少儿类	2	321	¥9,630	8
第1分部	社科类	2	435	¥21,750	1
第2分部	计算机类	2	256	¥17,920	14
第2分部	社科类	1	167	¥8,350	24
第3分部	计算机类	1	157	¥10,990	25
第1分部	计算机类	4	187	¥13,090	23
第3分部	社科类	4	213	¥10,650	18
第2分部	计算机类	4	196	¥13,720	21
第2分部	计算机类	1	206	¥14,420	20
第2分部	社科类	2	211	¥10,550	19
第2分部	社科类	3	189	¥9,450	22
第3分部	少儿类	1	221	¥6,630	16
第1分部	少儿类	4	432	¥12,960	2
第1分部	计算机类	3	323	¥22,610	7
第1分部	社科类	3	324	¥16,200	6
第1分部	少儿类	4	342	¥10,260	5
第3分部	社科类	2	242	¥7,260	15
第3分部	社科类	3	287	¥14,350	12
第1分部	社科类	4	287	¥14,350	12
第1分部	社科类	3	218	¥10,900	17
第3分部	社科类	1	301	¥15,050	11
第3分部	少儿类	1	306	¥9,180	10
第3分部	计算机类	2	345	¥24,150	4
第3分部	少儿类	2	312	¥9,360	9
第2分部	计算机类	4	398	¥27,860	3

图4-63　某图书销售公司销售情况表

（3）步骤3　打开"排序"对话框，设置排序关键字，如图4-64所示。

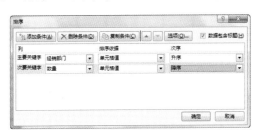

图4-64　设置排序关键字

（4）步骤4　单击"排序"对话框中的"确定"按钮，完成排序。

（5）步骤5　如图4-65所示，第一行前插入3行，在A1：B2中输入筛选的条件。

（6）步骤6　选中A5单元格，单击"数据"选项卡"排序和筛选"命令组中的"高级"命令按钮。

	A	B
1	经销部门	数量
2	第3分部	>300

图4-65　筛选条件

（7）步骤7　按照图4-66，设置"高级筛选"对话框中相应选项。

（8）步骤8　单击"高级筛选"对话框中的"确定"按钮，完成高级筛选。

（9）步骤9　选中A2单元格，单击"数据"选项卡"分级显示"命令组中的"分类汇总"命令按钮。

（10）步骤10　按照图4-67，设置"分类汇总"对话框。

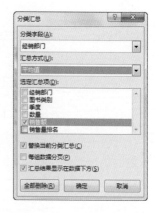

图 4－66　设置高级筛选参数　　　　　　图 4－67　设置分类汇总参数

（11）步骤 11　单击"分类汇总"对话框中的"确定"按钮，完成分类汇总。

请你想一想

1. 在进行分类汇总时应注意什么问题？
2. 如何修改数据透视表中数值的计算方式？

实训十二　班级期末考试成绩表数据处理 微课3

该实训操作是对工作表数据进行处理，进一步练习排序、筛选、分类汇总操作方法。操作步骤如下。

（1）步骤 1　启动 Excel 2016，打开本书素材"期末成绩表 . xlsx"并选中 sheet1。

（2）步骤 2　对期末考试成绩表按照总分进行降序排列，完成后参照图 4－68。

（3）步骤 3　选中 sheet2，筛选出总分大于 600 的学生，完成后参照图 4－69。

（4）步骤 4　选中 sheet3，统计出个小组各科的平均分，完成后参照图 4－70。

					2019-2020学年第一学期19护理1班期末成绩表									
小组	学 号	姓 名	职业生涯规划	语 文	英 语	数 学	计算机	解剖学基础	人际沟通	体 育	总分	平均分	名次	评语
第三小组	15	姜雨伶	95	94	87	83	94	81	97	89	720	90.0	1	不要骄傲，继续努力
第二小组	6	赵羽煊	91	88	94	88	66	81	96	90	694	86.8	2	不要骄傲，继续努力
第一小组	5	张玉东	92	81	81	96	83	72	80	88	673	84.1	3	不要骄傲，继续努力
第二小组	8	李雪菅	93	78	90	97	77	65	90	80	670	83.8	4	不要骄傲，继续努力
第四小组	19	刘 鹏	91	86	86	68	77	79	92	89	668	83.5	5	不要骄傲，继续努力
第二小组	2	伊 婧	71	79	70	72	87	76	70	86	611	76.4	6	加油，努力赶上
第一小组	7	吴 鄱	77	79	85	84	70	61	60	89	605	75.6	7	加油，努力赶上
第四小组	18	李云聪	84	78	60	80	67	82	84	60	605	75.6	7	加油，努力赶上
第四小组	20	艾 青	68	84	71	61	74	93	70	80	601	75.1	9	加油，努力赶上
第四小组	14	谢任碚	75	76	70	68	75	78	80	69	591	73.9	10	加油，努力赶上
第一小组	1	刘姒彤	76	77	72	96	60	52	70	83	586	73.3	11	加油，努力赶上
第四小组	16	赵 玉	83	77	72	67	79	60	70	68	576	72.0	12	加油，努力赶上
第一小组	4	刘俊池	60	73	72	83	79	61	64	81	573	71.6	13	加油，努力赶上
第三小组	11	董笑如	78	80	78	72	60	60	61	84	573	71.6	13	加油，努力赶上
第二小组	3	王馨抚	63	74	60	80	72	62	60	88	565	70.6	15	加油，努力赶上
第二小组	9	姜 楮	72	78	63	69	70	71	90	62	565	70.6	15	加油，努力赶上
第四小组	17	张瑞童	91	66	60	60	62	60	90	76	565	70.6	15	加油，努力赶上
第三小组	13	王艺祥	56	72	60	78	95	57	80	69	561	70.1	18	加油，努力赶上
第二小组	10	张冬魏	60	71	59	84	85	60	60	60	535	66.9	19	加油，努力赶上
第三小组	12	石磊嘉	73	70	73	61	71	51	66	68	533	66.6	20	加油，努力赶上
最高分			95	94	94	97	95	93	97	90				
最低分			50	66	55	60	60	51	60	60				
不及格人数			1	0	1	0	3	0	0	0				

图 4－68　对 sheet1 进行排序操作

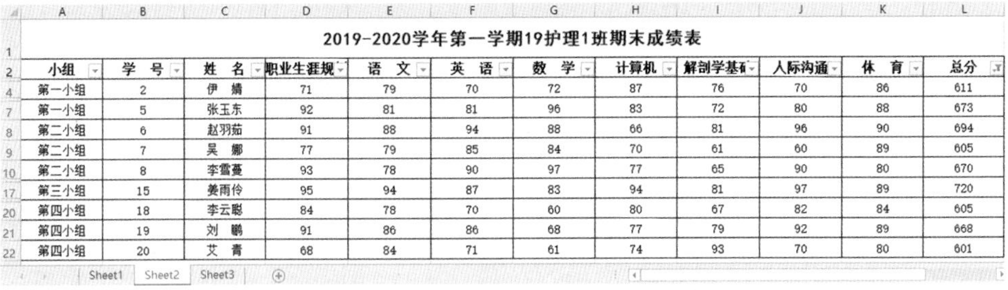

小组	学号	姓名	职业生涯规	语文	英语	数学	计算机	解剖学基础	人际沟通	体育	总分
第一小组	2	伊婧	71	79	70	72	87	76	70	86	611
第一小组	5	张玉东	92	81	81	96	83	72	80	88	673
第二小组	6	赵羽茄	91	88	94	88	66	81	96	90	694
第二小组	7	吴郦	77	79	85	84	70	61	60	89	605
第二小组	8	李雪霞	93	78	90	97	77	65	90	80	670
第三小组	15	姜雨伶	95	94	87	83	94	81	97	89	720
第四小组	18	李云聪	84	78	70	60	80	67	82	84	605
第四小组	19	刘鹏	91	86	86	68	77	79	92	89	668
第四小组	20	艾青	68	84	71	61	74	93	70	80	601

图 4 - 69　对 sheet2 进行筛选操作

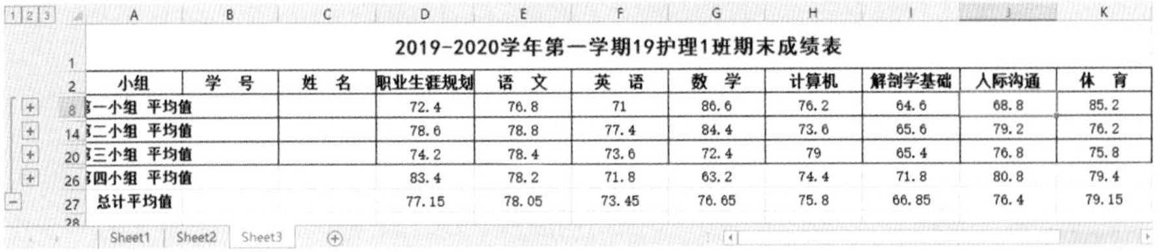

小组	学号	姓名	职业生涯规划	语文	英语	数学	计算机	解剖学基础	人际沟通	体育
第一小组 平均值			72.4	76.8	71	86.6	76.2	64.6	68.8	85.2
第二小组 平均值			78.6	78.8	77.4	84.4	73.6	65.6	79.2	76.2
第三小组 平均值			74.2	78.4	73.6	72.4	79	65.4	76.8	75.8
第四小组 平均值			83.4	78.2	71.8	63.2	74.4	71.8	80.8	79.4
总计平均值			77.15	78.05	73.45	76.65	75.8	66.85	76.4	79.15

图 4 - 70　对 sheet3 进行分类汇总操作

第五节　数据图表

Excel 图表是以图形化方式直观地表示工作表中的数据。与工作表相比，图表具有更好的视觉效果，可方便用户查看数据的差异和预测趋势。利用图表可以将抽象的数据形象化，当数据源发生变化时，图表中对应的数据也自动更新，使得数据更加直观，一目了然。

一、了解图表

1. 图表类型　根据数据特征和观察角度的不同，Excel 2016 可提供多种图表类型，主要有柱形图、折线图、饼图、条形图、散点图等十几种类型，每种图表还有子类型。不同类型的图表表达的意义也不同，因此应根据需要选择不同的图表类型表现数据。

2. 图表结构　如图 4 - 71 所示，包含以下元素。

（1）图表区　整个图表及其包含的元素。

（2）绘图区　在二维图表中，以坐标轴为界并包含全部数据系列的区域；在三维图表中，绘图区以坐标轴为界并包含数据系列、分类名称、刻度线和坐标轴标题。

（3）图表标题　一般情况下，一个图表应该有一个文本标题，它可以自动与坐标轴对齐或在图表顶端居中。

（4）数据分类　图表上的一组相关数据点，取自工作表的一行或一列或不连续的单元格。图表中的每个数据系列以不同的颜色和图案加以区别，在同一图表上可以绘制一个以上的数据系列。

（5）数据标志　根据不同图表类型，数据标志可以表示数值、数据系列名称、百分比等。

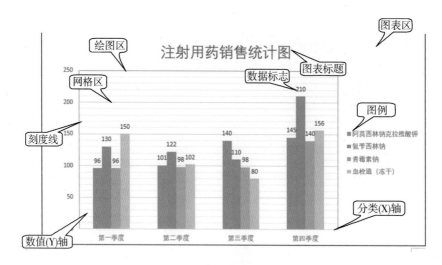

图 4 -71 图表结构图

（6）坐标轴 为图表提供计量和比较的参考线，一般包括分类 X 轴、数值 Y 轴。

（7）刻度线 坐标轴上的短度量线，用于区分图表上的数据分类数值或数据系列。

（8）网格线 图表中从坐标轴刻度线延伸开来并贯穿整个绘图区的可选线条系列。

（9）图例 是图例项和图例项标示的方框，用于标示图表中的数据系列。

二、创建图表

Excel 的图表分嵌入式图表和图表工作表两种。嵌入式图表是置于工作表中的图表对象，保存工作簿时该图表随工作表一起保存。图表工作表是工作薄中只包含图表的工作表。默认为嵌入式图表。

在 Excel 2016 中，创建图表非常简单，不管是创建哪种类型的图表，其方法都是类似的。下面以"药品公司注射用药品销售统计表"为例说明创建图表的一般操作步骤。

在"药品公司注射用药销售统计表"工作表中，选取 A2：A6 和 C2：F6 单元格区域建立"簇状柱形图"。

1. 首先选中要制作图表的数据，如图 4 - 72 所示。

	A	B	C	D	E	F	G
1	药品公司注射用药品销售统计表						
2	药品名称	进货数量	第一季度	第二季度	第三季度	第四季度	库存
3	阿莫西林钠克拉维酸钾	824	96	101	140	145	342
4	氨苄西林钠	1440	130	122	110	210	868
5	青霉素钠	540	96	98	98	140	108
6	血栓通（冻干）	612	150	102	80	156	124

图 4 - 72 选中要制作图表的数据

2. 单击"插入"选项卡，在其中的图表组中的"插入柱形图或条形图"单击，在打开的下拉列表中选择"三维簇状柱形图"，如图 4-73 所示。

3. 这时即建立起与所选数据、图表类型相匹配的图表，如图 4-74 所示。

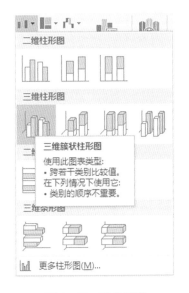

图 4-73　图表类型

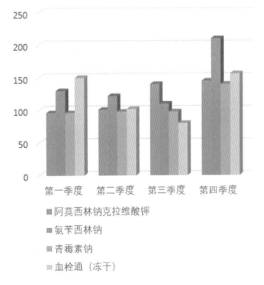

图 4-74　三维簇状柱形图

三、编辑图表

图表建立好后，如果想修改图表，必须单击激活图表，这时在标题栏出现"图表工具"，包括两个与图表操作有关的选项卡："设计""格式"。利用这两个选项卡，用户可以非常方便地对图表进行编辑修改和设置。

1. 图表的编辑　单击选中图表，选择"图表工具"中的"设计"选项卡，如图 4-75所示。

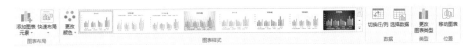

图 4-75　设计选项卡

（1）更改图表类型　在"设计"选项卡的"类型"组中，单击"更改图表类型"命令按钮，弹出"更改图表类型"对话框，如图 4-76 所示。从中选择所需类型单击，可使图表更改为新的类型，如图 4-77 所示，图表类型更改成了"簇状条形图"。

（2）更改图表数据　包括"切换行/列"及"选择数据"。

在设计选项卡中的"数据"命令组中，单击"切换行/列"按钮，可使原工作表的行标题和列标题在分类轴和图例上互换，如图 4-78 所示，已与图 4-77 的图表进行了行列互换。

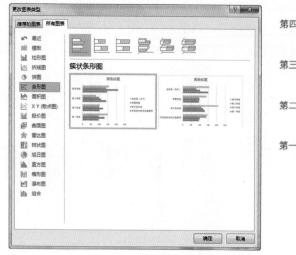

图 4－76 更改图表类型

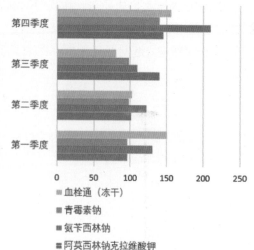

图 4－77 簇状条形图

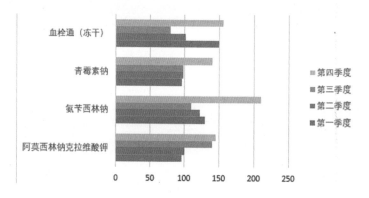

图 4－78 切换行和列后的图表

如果要重新选择数据，则应在设计选项卡中的"数据"命令组中，单击"选择数据"按钮，这时弹出"选择数据源"对话框，如图 4－79 所示。

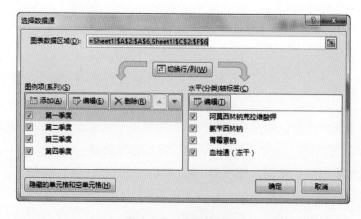

图 4－79 选择数据源

在"选择数据源"对话框中,可以对图表中涉及的数据进行修改。最简便的方法是:直接在工作表上重新框选数据区域,然后单击"确定"按钮。此时的图表已经更改为新数据的图表,如图4-80所示。

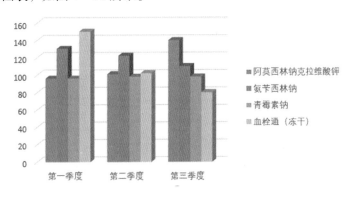

图4-80　改变数据源后的图表

(3)改变图表布局　主要包括对图表中的各个元素,如图表标题、图例、坐标轴、数据表等显示位置和形状的调整设置。选择"图表工具"中的"设计"选项卡中的"图表布局"命令组,单击"添加图表元素"下拉箭头可以看到主要的图表元素调整内容,如图4-81所示。

在Excel 2016中提供了一些图表布局的样式,可以非常方便快捷改变图表样式。方法是在"设计"选项卡中的"图表布局"命令组中,单击"快速布局"按钮中的下拉箭头,弹出"快速布局"图表样式选项,单击所需选项,即可改变图表布局,如图4-82所示。

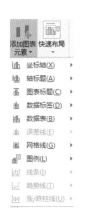

图4-81　添加图表元素

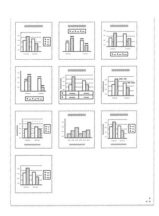

图4-82　改变图表快速布局选项

(4)改变图表样式　在"图表工具","设计"选项卡中的"图表样式"命令组中,单击下拉按钮,弹出多个图表样式,单击所需样式,即可使图表样式发生改变,如图4-83所示。

(5)改变图表位置　图表制作完成后,默认的存放位置是当前工作表,根据需要,可将图标放在当前工作簿的其他工作表中,也可以单独建一张工作表专门存放图表。

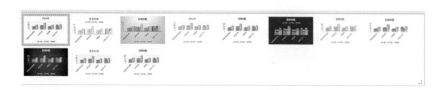

图 4 – 83　改变图表样式选项

在设计选项卡中，单击最右端"位置"命令组的"移动图表"按钮，弹出"移动图表"对话框，如图 4 – 84 所示。若选择第一项"新工作表"，则将制作的图表放在一个新工作表中，该工作表仅包含图表。若选择第二项"对象位于"，并在后面的下拉菜单中选择已有的工作表，则将图表放在该工作簿的其他工作表中。

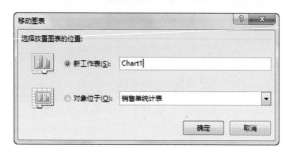

图 4 – 84　移动图表对话框

2. 图表格式的设置　建立了图表后，用户可以通过增加图表项，如数据标记、图例、标题、文字、趋势线、误差线及网格线来美化图表及强调某些信息。大多数图表项可以移动或调整大小。用户也可以用图案、颜色、对齐、字体及其他格式属性来设置这些图表项的格式。

右击某一图表元素，在打开的快捷菜单中选择最后一项的设置命令，也可双击要设置的元素，均会打开设置格式对话框，对相应格式进行设置。

四、实例操作——制作药品库存量比例分析图

在"药品公司注射用药品销售统计表"中，制作各药品库存量比例分析图表。操作步骤如下。

（1）步骤 1　选定 A2：A6 和 G2：G6 工作表数据区域。

（2）步骤 2　单击"插入"选项卡→"图表"组→"插入饼图或圆环图"命令按钮，选择"二维饼图"中的"饼图"，图表建立完成。

（3）步骤 3　单击图表标题，修改标题为"药品库存比例图"。

（4）步骤4　打开"设置数据标签格式"对话框，在"标签选项"中，只勾选"百分比"。在"标签位置"中，勾选"数据标签外"，这样在饼图各系列的外侧显示百分比，如图 4 –85 所示。

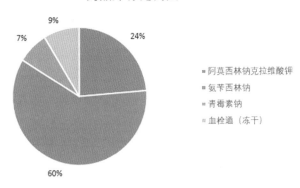

图4-85　药品库存百分比图表效果

（5）步骤5　图表修饰。

1）更改饼形图表的颜色为彩色，颜色3。方法：单击选中图表，选择"图表工具"→"设计"选项卡→"图表样式"命令组→"更改颜色"命令按钮。

2）更改图表的图例位置，要求显示在右方。方法：单击选中图表，选择"图表工具"→"设计"选项卡→"图表布局"命令组→"添加图表元素"命令按钮→"图例"→"右侧"。将图例放在图表的右侧。

3）图表区的背景设为渐变填充。方法：右击图表，选择"设置图表区域格式"→"填充"→"渐变填充"。

你知道吗

每种类型图表都有各自的特点，发挥着不同的作用。

1. 柱形图　用于显示一段时间内的数据变化或描述各项之间的比较情况。

2. 条形图　描述了各项之间的差别情况。相当于顺时针旋转90度的柱形图，因此作用同柱形图类似。

3. 饼形图　适合反应每一项数据在所有数据构成的总和中所占比例关系。

4. 折线图　显示随时间变化的一组连续数据的变化情况，特别适用于显示在相同时间间隔下的数据趋势。

因此，要对数据进行对比，一般选择柱形图或者条形图更好。

实训十三　制作药品进货量与库存量的比较图 微课4

该实训操作是对 Excel 2016 文档中的数据通过图表进行直观的比较。进一步练习数据图表的绘制、编辑等操作，了解各种图表的特点并熟练应用。

要求：制作进货量与库存量的比较图，选择合适的图表来说明。

操作步骤如下。

（1）步骤 1 启动 Excel 2016，打开本书素材"药品公司注射用药品销售统计表.xlsx"。

（2）步骤 2 选定 A2：B6 和 G2：G6 工作表数据区域。

（3）步骤 3 单击"插入"选项卡→"图表"组→"插入柱形图或条形图"命令按钮，选择"二维柱形图"，图表建立完成。

（4）步骤 4 单击图表标题，修改标题为"药品进货量与库存量对比图"。

（5）步骤 5 更改图表的图例位置，要求显示在右方。方法：单击选中图表，选择"图表工具"→"设计"选项卡→"图表布局"命令组→"添加图表元素"命令按钮→"图例"→"右侧"。将图例放在图表的右侧。

操作完成后参考图 4 - 86。

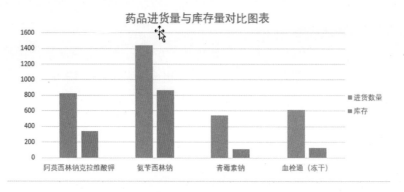

图 4 - 86 药品进货量与库存量对比图

第六节 页面设置和打印输出

一、页面设置

工作表和图表编辑完成后，可以将其打印出来。在打印之前，通过对工作表进行页面设置，可以控制打印出来的工作表的版面。主要通过"页面布局"选项卡中的"页面设置"命令组来实现，如图 4 - 87 所示。

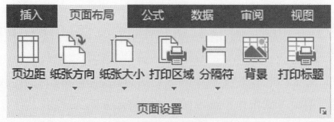

图 4 - 87 页面设置命令组

1. 设置页边距 Excel 2016 的页边距是指页面上打印区域之外的空白区域。要设置页边距，可单击"页面布局"选项卡上"页面设置"组中的"页边距"按钮，在展开的列表中选择"普通"、"宽"或"窄"样式，如图 4-88 所示。

若列表中没有合适的样式，可单击列表底部的"自定义边距"项，打开"页面设置"对话框并显示"页边距"选项卡，如图 4-89 所示，在其中的上、下、左、右编辑框中直接输入数值，或单击微调按钮进行调整。

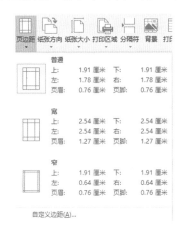

图 4-88 页边距下拉列表

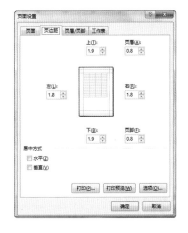

图 4-89 页边距对话框

2. 设置纸张方向 默认情况下，工作表的打印方向为"纵向"，用户可以根据需要改变打印方向。在"页面设置"对话框的"页面"选项卡的"方向"设置区中进行选择，如图 4-90 所示。

3. 设置纸张大小 就是设置将工作表打印到什么规格的纸上，例如 A4 纸还是 B5 纸等。方法是：单击"页面设置"组中的"纸张大小"按钮，展开列表，在其中选择某种规格的纸张即可。

若列表中的选项不能满足需要，可单击列表底部的"其他纸张大小"项，打开"页面设置"对话框并显示"页面"选项卡，在该选项卡的"纸张大小"下拉列表中提供了更多的选项供用户选择，如图 4-90 所示。

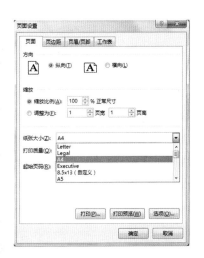

图 4-90 页面对话框

二、打印输出

工作表制作完毕，一般都会将其打印出来，但在打印前通常会进行一些设置。

1. 设置工作表打印区域 Excel 会自动选择有文字的最大行和列作为打印区域。如果只需要打印工作表的部分数据，可以为工作表设置打印区域，仅将需要的部分打印。方法是：选中要打印的单元格区域，然后单击"页面设置"组中的"打印区域"按钮，在展开的列表中选择"设置打印区域"项，如图 4 - 91 所示。此时所选区域出现虚线框，未被框选的部分不会被打印，如图 4 - 92 所示。

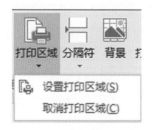

图 4 - 91　设置打印区域

进货日期	送药公司	药品名称	进货数量	规格	单位	药品种类	剂型	药品功效	销售数量
2016/1/15	A公司	注射用头孢曲松钠	787	1g	支	西药	滴耳剂	普通药品	15
2016/1/16	B公司	注射用丹参（冻干）	509	400mg/支	支	西药	水针剂	普通药品	18
2016/1/17	C公司	注射用美洛西林钠	497	2g	支	西药	水针剂	普通药品	20
2016/1/18	D公司	注射用鲁肽	373	25mg	支	西药	水针剂	普通药品	33
2016/1/19	A公司	注射用氨苄西林钠	360	0.5g/支	瓶	西药	水针剂	普通药品	45

图 4 - 92　设置好的打印区域

2. 预览与打印　在各项设置完成后，在打印前，最好先进行打印预览以观察打印效果，查看所做的设置是否符合打印的要求，然后再打印。打印预览功能可通过单击"文件"选项卡中的"打印"命令，窗口右侧显示打印预览效果，如图 4 - 93 所示。

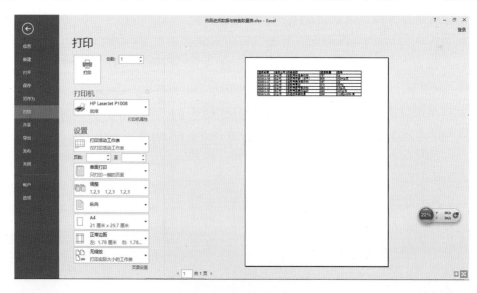

图 4 - 93　打印设置窗口

在左侧的设置对话框中可进行如下设置。

（1）在"打印机"下拉列表框中，选择要进行打印的打印机。

（2）在"份数"文本框中输入打印的份数，即可一次打印多份相同的工作表。

（3）在"设置"选项中，选择打印内容，如设置的打印区域、当前工作表或整个工作簿。

（4）在"页数"选项中，可设置打印工作表中指定的页。

（5）还可设置单面或双面打印。

设置相应打印参数后，单击"打印"按钮，即可进行打印。

三、实例操作——打印药品进货数据与销售数量表

打开"药品进货数据与销售数量表"，如图4-94所示。对工作表的页面进行如下设置。

图4-94 工作表数据

1. 上下边距设为2，左右边距设为3。

2. 选用A4纸横向打印。

3. 打印区域设置为A1：K12数据区域。

操作步骤如下：打开"页面设置"对话框，在"页面"选项中设置纸张大小和方向；在"页边距"选项中设置上下左右页边距；在"工作表"选项中设置打印区域。设置完成后单击"确定"按钮即可。

请你想一想

1. Word 2016中怎样设置页眉页脚？

2. Excel 2016可以设置页眉页脚吗？

实训十四 人体每天氨基酸需要量统计表的综合处理

打开"人体每天氨基酸需要量统计表.xlsx"工作簿，如图4-95所示，按要求完成下列操作。

1. 标题用方正姚体，加粗，18磅，相对于表格合并居中对齐；其余文字用宋体，14磅；所有文字均垂直、水平居中；第一行行高为40磅，其余行行高20磅；第一列列宽为20磅，其余列列宽12磅；A2：F12区域，外框黑色粗线，内框蓝色细实线；填

充颜色，添加"绿色，个性色6，淡色80%"底纹。

	A	B	C	D	E	F
1	人体每天氨基酸需要量统计表(毫克/千克体重)					
2	氨基酸	婴孩	2-9岁	10-12岁	成人	平均值
3	组氨酸	28	20	18	12	
4	异亮氨酸	70	31	30	10	
5	亮氨酸	161	73	45	14	
6	赖氨酸	103	64	60	12	
7	蛋氨酸和胱氨酸	58	27	27	13	
8	苯丙氨酸和络氨酸	125	69	27	14	
9	苏氨酸	87	37	35	7	
10	色氨酸	17	13	4	4	
11	颉氨酸	93	38	33	10	
12	必须氨基酸总量					

图 4 – 95　人体每天氨基酸需要量统计表

2. 将 sheet1 工作表重命名为"氨基酸统计表"。

3. 利用函数计算出表中各种氨基酸对于各年龄段的平均值。

4. 利用函数计算出表中各年龄段"必需氨基酸总量"。

5. 将各种氨基酸数据按"平均值"升序排序。

6. 创建图表。根据"氨基酸"和"平均值"两列数据，必需氨基酸总量除外，创建"饼形图"，要求以"氨基酸"为图例，位于图表左侧。

7. 页面设置。选用 A4 纸张，纵向，上下左右均 2cm，水平居中，页眉中间为"氨基酸统计表"。

8. 打印预览排版后的表格，如图 4 – 96 所示。

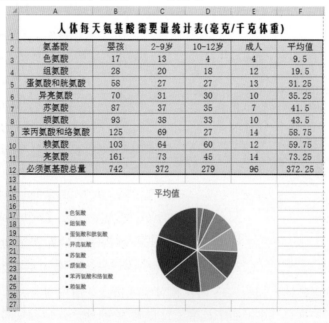

图 4 – 96　本章实训完成后的效果图

本章小结

　　本章主要介绍了 Excel 2016 的基本操作和使用方法，主要包括：启动和退出 Excel 2016；新建、打开、保存工作簿的方法；编辑、管理和美化工作表等。通过具体的实例展示了如何通过排序、分类汇总、筛选等功能处理表格中的数据；怎样利用图表来更直观、形象地反映数据以及如何设置、打印工作表。

目标检测

一、选择题

1. 在 Excel 2016 工作表单元格中输入（　　），可使该单元格显示 1/5。

　　A. 1/5　　　　　　B. "1/5"　　C. 0 1/5　　　　　　D. = 1/5

2. 在 Excel 2016 中，若单元格 A2、B5、C4、D3 的值分别是 4、6、8、7，单元格 D5 中函数表达式为 = MAX（A2，B5，C4，D3），则 D5 的值为（　　）。

　　A. 4　　　　　　B. 6　　　　　　C. 7　　　　　　D. 8

3. 在 Excel 中，工作表和工作簿的关系是（　　）。

　　A. 工作表即是工作簿　　　　　　B. 工作簿中可包含多张工作表

　　C. 工作表中包含多个工作簿　　　D. 两者无关

4. 在 Excel 中，如果一个单元格中的显示为 "#####"，这表示（　　）。

　　A. 公式错误　　　B. 数据错误　　C. 行高不够　　　D. 列宽不够

5. 在 Excel 图表中，对于已经创建好的图例，下列说法正确的是（　　）。

　　A. 可以改变位置，但不能删除

　　B. 不能改变其位置

　　C. 可以按 DEL 键将其删除

　　D. 只能在图表向导中进行修改

6. 在 Excel 工作表的某单元格内输入数字字符串 "456"，下列正确的输入方法是（　　）。

　　A. 456　　　　　　B. ' 456　　　C. = 456　　　　　　D. "456"

7. 有关 Excel 图表，说法正确的是（　　）。

　　A. 要向图表中增加一个系列，必须重新创建图表

　　B. 一个系列对应工作表中一个矩形区域的数据

　　C. 当修改了数据源单元格的数据，图表会自动更新

　　D. 要更改图标的类型，必须重新创建图表

8. 在 Excel 的自动筛选中，先用筛选条件 "英语 >85" 后又筛选 "总分 > = 240"，则筛选结果是（　　）的记录。

A. 英语 >85 且总分 > =240   B. 英语 >85 或总分 > =240

C. 总分 > =240   D. 英语 >85

9. 在 Excel 公式中表示绝对单元格引用时，使用（ ）符号。

A. *   B. $ C. #   D. -

10. 在 Excel 中求平均值的函数是（ ）。

A. SUN   B. COUNT C. AVERAGE D. RANK

二、操作题

利用 Excel 帮助班主任设计一张"学生基本情况一览表"，对学生基本情况进行合理管理。

书网融合……

微课1   微课2   微课3   微课4   划重点   自测题

PPT

▷▷ 第五章 演示文稿软件应用

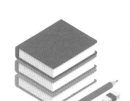

学习目标

知识要求

1. **掌握** PowerPoint 2016 中创建、编辑和保存；插入文本框、图片、图形、声音等对象；设置应用母版、动画、幻灯片背景的方法。能根据应用目标要求制作简单的不同风格的演示文稿。
2. **熟悉** PowerPoint 2016 演示文稿放映。
3. **了解** PowerPoint 2016 演示文稿的录制。

技能要求

1. 能熟练应用 PowerPoint 2016 制作演示文稿。
2. 具备制作医药卫生类相关演示文稿的能力。

演示文稿软件是一种将文字、图片、图表、动画、声音、视频等多媒体元素集成为一体，专门用于制作由若干幻灯片组成的演示文稿的应用软件。利用它制作的演示文稿广泛应用于工作汇报、学术报告、企业宣传、新产品展示、教育培训等领域。

常用的演示文稿软件有美国微软公司的 Microsoft PowerPoint、我国金山软件公司的 WPS 演示、永中软件公司的永中 Office 简报和美国 SUN 公司的 Open office Impress 等。本章介绍的演示文稿软件是目前应用广泛的 Microsoft PowerPoint 2016。

📖 第一节 演示文稿基本操作 微课 1

一、认识 PowerPoint 2016

PowerPoint 2016 是 Microsoft 公司推出的办公软件 Office 2016 中功能强大、用于制作演示文稿的常用组件之一，利用它可以轻松制作出教学课件、公司简介、产品说明和会议报告等演示文稿。PowerPoint 2016 在选项卡和工作界面的设置上与 Word 2016 大致相同，各个工具和功能的使用也较为方便。PowerPoint 2016 的操作界面主要由快速访问工具栏、功能区、大纲工作区、幻灯片编辑区和状态栏几部分组成。PowerPoint 2016 的工作界面如图 5 - 1 所示。

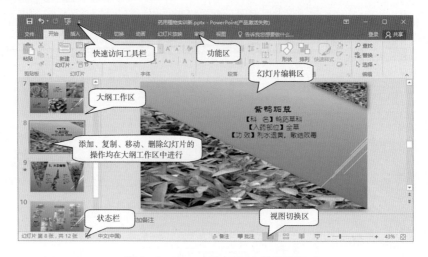

图 5 – 1　PowerPoint 2016 操作界面

二、创建演示文稿

在 PowerPoint 2016 中有多种方法可以创建演示文稿，并且自带了大量的演示文稿主题和模板，用户可以根据需要选择相应的主题或模板来快速创建具有一定样式的演示文稿。

在 PowerPoint 2016 中可以通过以下几种方法新建演示文稿。

1. 创建空白演示文稿

（1）当启动 PowerPoint 2016 软件后，将自动创建一个空白演示文稿。

（2）可以与创建 Word 空文档的方法一样，在需要创建演示文稿的文件夹中单击右键选择快捷菜单中的"新建"→"Microsoft PowerPoint 演示文稿"，这样也能创建一个空白演示文稿。

（3）打开 PowerPoint 2016，单击"文件"中的"新建"，在列表框中选择"空白演示文稿"，如图 5 - 2 所示。

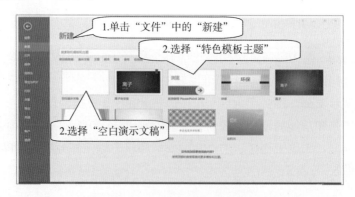

图 5 – 2　创建演示文稿步骤

2. 根据主题创建演示文稿 PowerPoint 2016 中提供了大量的演示文稿主题，根据主题新建的演示文稿具有相同的风格、背景和板式，具体操作如下：打开 PowerPoint 2016，单击"文件"→"新建"→在"搜索联机模板和主题"列表中选择相应的主题模板，如图 5 - 2 所示。

三、制作演示文稿的要点及其设计风格

1. 目标明确 逻辑清晰、表达精确、中心突出。

2. 精心准备素材 准备好能准确、生动、快捷突出主题的素材，如文字、图片、音频、视频等。

3. 重点突出 内容简洁、重点突出，能让观众快速理解相关内容。

4. 风格统一 幻灯片的风格一般是由背景以及每一张幻灯片的标题、正文的字体、字号、颜色以及其他对象如形状、图片等的格式来确定的，每一张幻灯片的各级标题尽量统一字体格式；空间布局、色彩搭配的视觉效果要有基本统一的风格。不提倡一个演示文稿里面有风格不统一的幻灯片。

5. 常用 PPT 设计风格介绍

（1）拟物风 模拟出现实物品的造型和质感，通过叠加高光、纹理、材质、阴影等效果对实物进行再现加工，在不影响辨识的情况下可以模拟出夸张放大实物的效果。

（2）扁平风 是与拟物风相反的一种风格，它摒弃高光、阴影等会干扰信息传达的效果，通过简化、抽象、符号化等设计元素来表达实物本身，更能直观地传达信息。

（3）微立体风 它是介于扁平风和拟物风之间的风格，比扁平风有光感和立体感，但又没有拟物风那样夸张。

（4）中国风 建立在中国传统文化基础上，采用中国特色的元素进行设计，常见的中国元素有水墨、陶瓷、图腾、剪纸、印章、毛笔、砚台、中国结、茶具、棋盘等。比如，图 5 - 3 所示的是水墨、陶瓷、图腾三种中国风的演示文稿。

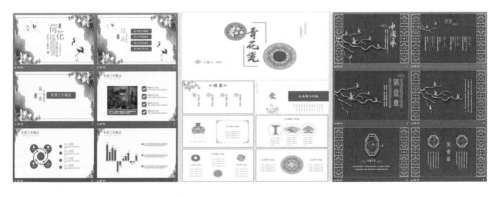

图 5 - 3 水墨、陶瓷、图腾三种不同中国风演示文稿

（5）时尚简约风 就是以简约明快的图形、线条、图片来构建演示文稿中的各个幻灯片。现代简约风格强调简单、舍弃不必要的装饰元素，追求时尚和现代的简约造

型、愉悦色彩。图5-4 所示的是三种时尚简约风的演示文稿。

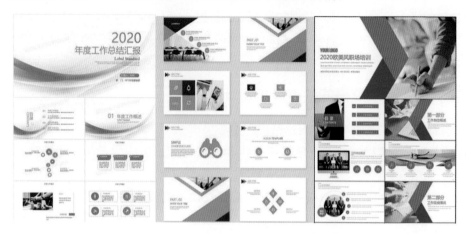

图5-4　三种简约时尚风格演示文稿图片

你知道吗

WPS 演示

"WPS 演示"是我国自主研发的 WPS Office 组件之一，它可以组合文字、图片、动画、视频、音频等多种信息，使作品更加生动。

WPS 演示窗口和微软的 PowerPoint 的窗口基本相同，由菜单栏、状态栏、选项卡、幻灯片窗格、大纲视图窗格、任务窗格、备注窗格组成。用户可以自己安装WPS 演示，并制作幻灯片。

第二节　编辑幻灯片

演示文稿是由若干张幻灯片组成的，它的数量与实际的目标任务相关。本节主要学习怎样添加、删除、复制、移动幻灯片等操作。

一、添加幻灯片

打开 PowerPoint 2016，演示文稿中会自动创建一张幻灯片，若要添加新幻灯片，可采取以下方法。

（1）单击"开始"→"新建幻灯片"→"空白"。

（2）鼠标指向大纲工作区中的一张幻灯片单击右键→选择菜单中的"新建幻灯片"。

（3）通过下面介绍的复制粘贴的方法。

二、复制、移动和删除幻灯片

选定大纲工作区的一张或若干张幻灯片后单击右键选择"复制"或"剪

切"→选定某张幻灯片，再单击右键，选择"粘贴"则可实现复制或移动幻灯片的操作。若选定好若干张幻灯片后单击右键、选择菜单中的"复制幻灯片"也可实现在所选幻灯片之后复制幻灯片的操作。选定大纲工作区的一张或若干张幻灯片后单击右键选择"删除幻灯片"或者单击 Delete 删除键则可将选定的幻灯片删除。

三、在幻灯片中添加对象

1. 添加文字　可在 Word 文档或者其他界面如百度、QQ、微信中复制文本后直接粘贴到幻灯片编辑区，此时文本会自动转换成文本框的形式呈现；或者单击"插入"→"文本框"后在文本框中录入文字。

2. 添加图片　可在 Word 文档或者其他界面如百度、QQ、微信中复制图片后直接粘贴到幻灯片编辑区，或者单击"插入"→"图片"来获取图片。对图片的格式设置可以单击"格式"或者单击右键选择"设置图片格式"来完成。

3. 添加其他对象　在灯片编辑区中添加形状、SmartArt 图形等对象，其格式设置可以单击"格式"或者单击右键选择"设置形状格式"或者"设置对象格式"来完成。还可以添加艺术字。

幻灯片中的各个对象的对齐方式可以通过选定各个对象，单击"格式""对齐"来完成。

四、实例操作——创建演示文稿和编辑幻灯片

根据教材提供的素材文档"药用植物园素材.docx"中的文字和图片制作一个名为"药用植物园.pptx"演示文稿，演示文稿中的 12 张幻灯片如图 5-5 所示。操作步骤如下。

1. 创建空白演示文稿　在某个文件夹中单击右键选择"新建"→选择"Microsoft PowerPoint 演示文稿"，命名为"药用植物园.pptx"→打开该文档→单击"开始"→"新建幻灯片"→"空白"，如图 5-6 所示，可继续用此方法添加第二张幻灯片，或者通过前面介绍的复制、粘贴的方法添加幻灯片。

2. 设置统一的主题　单击"设计"→单击"切片"则该主题将应用于所有幻灯。操作步骤如图 5-7 所示。

3. 编辑每一张幻灯片　打开"药用植物园素材.docx"，将其中的文字和图片分别复制粘贴到每一张幻灯片之中，并参照图 5-5 所提供的每一张幻灯片的图片进行幻灯片中的文字和图片的格式设置和结构布局。素材中没有提供的文字通过"插入"→"文本框"来录入。

幻灯片中标题文字的字体均为"华文隶书"、字号为"54 磅"，同一级标题文字字体颜色相同。

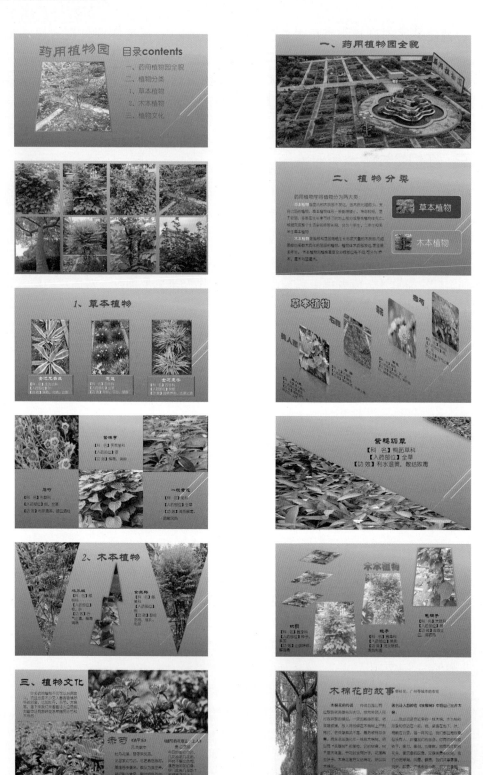

图 5-5 "药用植物园"中的每一张幻灯片的效果图片

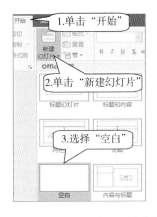

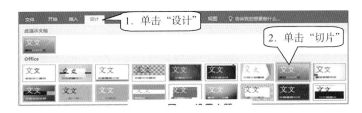

图 5-6 创建空白演示文稿步骤

图 5-7 设置主题

以下提供了其中七张幻灯片中图片的格式设置过程，其余五张幻灯片就根据样图自己制作完成。

（1）设置幻灯片 1 和幻灯片 10 中的大图片的"三维旋转"格式：选定图片→单击"格式"→"图片效果"→"三维旋转"→"宽松透视"。设置幻灯片 10 中的三张小图片的"三维旋转"格式：选定三张小图片→单击"格式"→"图片效果"→"三维旋转"→"离轴 2 上"，如图 5-8 所示。

（2）幻灯片 2 中的两张图片的图片样式均设为"映象棱台，黑色"（图 5-9），然后将大图片裁剪为"剪去单角的矩形"，如图 5-10 所示，将小图片（将素材提供的图片裁剪并缩小）的"三维旋转"格式设为"等轴左下"，操作过程如图 5-8 所示。

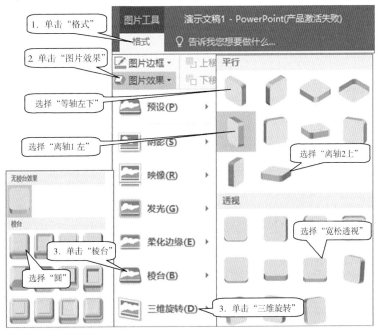

图 5-8 幻灯片中图片的"三维旋转""棱台"格式设置过程

（3）幻灯片 3 中的图片格式设置：同时选定复制粘贴到其中的 8 张图片→单击"格式"→将图片的大小设为"高度 9 厘米、宽度 7.8 厘米"→先手动排列好第一排的图片，第一张图片与幻灯片的左边界和第四张图片与幻灯片的右边界的距离相同，然后再选定 4 张图片→单击"格式"→"对齐"→"顶端对齐"→"横向分布"这样能让四张幻灯片顶端对齐、横向距离相等。用同样的方法可将第二排的图片排列整齐。

（4）幻灯片 4 中 SmartArt 图形的插入：单击"插入"→"SmartArt"→"列表"→"垂直图片列表"→将素材提供的两张原图复制粘贴到相应位置。

（5）幻灯片 5：选定其中的三张图片→单击→"格式"→"图片效果"→"棱台"→"圆"如图 5 - 8 所示。选定三个文本框，单击→"格式"→"形状效果"→"棱台"→"圆"。

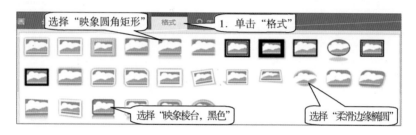

图 5 - 9　幻灯片中"图片样式"的设置过程

（6）幻灯片 6：选定四张图片→单击"格式"→选择图片样式为"映象圆角矩形"（图 5 - 9）→单击"图片效果"→"三维旋转"→"离轴 1 左"，如图 5 - 8 所示。

标题"草本植物"的字体格式设为"48 磅"的"华文彩云"；选定其余 8 个文本框→单击→"形状效果"→"三维旋转"→"等轴左下"，如图 5 - 8 所示。四个红色词组字体格式为"华文琥珀、40 磅、深红"。

（7）将幻灯片 9 中的图片分别裁剪为"等腰三角形"和"闪电形"（图 5 - 10）后旋转 180 度。幻灯片 12 中的三张小图片是将原图裁剪为"泪滴形"（图 5 - 10）而得到的效果。

4. 保存幻灯片　编辑好 12 张幻灯片后，最后保存演示文稿。

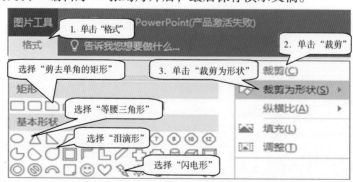

图 5 - 10　幻灯片中的图片的裁剪过程

实训十五　创建"红楼梦经典药方"演示文稿 微课 2

本实训操作是根据教材提供的 Word 文档"红楼梦经典药方.docx"所提供的文字和图片素材，制作一个名为"红楼梦经典药方.pptx"的演示文稿。其中每一张幻灯片如图 5-11 所示（鼓励同学们制作有自己创意的幻灯片）。其中几张幻灯片的编辑步骤提示如下。

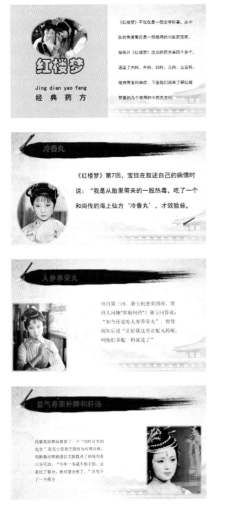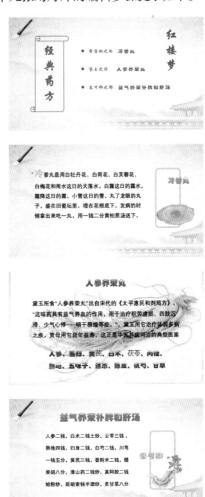

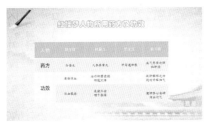

图 5-11　"红楼梦经典药方"中的 9 张幻灯片图片

1. 幻灯片1 封面中"红楼梦"三个字的字体设为"华文彩云"、字号为"80磅";发光效果设置步骤为:选定"红楼梦"→单击右键选择菜单中的"设置文字效果格式"→单击"发光"→单击"颜色"→选择"深红"→"大小"设为"5磅"→"透明度"设为"60%"(可以通过拖动透明度刻度线来设置透明度,也可以录入数值),如图5-12所示;幻灯片1中图片的样式设为"柔化边缘椭圆"。封面所插入的"矩形"形状的"排列"格式为"置于底层"。

幻灯片中添加的多个重叠的对象的排列顺序是:最先插入的在最底层,最后插入的在最顶层,即是依照对象被插入的先后顺序来排列顺序,但可以通过单击"排列"中的"上移一层"或"下移一层"来改变。尤其是当形状或图片把文字覆盖时就可以通过设置"排列"顺序将文字排列在顶层,操作步骤如图5-13所示。

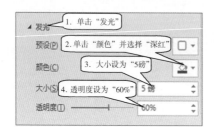 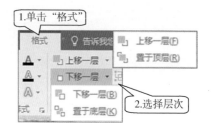

图5-12 设置文字发光效果　　图5-13 设置幻灯片中对象的排列位置

2. 幻灯片2 左侧包含"经典药方"的形状的设置过程:单击"插入"→"形状"→选择"星与旗帜"中的"立卷形"→"形状填充"设为"无填充颜色"→"形状轮廓"设为"2.25磅"、"深红"→插入一个文本框→在其中录入文字"经典药方"→字体格式设为"深红""华文行楷""60磅"→将此文本框移动到"立卷形"形状之中。

3. 幻灯片4 右侧的形状的设置过程:插入一个"圆角矩形"→此时幻灯片右侧会自动出现"设置形状格式"窗格→依照图5-14所示的操作过程设置该形状轮廓的格式→再在该形状之上插入相应的图片和文字,其中"冷香丸"的字体是"迷你简雪峰"。

4. 幻灯片5 将文字从素材文档中复制粘贴到幻灯片中后将文本框的形状更改为"标注"类中的"云形标注"。更改文本框形状的操作过程为:选定形状→单击"格式"→"编辑形状"→"更改形状"。

5. 幻灯片6 其中的第一行和最后两行文字的字体为"迷你简雪峰"。

6. 幻灯片7 将文字从素材文档中复制粘贴到幻灯片中后将文本框的形状更改为"基本形状"中的"泪滴形"。

7. 幻灯片8 素材提供的人参图片有白色背景,要进行"删除背景"操作(即"抠图"):选定图片→单击"格式"→"删除背景"→拖动抠图控制线来选择抠图范围,矩形框内就是被抠出的没有背景色的图片。

8. 保存 编辑完如图5-11所示的9张幻灯片之后保存演示文稿。

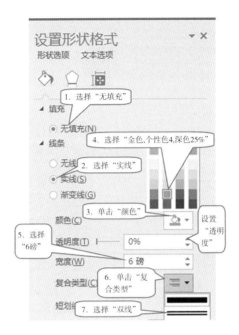

图 5-14 设置幻灯片 4 中形状格式的设置过程

请你想一想

怎样将图 5-15 中的白色背景去掉后变为图 5-16 中的效果？

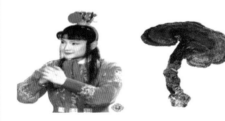
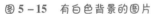

图 5-15 有白色背景的图片

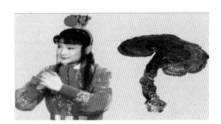

图 5-16 去掉白色背景的图片

请你做一做

根据素材文档"红楼梦经典药方.docx"中所提供的图片和文字制作如图 5-17 所示的两张幻灯片，并添加到"红楼梦经典药方"中的第六张幻灯片之后，然后删除原来的第七张和第八张幻灯片。

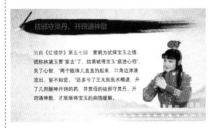

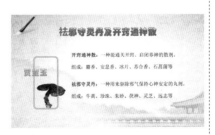

图 5-17 两张添加的幻灯片

第三节 修饰演示文稿

一、应用幻灯片主题

1. 使用内置主题   PowerPoint 2016 为用户提供了多种主题，使用主题可以快速制作出精美的演示文稿。

2. 创建自定义主题   在 PowerPoint 2016 中，用户可以创建新的自定义主题，可以从主题颜色、字体、效果、背景样式等几个方面进行自定义设置，具体方法如下。

单击"设计"→选择第四个变体"切片"→单击"变体"功能区中的"其他"按钮→单击"颜色""字体""效果"或"背景样式"则可进行相应的设置。比如，对前面的演示文稿"药用植物园.pptx"进行了如图 5 – 18 所示的设置之后，每张幻灯片的效果将会改变，其中的三张会变成如图 5 – 19 所示的效果。

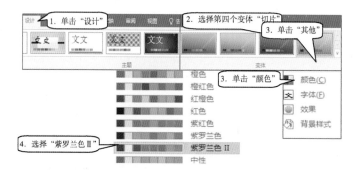

图 5 – 18   自定义主题变体颜色过程

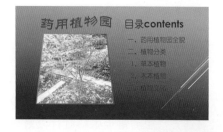
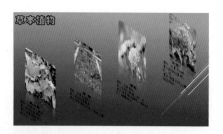
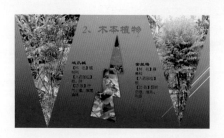

图 5 – 19   自定义主题变体颜色为"紫罗兰色Ⅱ"的效果

二、设置幻灯片背景

1. 利用"设计"选项卡中的"主题"设置背景 直接单击如图 5 – 7 中所列出的某个主题则该主题将会应用于所有的幻灯片；如果右单击某个主题，在下拉菜单中选择"应用于当前幻灯片"，这样所选择的主题就只应用于一张幻灯片。

2. 自定义幻灯片的背景 通过"设计"中的"设置背景格式"可以设置纯色、渐变色以及以自己准备的图片作为背景。

三、制作个性化母版

幻灯片母版可以构建幻灯片的框架，主要用于控制应用母版的所有幻灯片的的格式，如主题类型、字体、颜色、效果及背景样式等。幻灯片母版保证了幻灯片整体风格的统一，减少了幻灯片的制作时间，提高了工作效率。操作步骤是：打开演示文稿，单击"视图"→单击"母版视图"功能区中的"幻灯片母版"按钮，选择需要更改的幻灯片，选中文本，在浮出的工具栏中设置其字体属性，或者在"背景"功能区中单击"背景样式"按钮，在弹出的下拉列表中选择"设置背景属性格式"选项，打开对话框，按照需要进行背景填充的设置。

四、实例操作——修饰演示文稿

1. 制作渐变填充背景 依照图 5 – 20 所示的操作过程可制作出图 5 – 21 所示的幻灯片背景。

2. 制作纹理背景 将鱼类化石的纹理图案作为幻灯片的背景，操作步骤是：单击"设计"→"设置背景格式"→"图片或纹理填充"，如图 5 – 22→单击"纹理"→选择"鱼类化石"（图 5 – 23）→可选择单击"全部应用"。

3. 制作图片背景 将一张自己准备的图片或者联机图片设置为幻灯片的背景，操作过程是：单击"设计"→"设置背景格式"→单击"图片或纹理填充"→选择"文件"（图 5 – 22）→在"插入图片"对话框中选定要插入的图片文件→单击"打开"→可选择单击"全部应用"。

4. 在幻灯片中制作 SmartArt 图形 SmartArt 图形主要用来说明一些层次关系、循环过程、操作流程等。插入 SmartArt 图形的过程为：单击"插入"→"插入 SmartArt 图形"→在对话框中选择相应的类型→选择需要的图形→通过"设计"和"格式"选项可对图形进行进一步的设置。

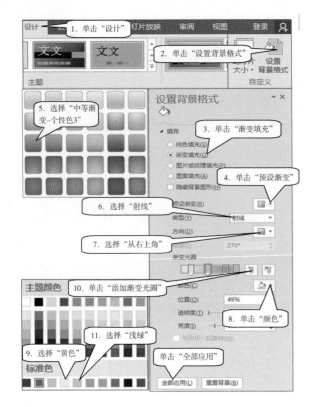

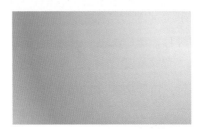

图 5-20　制作如图 5-21 所示的渐变填充背景的过程

图 5-21　渐变填充幻灯片背景

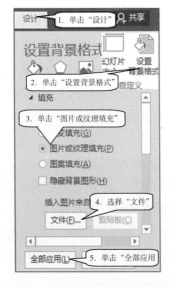

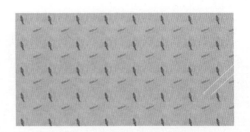

图 5-22　插入图片背景的过程

图 5-23　鱼化石幻灯片背景

<u>你知道吗</u>

色彩的基本知识

色彩不仅是表达信息的有效工具，还能增强视觉效果，不同的色彩还能给人不同的心理感受。红、黄、蓝是三原色，其他颜色均可由它们调和而成。相近颜色搭配可产生和谐平衡统一的效果，相对颜色搭配可产生强烈的对比动态效果。

不同颜色所产生的心理感觉如下表。

色彩	心理感觉	色彩	心理感觉
白色	洁净、明亮、纯真	绿色	和睦、宁静、健康、自然、安全、舒适、环保
灰色	中庸、温和、谦卑、高雅	蓝色	永恒、博大、专业
黑色	深沉、安静、悲哀、压抑	黄色	温暖、快乐、希望、智慧、轻快、灿烂、辉煌
紫色	神秘、忧郁、典雅	红色	喜庆、活力、刺激、激昂

请你做一做

1. 制作如图 5-24 所示包含 8 个常用 SmartArt 图形的 4 张幻灯片。

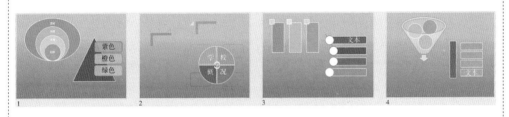

图 5-24　包含 8 个 SmartArt 图形的 4 张幻灯片

2. 应用幻灯片母版视图给以上四张张幻灯片的背景左下角添加一个如图 5-25所示的点赞图片水印，在右上角添加一个文字"SmartArt"水印，操作步骤如下：单击"视图"→"幻灯片母版"，进入母版编辑状态→选定第一张幻灯片，分别将点赞图片和"SmartArt"文字插入到幻灯片的左下角和右上角→单击"关闭母版视图"切换到普通视图后将会看到每一张幻灯片的左下角多了一个固定的点赞图片、右上角多了一个固定的文本"SmartArt"，要删除或修改须进入"母版视图"。

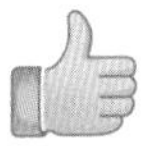

图 5-25　点赞图

实训十六　修饰"实训室简介"演示文稿

根据教材提供的 Word 文档"实训室简介.docx"中所提供的文字和图片素材，制作一个名为"实训室简介 . pptx"的演示文稿，其中的每一张幻灯片如图 5 – 26 所示。

幻灯片背景设置方法一：单击"设计"→按照图 5 – 22 提供的前面 4 个步骤→选定教材素材中提供的"实训室简介背景 . tif"图片文件→单击"打开"→单击图 5 – 22 中的"全部应用"。

幻灯片背景设置方法二：先创建 9 张空白幻灯片→单击"视图"→"幻灯片母版"→将 Word 素材文档中提供的背景图片复制粘贴到第一张幻灯片中→单击"关闭母版视图"。

其中 4 张幻灯片制作步骤提示如下（另 5 张幻灯片参照图自己制作）。

1. 幻灯片 1　设置梯形形状的格式，右单击梯形→"设置形状格式"→选择"纯色填充"→颜色设为"浅绿"→透明度设为 26%。

2. 幻灯片 3　三个圆形可以通过单击"插入"→"SmartArt 图形"→选择"关系"中的"线性维恩图"来完成，其中的虚线通过"插入"→"形状"→"线段"来完成。

3. 幻灯片 5　其中的标题"太极大药房"的制作过程是："插入"→"形状"→"矩形"→填充色为"酸橙色"→插入文本框→录入"☯太极大药房"→文字字体设为"华文新魏"、字号设为"48"，字体颜色为"白色"；太极符号"☯"字号设为"80"。

插入文本框，录入"TAI JI Phaimacy"，字体格式为"黑体""24 磅""白色"。

插入文本框，录入"TAIJI"，字体格式为"等线""24 磅""白色"，将文本效果设为"转换"中的"槽形"，最后可以将以上所有文本框和图形组合起来。

4. 幻灯片 9　将素材中的 6 张图片插入幻灯片中之后将其大小格式设为："高 5.31 厘米；宽 7.46 厘米"→通过"格式"中的"对齐"将六张图片排列整齐→插入一个"高 5.31 厘米、宽 1.31 厘米"的"矩形"→"形状填充"设为"酸橙色"→将已经设置好格式的矩形复制并粘贴 5 次，并分别将 5 张图片与 5 个矩形组合起来。最后保存该演示文稿。

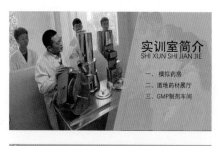

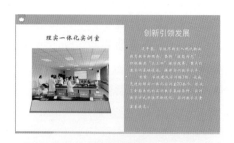

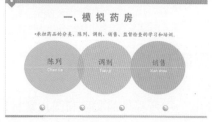

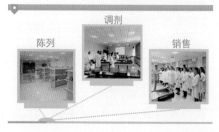

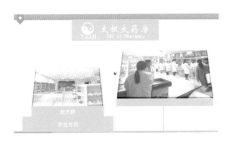
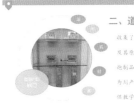

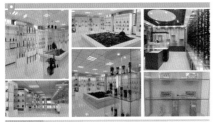

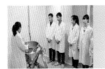
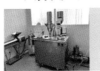
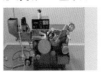

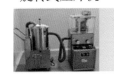

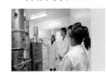

图 5－26 "实训室简介"中的 9 张幻灯片

请你想一想

请观察前面制作的"药用植物园.pptx""红楼梦经典药方.pptx""实训室简介.pptx"等三个演示文稿各有什么风格特点？请试着修改它们变为三个与之风格不一样的演示文稿。

请你做一做

将如图 5－27 所示的层次不清晰的幻灯片更改为如图 5－28、图 5－29 和图5－30 所示的层次清晰的幻灯片。

工作总结四要点

01 简洁清晰

上司在面对下属长篇大论式的工作总结免不了会头痛，尤其当下属不只三两人时，但工作总结通常关系到业绩评估，既要写全面，又不可能一一道来，怎么办？要保证年度工作总结简洁，使用ppt的形式写总结是一个值得提倡的方式。

02 用数据说话

在上例中也能体现该点，用数据对工作进行汇总，既简单明了，又能清楚地说明总结者的工作能力。但在工作中搜集、汇总、使用数据是一项有一定难度的工作，需要在平时对工作进行记录。

03 成绩和不足

成绩肯定是工作总结的重点，但人无完人，总不能事事都做得那么圆满，没有一点进步空间也不行。不足该怎么提？既要提出问题，还不能让问题变成自己真正的"问题"引起上司对自己不好的看法。

04 展望未来

总结了自己为公司创造的价值之余，同时也要站在个人的角度看待自己的职业生涯发展，只有当我们清楚自己需要才能使一切的行动将变得更为有效。

图 5-27　层次不清晰的工作总结四要点

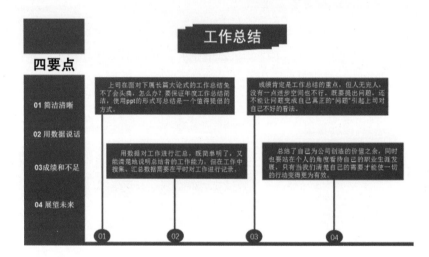

图 5-28　层次清晰的工作总结四要点 1

图 5-29　层次清晰的工作总结四要点 2

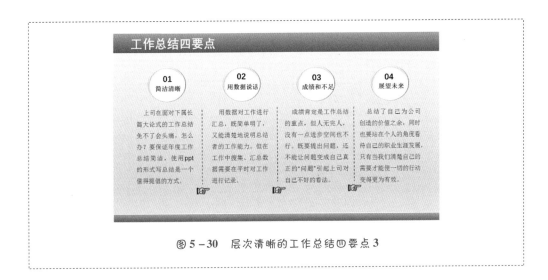

图 5 - 30　层次清晰的工作总结四要点 3

第四节　设置动画效果　微课 3

一、动画类型

动画效果是指为幻灯片中的各个对象设置动画特效，使演示文稿更加生动活泼更具吸引力，PowerPoint 2016 为幻灯片对象提供了 4 种类型的自定义动画，具体内容如下。

1. "进入" 动画　在幻灯片放映时幻灯片中的对象进入到放映界面，并显示在相应位置时的动画效果。

2. "强调" 动画　在演示过程中文本及其他对象直接在放映界面动作的动画效果。

3. "退出" 动画　在幻灯片放映过程中文本及其他对象从放映界面退出消失时的动画效果。

4. "动作路径" 动画　在幻灯片中某个对象在放映过程中，按照指定的路径运动的动画效果。

设置的动画在幻灯片放映时会有效果，而且设置的多个对象的动画效果其播放的先后顺序与设置的先后顺序一致，因而在设置动画之前要设计好各个对象的动画设置的顺序，但这个顺序也是可以通过单击图 5 - 33 中所示的 "动画窗格" 中的 "向前移动" 和 "向后移动" 来改变的。

二、设置动画效果

1. 设置幻灯片中对象的动画　在幻灯片中要添加动画效果的对象可以是图片、图形、文本等。操作步骤是：选定需要设置动画的对象→单击 "动画" →点开 "其他"→选择动画列表中需要的动画类型，如图 5－31 所示。

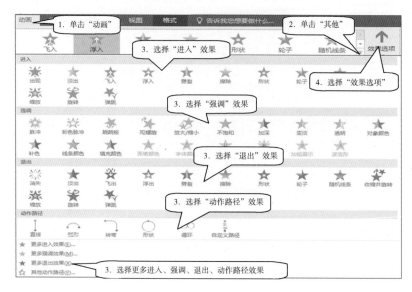

图 5－31　动画设置过程

2. 设置动画"计时"效果　单击"动画"→"动画计时"→选择三种计时方式之一→设置动画持续时间，如图 5－32 所示。

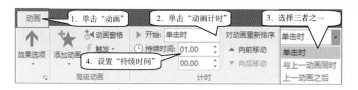

图 5－32　设置动画"计时"效果

3. 多重动画的设置　一些比较绚丽的动画，往往是多个动画的组合，即是为一个对象设置多个动画效果，操作步骤是：单击"动画"→单击图 5－33 所示的"高级动画"中的"添加动画"则可以为一个已经设置了"进入"或"强调"动画效果的对象再添加一个或多个"强调"动画，还可以用此方法再添加一个"退出"动画。

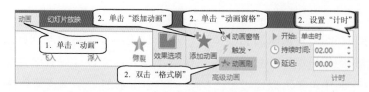

图 5－33　"高级动画""计时"选项

4. 动画窗格的应用　对已经设置好动画效果的幻灯片，可以通过打开"动画窗格"后进行修改。

（1）动画的伴随声音　选定对象，单击"动画"中的"动画窗格"→选定动画窗格中的该动画→单击该动画右边的下拉箭头→选择"效果选项"→单击"声音"的下拉箭头→选择某种声音效果→单击"确定"。如图 5 - 34 所示的是设置对象"图片 22"的"翻转式由远及近"动画的伴随声音为"风铃"的操作过程。

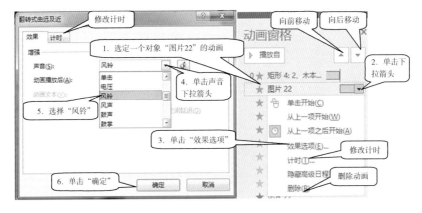

图 5 - 34　设置动画的音效

（2）删除动画　单击图 5 - 34 中的"删除动画"所指向的"删除"或者直接单击Delete 删除键。

（3）修改动画放映的先后顺序　单击图 5 - 34 所指示的"向前移动"箭头按钮可以使所选定的动画向前移动；单击"向后移动"箭头按钮可以使所选定的动画向后移动。

（4）修改动画的计时　单击图 5 - 34 中"修改计时"所指向的"计时"可修改已经设置的计时效果。也可以在图 5 - 33 中的"计时"选项中进行修改。

5. "动画刷"的应用　通过"动画刷"可以提高设置动画的效率。方法是：选定了某个已经设置了动画效果的对象之后去双击"动画刷"，鼠标指针会变为刷子形状，然后去单击其他的对象，所单击到的对象的动画效果与双击格式刷以前选定的对象的动画效果一样。获取格式刷的过程如图 5 - 33 所示。对几个对象设置相同的动画，也可以通过先选定几个对象后再进行动画的设置。

三、设置幻灯片切换效果

幻灯片切换效果是指在幻灯片放映过程中从一张幻灯片到下一张幻灯片时的动画效果，方法如下：在演示文稿的大纲窗格中选定一张幻灯片→单击"切换"→单击"其他"→选择三种类型"细微型""华丽型""动态内容"之中的任何一种切换效果均可，如图 5 - 35 所示，该图还指示了怎样设置换片方式（单击鼠标换片或者自动换片）以及设置换片时的伴随音效。如果要设置为每一张幻灯片的切换效果都相同，则需要单击图 5 - 35 中的"全部应用"。

四、实例操作——设置"药用植物园"动画效果　📱微课 4

本次实例操作主要介绍演示文稿"药用植物园 . pptx"中的四张幻灯片的动画设置

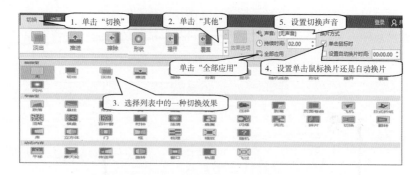

图 5 - 35　设置幻灯片切换效果

过程（可参照本书数字化资源视频"药用植物园.mp4"设置动画效果）。

1. 幻灯片 6 中的四个动画效果如图 5 - 36 所述，操作过程如下。

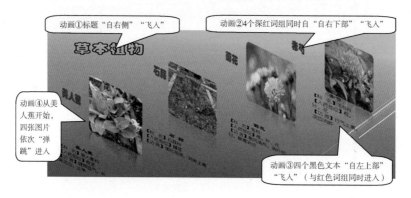

图 5 - 36　幻灯片 6 的动画效果描述

动画①　选定"草本植物"→单击"动画"→选择进入效果"飞入"→单击"效果选项"→选择"自右侧"→在"计时"选项中将"开始"设为"上一动画之后"、持续时间设为"02.00"。设置动画操作过程参考图 5 - 31 和图 5 - 32。

动画②　选定四个深红词组→单击"动画"→选定"飞入"→单击"效果选项"→选择"自右下部"→在"计时"选项中将"开始"设为"与一动画同时"、持续时间设为"02.00"→将"美人蕉"的动画的"与上一动画同时"修改为"上一动画之后"。

动画③　选定四个黑色文本框，单击"动画"→选定"飞入"→单击"效果选项"→选择"自左上部"→在"计时"选项中将"开始"设为"与一动画同时"、持续时间设为"02.00"。

动画④　选定第一张图片→单击"动画"→选择进入效果"弹跳"→在"计时"选项中将"开始"设为"上一动画之后"、持续时间设为"02.00"→选定第一张图片→单击"动画"→双击"动画刷"（图 5 - 33）后用"动画刷"去单击其余三张图片。

2. 幻灯片 7 中的动画效果如图 5 - 37 所述，每一个动画的设置过程如下。

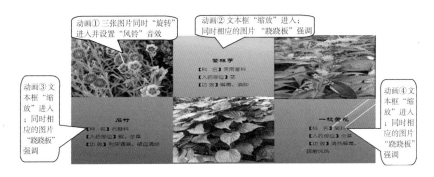

图 5 – 37 幻灯片 7 的动画效果描述

动画① 选定三张图片→单击"动画"→选定"旋转"→设置计时为"与上一动画同时"、持续时间为"02.00"→单击"动画窗格"后依照图 5 – 34 所示的步骤去设置一张图片动画的"风铃"音效。

动画② 选定"繁株芋"包含的文本框,单击"动画"→选定"缩放"→"开始"设为"上一动画之后"、持续时间为"02.00"→选定相应的图片→单击"动画"→单击"添加动画"→选定"强调"中的"跷跷板""与上一动画同时"、持续时间设为"02.00"。

动画③与动画④的设置操作过程与动画②的设置过程相同。

3. 幻灯片 9 中的动画效果如图 5 – 38 所述,每一个动画的设置过程如下。

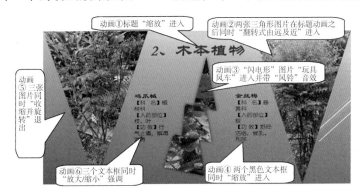

图 5 – 38 幻灯片 9 的动画效果描述

动画① 设置标题文本框为"缩放"进入、"上一动画之后"、持续时间"02.00"。

动画② 选定两张三角形图片→设置"翻转式由远及近"进入,"上一动画之后"、持续时间"02.00"→修改其中一张图片的"计时"为"与上一动画同时"。

动画③ 设置"闪电形"图片为"更多进入效果"中的"华丽型"中的"玩具风车"进入,"上一动画之后"、持续时间"02.00"→设置"风铃"音效。

动画④ 选定"金丝梅"所包含的文本框→设置为"缩放"进入、"上一动画之后"、持续时间"02.00"→选定"鸡爪槭"所包含的文本框→设置为"缩放"进入、"与上一动画同时"、持续时间"02.00"。

动画⑤　选定第一张图片→单击"动画"→"添加动画"→选择"退出"中的"收缩并旋转"、"上一动画之后"、持续时间为"02.00"→选定其余两张图片→单击"动画"→单击"添加动画"→选择"退出"中的"收缩并旋转""上一动画同时"、持续时间为"02.00"。

动画⑥　选定三个文本框→单击"动画"→"添加动画"→选择"强调"中的"放大/缩小""上一动画同时"、持续时间为"02.00"。

4. 幻灯片 12 中的动画效果如图 5 – 39 所述，每一个动画的设置过程如下。

动画①　标题"自底部""飞入""上一动画之后"；大图片"自右侧""飞入""与上一动画同时"，持续时间均为"05.25"。

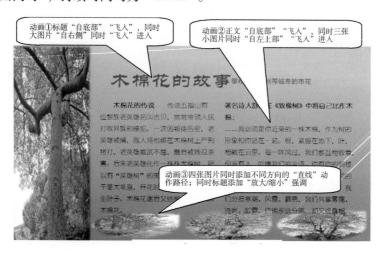

图 5 – 39　幻灯片 12 的动画效果描述

动画②　正文"自底部""上一动画之后""飞入"进入，持续时间为"05.00"。选定三张小图片设置"自左上部""与上一动画同时""飞入"进入，持续时间为"06.00"。

动画③　选定标题→单击"动画"→"添加动画"→选择"强调"中的"放大/缩小""上一动画之后"、"持续时间"为"06.00"→选定四张图片→单击"动画"→"添加动画"→选择"动作路径"中的"直线"→根据图 5 – 40 所提供的图片移动的目标位置拖动动作路径指示箭头到目的位置，计时设为"上一动画同时"、持续时间为"06.00"。

实训十七　设置"红楼梦经典药方"动画效果

1. 通过前面所学的的幻灯片动画的设置以及幻灯片切换的方法，对实训中所制作的演示文稿"红楼梦经典药方.pptx"和"实训室简介.pptx"进行动画和切换的设置（可参照本书数字化资源中两个视频"红楼梦经典药方.mp4"和"实训室简介.mp4"设置）。要求：

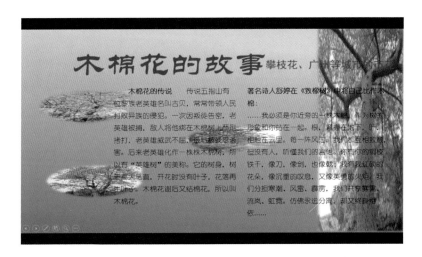

图 5 - 40　幻灯片 12 放映后的效果，动画③图片动作路径的目的位置

（1）每一张幻灯片中的对象至少要设置进入动画。

（2）每一个演示文稿至少有两张幻灯片要设置多重动画，重点的对象可以设置动画音效。

（3）演示文稿"红楼梦经典药方.pptx"中所有动画均设为自动开始，即设为"上一动画之后"或者"与上一动画同时"，幻灯片的切换方式也设为自动切换。演示文稿"实训室简介.pptx"中所有动画设为"单击鼠标时"开始，切换也设为"单击鼠标时"换片。

2. 为教材提供的名为"药业公司简介.pptx"演示文稿中的第 3、7、11、14 等四张幻灯片设置动画效果。

第五节　放映演示文稿

一、演示文稿放映

1. 放映演示文稿　PowerPoint 2016 为用户提供了快捷的放映方式：单击"幻灯片放映"→选择"从头开始"或者"从当前幻灯片开始"；或者单击功能键"F5"也可实现从头开始放映。单击功能键"Ese"停止播放回到幻灯片编辑状态。

2. 幻灯片放映设置　如果用户对放映有特别的要求，PowerPoint 2016 还为用户提供了对放映类型、放映幻灯片的范围、换片方式等放映选项的设置。操作步骤是：单击"幻灯片放映"→单击"设置幻灯片放映"，如图 5 - 41 所示。

（1）演讲者放映　最常用的一种放映方式，即在演讲者自行播放时，演讲者对演示过程有完整的控制权，是一种非常灵活的放映方式。

（2）观众自行浏览　在标准窗口中放映，观众只可以对演示文稿进行简单控制，通过滚动条或方向键自行浏览演示内容。

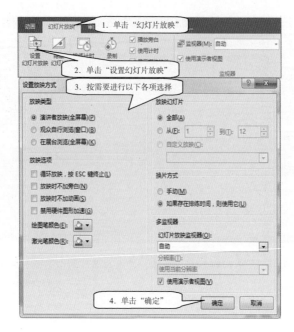

图 5 – 41　幻灯片放映设置

（3）在展台浏览　最简单的一种放映类型，通过事先设置的排练计时来自动切换幻灯片，并且循环放映演示文稿，在放映过程中，除了通过鼠标指针选择屏幕对象进行放映外，观众不能对演示文稿做任何修改，终止放映只能按【ESC】键。

二、插入常用播放对象

1. 插入"超链接"　一般情况下放映演示文稿时都是按照幻灯片的顺序来进行放映的，但有时希望幻灯片在放映时实现跳转，这时就可以通过插入"超链接"来实现。操作步骤是：选定一个对象（文本或图片等）→单击"插入"→"超链接"，具体过程参考本节的"实例操作 1"。

2. 插入音频和视频

（1）插入电脑中已有的音频文件　单击"插入"→"音频"→选择"PC 上的音频"（图 5 – 42）→选择需要的音频文件→单击对话框中的"插入"→此时在幻灯片中会出现一个音频图标。对音频的播放选择如图 5 – 43 所示。

（2）插入实时录音　在电脑上连接音频输入设备（话筒等）→单击"插入"→"音频"→选择"录制音频"（图 5 – 42）→单击图 5 – 44 中的"开始录音"则进入录音状态，录音结束后单击图 5 – 45 中的"确定"则在幻灯片会中出现相应的一个如图 5 – 46 所示可隐藏、可复制或移动的音频图标。如果需要某个音频作用于所有幻灯片，可将音频插入到第一张幻灯片中，选择"跨幻灯片播放"；如果不需要单击鼠标时播放则选择"自动"，对音频的播放选择如图 5 – 43 所示。

（3）插入视频　单击"插入"→"视频"→选择"联机视频"或者"PC 上的

视频"。

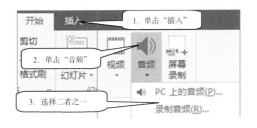

图 5 – 42　插入音频、视频

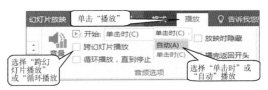

图 5 – 43　音频播放选择

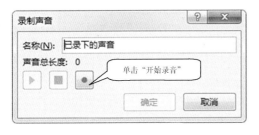

图 5 – 44　准备开始录音

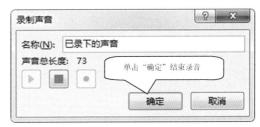

图 5 – 45　正在录音之中

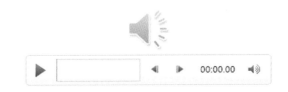

图 5 – 46　音频图标

三、录制演示文稿

如果要将演示文稿转换成视频文件，不通过 PowerPoint 而通过其他视频播放器就可以播放的情况，可以将演示文稿的放映效果转换成视频文件，操作步骤是：单击"幻灯片放映"→"录制幻灯片演示"→"从头开始录制"或"从当前幻灯片开始录制"→"开始录制"（图 5 – 47）→屏幕左上角会出现"录制"进度控制台→每张幻灯片播放结束立即单击其中的向右箭头→当所有幻灯片都录制完后单击控制台的关闭按钮，如图 5 – 48 所示。

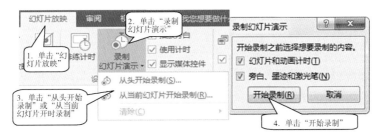

图 5 – 47　录制视频过程

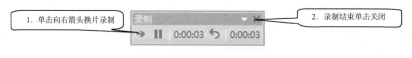

图 5-48 录制控制台

最后单击"文件"→"导出"→"创建视频"→"创建视频"（图 5-49）→此时会出现"另存为"对话框，默认导出视频的主文件名与被录制的演示文稿的主文件名相同，比如录制的演示文稿名是"红楼梦经典药方.pptx"，则录制成的视频的文件名默认是"红楼梦经典药方.mp4"→单击"保存"，这时保存时间的长短与演示文稿放映时间的长短相关。

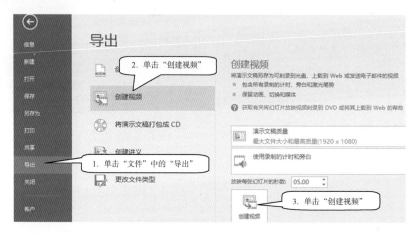

图 5-49 导出视频

如果演示文稿中使用了多种特殊字体，外部链接了其他文件，或者要在没有安装 PowerPoint 的计算机中放映 PowerPoint 演示文稿，还可以通过将演示文稿打包来实现。打开要准备打包的演示文稿，选择"文件"选项卡中的"导出"选项，选择"将演示文稿打包成 CD"选项，并单击"打包成 CD"按钮，再先"复制到文件夹"。

四、打印演示文稿

1. 页面设置 在打印演示文稿之前，用户可以先对幻灯片的页面进行设置，具体方法如下。

选择"设计"选项卡，单击"页面设置"功能区中的"页面设置"按钮，弹出"页面设置"的对话框，在"幻灯片大小"下拉列表中按需要选择打印纸张的规格或者输入合适的数据，并设置幻灯片的方向以及备注、讲义和大纲的方向，单击"确定"按钮。

2. 打印设置 在"文件"选项卡下拉列表中，选择"打印"选项，在弹出的"打印"对话框中，对打印的方式进行设置，依次选择打印机、打印范围、打印顺序、打印颜色并确定打印份数，最后单击"打印"按钮，进行打印。

五、实例操作——插入常用播放对象

1. 插入超链接　给演示文稿"实训室简介.pptx"中第一张幻灯片的"GMP制剂车间"文本插入一个超链接，链接的目的位置是第八张幻灯片，当放映到有超链接的幻灯片时鼠标指向"GMP制剂车间"成链接手指状后单击鼠标就会跳转到第八张幻灯片继续放映。操作步骤如图5-50所示：选定第一张幻灯片中的文本"GMP制剂车间"→单击"插入"→"超链接"→"本文档中的位置"→选定"幻灯片8"→单击"确定"，此时系统自动改变"GMP制剂车间"的字体颜色，并且设置了下划线。

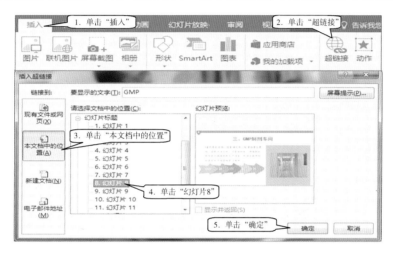

图5-50　插入超链接

2. 插入音频

（1）给演示文稿"祖国啊我亲爱的祖国.pptx"配音，并按图注要求设置动画，操作步骤是：用手机录下自己朗诵如图5-51中的诗句的声音（每张幻灯片录一个）→将该声音文件插入该幻灯片之中（单击"插入"→"音频"→选择"PC上的音频"）→按图注设置动画→根据朗诵声音的长短为动画设置相应的"持续时间"→播放演示文稿。

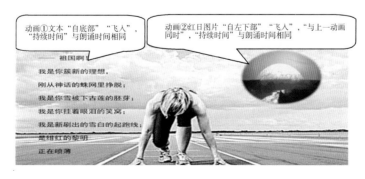

图5-51　声音与动画配合1

（2）为演示文稿"红楼梦经典药方.pptx"插入"红楼梦主题曲.mp3"并作用于所有幻灯片。操作步骤是：选定第一张幻灯片，单击"插入"→"音频"→选择"PC上的音频"→选择"红楼梦主题曲.mp3"→单击对话框中的"插入"→单击"播放"→选择"自动""跨幻灯片播放"。

3. 插入视频　用手机录一段自己在实训室某个环节中进行操作的视频，并将其插入到演示文稿"实训室简介.pptx"中相应的幻灯片之中。

本章小结

本章学习了利用 PowerPoint 2016 软件创建、制作演示文稿，在幻灯片中插入文本框、图片、图形、声音、超链接等，在幻灯片中设计应用母版、动画、背景以及演示文稿的放映等相关内容。并引导学生学习制作了几个简单的与医药行业相关的演示文稿，为学生在今后的工作或学习中应用 PowerPoint 软件打下了基础。

目标检测

一、选择题

1. PowerPoint 2016 演示文稿的扩展名是（　　）。
   A. pdsx　　　　　　　B. ppsx　　　　　　　C. pptx　　　　　　　D. ppsx

2. 以下不是 PPT 中视图方式的有（　　）。
   A. 阅读版式　　　B. web 版式　　　　C. 普通视图　　　D. 备注页

3. 在演示文稿中只播放几张不连续的幻灯片，应在（　　）中设置。
   A. "幻灯片放映"中的"设置幻灯片放映"
   B. "幻灯片放映"中的"自定义幻灯片放映"
   C. "幻灯片放映"中的"广播幻灯片"
   D. "幻灯片放映"中的"录制演示文稿"

4. 关于幻灯片主题说法错误的是（　　）。
   A. 可以应用于所有幻灯片
   B. 可以应用于指定幻灯片
   C. 可以对已使用的主题进行更改
   D. 可以在"文件/选项"中更改

5. 从第四张幻灯片转跳到第八张幻灯片，可以使用（　　）。
   A. 添加动画　　　　　　　　　B. 添加超链接
   C. 添加幻灯片切换效果　　　　D. 排练计时

6. 如果要把一个制作好的演示文稿拿到另一台未安装 PowerPoint 软件的计算机上去放映（　　）。

A. 只有在另一台计算机上先安装 PowerPoint 软件

B. 需要把演示文稿和 PowerPoint 程序都复制到另一台计算机上

C. 使用 PowerPoint 的"打包"工具并且包含"播放器"

D. 使用 PowerPoint 的"打包"工具并且包含全部 PowerPoint 程序

7. 如果需要在演示过程中终止幻灯片的演示，则随时可按的终止键是（　　）。

A. Delete　　　　　B. Ctrl + E　　　　　C. Shift + C　　　　　D. Esc

8. 要使所制作的背景对所有幻灯片生效，应在背景对话框中选择（　　）。

A. 应用　　　　　B. 取消　　　　　C. 全部应用　　　　　D. 确定

9. 以下不能作为 PowerPoint 演示文稿的插入对象的是（　　）。

A. 图表　　　　　　　　　　　　B. Excel 工作簿

C. 图像　　　　　　　　　　　　D. Windows 操作系统

10. 可为一个对象最多添加（　　）动画效果。

A. 1 个　　　　　B. 2 个　　　　　C. 3 个　　　　　D. 多个

二、思考与操作题

1. PowerPoint 的主要用途是什么？

2. 演示文稿与幻灯片有何对应关系？

3. 演讲者放映、观众自行浏览和在展台浏览这 3 种放映类型有什么不同？

4. 演示文稿打包时，为什么有时要在打包的演示文稿中包含一个播放程序？

5. 使用自己喜欢的主题创建一个演示文稿，按需要在其中添加文本框、图片、背景、表格、图形，设置自定义动画以及幻灯片切换效果，完成录制幻灯片并将完成的演示文稿打包。

书网融合……

微课 1　　　微课 2　　　微课 3　　　微课 4

微课 5　　　划重点　　　自测题

第六章 计算机网络基础

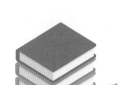

学习目标

知识要求

1. **掌握** 网卡驱动的安装和 IP 地址设置；IE 浏览器使用；Microsoft Outlook 2016 的使用。

2. **了解** 计算机网络概念、功能、分类和组成、网络协议；Internet 概念、IP 地址和域名；网络技术的临床应用和远程医疗。

技能要求

1. 能安装网络协议。

2. 熟练使用 IE 浏览器进行信息搜索；使用 Microsoft Outlook 2016 收发电子邮件。

从 20 世纪 90 年代开始，随着计算机网络技术的飞速发展和互联网（Internet）的兴起，网络已深入到社会的各个领域，深刻影响着人们的生活、工作和学习。从日常生活中的银行存取款、交电话费、网上购物、网银支付、QQ 聊天、微信和收发电子邮件，到高科技领域的 GPS（全球卫星定位系统）导航、火箭发射等都离不开网络。随着社会的发展，计算机网络的各种需求、应用还在不断增加，应用范围也在不断扩大，而且越来越深入。

第一节 认识计算机网络

一、概念

计算机网络是一群分布在不同地理位置的具有独立功能的计算机通过通信设备以及传输媒体互连起来，在网络操作系统、网络管理软件以及网络通信协议的管理和协调下，实现计算机之间资源共享、信息交换或协同工作的系统，图 6 - 1 是计算机网络示意图。

二、功能

计算机网络的功能主要体现在四个方面：信息交换（通信功能）、资源共享、分布式处理、综合信息服务。

1. 信息交换（通信功能） 这是计算机网络的最基本的功能，主要完成网络中计算机之间或者计算机与终端之间的系统通信，用户可以在网上进行发送电子邮件，发

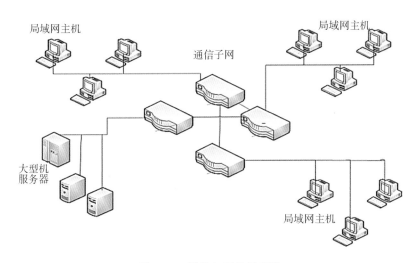

图 6 - 1　计算机网络示意图

布新闻信息、电子购物、远程电子教育等。

2. 资源共享　包括了硬件资源、软件资源和数字资源的共享，例如计算机处理能力、大容量磁盘（云盘）、高速打印机、绘图仪、通信线路、数据库等计算机上的有关信息。网络上的计算机不仅可以使用自身的资源，还可以使用网络上共享的资源，减少软件开发过程中的劳动，避免大型数据库的重复建设，大大提高系统资源的利用率。

3. 分布式处理　是指网络系统中的若干台计算机可以互相协作共同完成一个任务。一个复杂大型的任务划分成许多部分，由网络中的计算机分别完成，使得整个系统的性能增强，并且大大降低费用。

4. 综合信息服务　计算机网络可以向全世界提供各地的经济信息、商业信息、科研信息以及咨询服务等。

三、分类

计算机网络可以按照不同的方法进行分类，如可以按分布距离范围、网络拓扑结构、通信方式、传输介质、服务方式等进行分类。下面介绍几种常见的分类方法。

1. 按地理覆盖范围分类

（1）广域网（WAN，Wide Area Network）　也叫远程网 RCN（Remote Computer Network），广域网是在一个广阔的地理区域内进行数据交换、语音、图像信息传输的计算机网络。广域网可以覆盖一个城市、一个国家甚至全球，形成全球性的计算机网络。

（2）城域网（MAN，Metropolitan Area Network）　城域网的覆盖范围一般是几千米至几万米，将位于一个城市内不同地点的局域网连接起来。

（3）局域网（LAN，Local Area Network）　是将较小区域内的计算机或者终端设备连接在一起的通信网络，属于一个部门或者一个单位组建的小范围网络，局域网的特点是分布距离近、传输速率高、数据传输可靠等。

（4）无线个人区域网（WPAN，Wireless Personal Area Network）　是指把个人使

用的电子设备（笔记本、智能手机、智能终端等）在周围很小范围内（10m 半径范围内）用无线技术连接起来的网络。WPAN 可以供一人使用，也可以供多人使用，支持无线个人局域网的技术有蓝牙、ZigBee、UWB、RFID 等。

2. 按网络拓扑结构分类　网络的拓扑结构是指一个网络的通信链路和接点的物理布局和逻辑位置，画成图就是网络的"拓扑图"。常见的有总线型、星型、环形、树型和分布式网络等。

（1）总线型　总线型拓扑结构采用一个信道作为传输媒体，所有站点都通过相应的硬件接口直接连接到这一公共传输媒体上，这种公共传输媒体称为总线，如图 6 - 2 所示。总线拓扑结构所需电缆数量少，可靠性好，易于扩充，个别工作站有故障，不会影响整个网络。这种结构也存在缺点：传输距离有限，节点数量有限制，故障诊断和隔离较为困难。

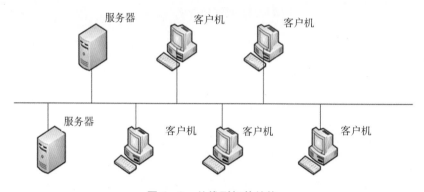

图 6 - 2　总线型拓扑结构

（2）星型　星型拓扑结构中，网络中的各节点通过点到点的方式连接到一个中心节点（又称中心转接站，一般是集线器或交换机）上，由该中心节点向目的节点传送信息，如图 6 - 3 所示。单个工作站设计简单，对中心站的可靠性要求不高，对中心节点依赖性过强。

（3）环型　环型拓扑结构（令牌环）是使用公共电缆组成一个封闭的环，各节点直接连到环上，信息沿着环按一定方向从一个节点传送到另一个节点，如图 6 - 4 所示。信息单向流动，接口功能简单，网络易于扩充，但是缺点在于一个节点故障会引起整个网络故障。

（4）树型　一种类似于总线拓扑的局域网拓扑。树型网络可以包含分支，每个分支又可包含多个结点，如图 6 - 5 所示。对根部计算机要求较高，可充分利用计算机资源，但要经多级传输，系统响应时间长。

（5）分布式网络　分布式网络结构是由分布在不同地点且具有多个终端的节点机互连而成的。无中心节点，通信网是封闭式结构，通信功能分布在各节点上，当任意一条链路故障时，通信可以转其他的链路完成，可靠性高，网络易于扩充。

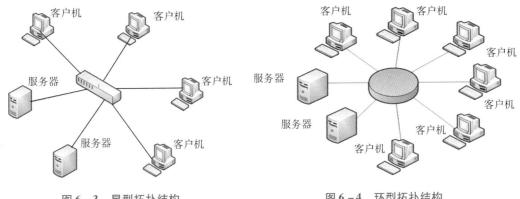

图 6-3 星型拓扑结构　　　　　　图 6-4 环型拓扑结构

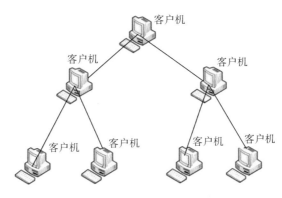

图 6-5 树型拓扑结构

四、组成

计算机网络主要由四部分组成：终端、传输介质、网络操作系统、应用软件。

1. 终端　可以是巨型机、便携式微型机等各种计算机，也包括智能终端（如智能手机），各类型的主机负责整个网络的信息处理业务，向网络用户提供各种资源和服务。

2. 传输介质　分为有线传输介质［同轴电缆（图 6-6）、双绞线（图 6-7）、光缆（图 6-8、图 6-9）、电话线等］和无线传输介质（微波、红外线、激光等），负责完成网络中的数据传输功能。

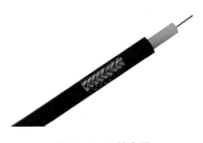

图 6-6 同轴电缆

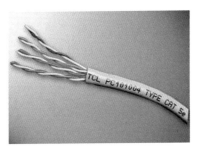

图 6-7 双绞线

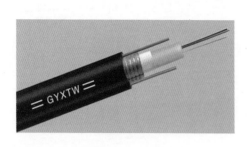

图 6-8　光缆

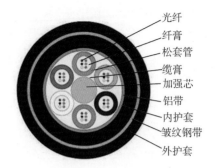

光纤
纤膏
松套管
缆膏
加强芯
铝带
内护套
皱纹钢带
外护套

图 6-9　光缆结构

3. 网络操作系统　是向网络计算机提供服务的特殊的操作系统，运行在称为服务器的计算机上，常见的网络操作系统有 Windows Server 系列、Linux、Unix 等。

4. 应用软件　在计算机网络环境中，用于支持数据通信和各种网络活动的软件。包括网络管理软件、网络工具软件和网络应用软件等。

五、常用网络硬件设备

网络硬件设备是网络的基本组成单位，实现信息的传输功能和安全转发功能，下面介绍几种常用的网络硬件设备。

1. 网线　网线（图 6-10）是连接局域网必不可少的设备，在局域网中常见的网线主要有双绞线、同轴电缆、光缆三种。双绞线采用了一对互相绝缘的金属导线互相绞合的方式来抵御一部分外界电磁波干扰，用来和 RJ45 水晶头相连，它的特点就是价格便宜，所以被广泛应用。

2. 网卡　网卡（图 6-11）是工作在链路层的网络组件，是局域网中连接计算机和传输介质的接口，分有线网卡和无线网卡两种。主要有两个功能：一是将计算机的数据进行封装，通过网线将数据发送到网络上；二是接收网络上传过来的数据，传送到计算机上。每一个网卡都有唯一的 ID 号，叫作物理地址，也称为 MAC（media access control）地址。用 48 位二进制或 12 位十六进制表示，全球范围内都不会有重复。

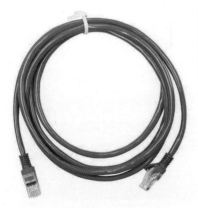

图 6-10　网线

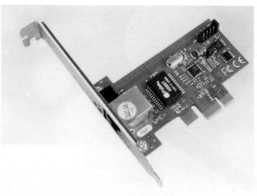

图 6-11　网卡

有线网卡是插在主机的扩展槽中或者集成在主板上，通过网线接入网络。无线网卡利用无线电波作为信息传输的媒介构成的无线局域网，无线网卡的工作原理是微波射频技术，笔记本和智能终端有 WIFI、GPRS、CDMA 等几种无线数据传输模式来上网。

3. 集线器　集线器（图 6 - 12）是指将多条以太网双绞线或光纤集合连接在同一段物理介质下的设备。集线器是运作在 OSI 模型中的物理层。集线器可以说是一种特殊的多端口数据信号再生放大器，作为网络传输介质间的中央结点，它克服了介质单一通道的缺陷。按端口个数分，分为 5 口、8 口、16 口、24 口等。但是集线器的所有端口共享集线器的带宽，使用集线器组网时，连接的计算机越多，网络速度越慢。集线器主要有两种接口，RJ - 45 接口和级联接口。RJ - 45 接口主要用于连接网络中的计算机，级联接口用于连接其他集线器或者网络设备，通过级联来达到扩充端口的目的，大多数的时候它用在星型与树型网络拓扑结构中。集

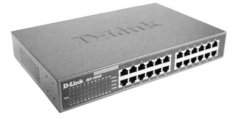

图 6 - 12　D - link 集线器

线器可分为无源集线器、有源集线器和智能集线器。随着交换技术在集线器上的应用，集线器又分为共享式和交换式两种。

4. 交换机　交换机（图 6 - 13）主要是指各种网络交换机，是一种在通信系统中完成信息交换功能的设备。如 ATM 交换机、FDDI 交换机、以太网交换机、快速以太网交换机、千兆以太网交换机、交换式以太网交换机、交换式快速以太网交换机等，从外观看，交换机与集线器几乎一样，接口和连接方式也相同。由于交换机使用交换技术，使其可以并行通信而不像集线器那样平均分配带宽，例如一台 1000Mb/s 交换机的每个端口都是 100Mb/s，互连的计算机都是以 100Mb/s 的速率通信，而不是共享带宽，使交换机达到了更佳的通信性能。在计算机网络系统中，集线器是一种物理层共享设备，本身不能识别 MAC 地址和 IP 地址。交换机的主要功能包括物理编址、网络拓扑结构、错误校验、帧序列以及流控。

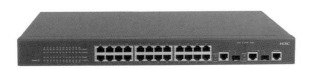

图 6 - 13　H3C 交换机

目前交换机还具备了一些新的功能，如对 VLAN（虚拟局域网）的支持、对链路汇聚的支持，甚至有的还具有防火墙的功能。

5. 路由器　路由器（图 6 - 14）是在网络层实现互连的设备，具备很强的异种网互连能力，连接了因特网中各局域网、广域网。路由和交换机之间的主要区别就是交换机发生在 OSI 参考模型第二层（数据链路层），而路由发生在第三层，即网络层。路由器的功能主要体现在以下几方面。

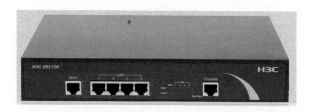

图 6 – 14　H3C 路由器

路由功能：用户访问的互联网就是通过众多的路由器将世界各地的不同网络互连起来，路由器在互联网中选择路径并转发信息。

隔离广播、划分子网：当网络规模较大时，同一网络的主机过多，会产生过多的广播流量，从而使网络性能下降，路由器可以通过在网络中划分不同的子网，在网络间隔离广播，提高子网性能。

广域网接入：当大型的局域网（校园网、企业网、大型网吧等）通过专线接入互联网时，需要用路由器实现接入。

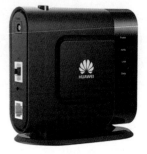

图 6 – 15　华为调制解调器

6. 调制解调器　调制解调器（图 6 – 15），俗称"猫"，它能把计算机的数字信号翻译成可沿普通电话线传送的模拟信号，而这些模拟信号又可被线路另一端的另一个调制解调器接收，并译成计算机可懂的语言。这一简单过程完成了两台计算机间的通信。

Modem 的主要功能有两部分：调制和解调。所谓调制，就是把数字信号转换成电话线上传输的模拟信号；解调，即把模拟信号转换成数字信号，由计算机接收并处理。

请你想一想

集线器和交换机有什么不同？

请你做一做

安装网络通信协议

一般情况下，安装系统的同时也安装了部分常用的协议（例如 TCP/IP 协议），但有些协议需要手动安装，例如 Reliable Multicast Protocol（可靠多播协议），一般用于视频点播、电话会议、远程学习、计算机协同工作等业务的通信技术。操作步骤如下。

步骤 1　右键单击桌面的"网络"图标，选择"属性"。

步骤 2　单击"更改适配器设置"，在"本地链接"图标上单击右键，选择"属性"。

步骤 3　打开"属性"对话框，单击"安装"按钮。

步骤 4　选择"协议"，单击"添加"按钮。

步骤 5　选择 Reliable Multicast Protocol，单击"确定"按钮完成安装。

第二节　互联网

Internet 是世界上规模最大、用户数量最多、影响最大的互联网，它是无数信息资源的集合，不为某个人或某个组织所控制，每个人都可以通过 Internet 交换信息和共享上网资源。

一、概念

国际互联网 Internetwork，简称 Internet，其前身是美国的 ARPANET，1983 年正式命名为"Internet"，又称因特网，是全球性的网络，是一种公共信息的载体。Internet 是当今世界上最大的计算机网络通信系统，拥有成千上万个数据库，提供文字、数据、图像、声音等多种形式的信息，涉及政治、经济、教育、法律、军事、体育等社会生活的各个领域。

二、组成

Internet 是由一些使用公共语言互相通信的计算机连接而成的网络，即广域网、局域网及单机按照一定的通信协议组成的国际计算机网络。Internet 拥有数千万台计算机和上亿用户，所有采用 TCP/IP 协议的计算机都可以加入 Internet，实现信息共享和相互通信。

三、TCP/IP 协议

Internet 把各个国家、部门、机构的各种网络连接起来构成了相当复杂的国际大网络，它采用的协议是 TCP/IP 协议。TCP/IP 协议标准将计算机网络中的通信划分为 4 个层次，应用层、传输层、网络层和网络接口层。TCP/IP 是一组协议系列的代名词，包含了 100 多个协议，其中最基本的两个协议是 TCP（transmission control protocol，传输控制协议）和 IP（Internet protocol，因特网互联协议）。IP 负责将数据从一处传到另一处，TCP 保证传输的正确性，TCP 和 IP 协同工作，其作用是在发送和接收计算机系统之间维持连接，提供无差错的通信服务，保证数据传输的正确性。

四、IP 地址、域名和网址

1. IP 地址　在电话通信中，电话用户是靠电话号码来识别的。同样，在网络中为了区别不同的计算机，也需要给计算机指定一个连网专用号码，这个号码就是"IP 地址"。Internet 上的每台主机（Host）都有一个唯一的 IP 地址。

IP 地址由 32 位（即 4Byte）二进制数组成，为了书写方便，常将 32 位地址分为 4 段，每段 8 位，以十进制数来表示，每段间用"."分隔，每个数字的取值范围是 0 ~ 255，例如，202.92.215.10 就是一个合法的 IP 地址。IP 地址由网络标识和主机标识两部分组成，如图 6 - 16 所示。

网络号 | 主机号

图 6-16 IP 地址结构

网络号用来标识计算机所在的网络，即网络的编号，主机号是用来标识网络内的不同主机，即计算机的编号。常用的 IP 地址有 A、B、C、D、E 五类，每类都规定了网络标识和主机标识在 32 位中所占的位数。它们的表示范围分别如下。

A 类地址：0.0.0.0～127.255.255.255。其中，127.0.0.0～127.255.255.255 是保留地址，用来做循环测试。0.0.0.0～0.255.255.255 也是保留地址，用来表示所有的 IP 地址。A 类地址用于大型网络。

B 类地址：128.0.0.0～191.255.255.255。其中 169.254.0.0～169.254.255.255 是保留地址，B 类地址用于中型网络。

C 类地址：192.0.0.0～223.255.255.255。C 类地址用于小型网络，该类网络会分配给一般的局域网，用前三组数字表示网络的地址，最后一组数字作为网络上的主机地址。

D 类地址：224.0.0.0～239.255.255.255。D 类地址称为多播地址或者组播地址。

E 类地址：最高位为 1110，预留在今后使用，也可以用于实验。

IPv4 和 IPv6：现有的互联网是在 IPv4 协议的基础上运行的。32 位的 IP 地址的总数理论上有 2^{32} 个，接近 43 亿个，但是由于不断增长的需求，IPv4 定义的有限地址空间将被耗尽，而地址空间的不足必将妨碍互联网的进一步发展。为了解决 IP 地址资源日趋枯竭的问题，互联网工程任务组设计了下一版本的互联网协议 IPv6，IPv6 使用长达 128 位的地址空间，使互联网中的 IP 地址达到 2^{128} 个，几乎不可能用完，除此以外，IPv6 还具有更高的安全性和更容易配置的优点。

2. 域名 是指用户需要通过直接访问网站主机的 IP 地址，但由于 IP 非常难记，就按照一定的规则给这些主机起了名字。

简单理解可以视为家庭的门牌号，用户可以通过门牌号轻松的访问网站，而且需要注意的是，域名具有唯一性。将域名转换为对应的 IP 地址的工作由 DNS（Domain Name System，域名系统）来完成。运行域名系统的主机叫作域名服务器（Domain Name Server），因特网中设有很多的域名服务器，一般每个网络都要一个域名服务器，域名服务器中保存了它所负责的域内的主机域名和主机 IP 地址对照表。

3. 网址 即 URL 的俗称，采用统一的 URL 格式来描述各种信息资源，包括文件、服务器的地址和目录等。

4. 域名和网站的区别 举例来简单说明，http：//www.baidu.com/就是一个完整的网址；而其中，baidu.com 则是对应百度这个网站的域名。

五、实例操作——设置 IP 地址

1. 查看本机 IP 操作步骤如下。

（1）步骤 1 单击"开始"菜单，单击"所有程序"，在"附件"中，打开"命令提示符"窗口，如图 6-17 所示。

（2）步骤 2 输入命令："ipconfig /all"，回车。

（3）步骤 3 查看本机的 IP 地址，以及子网掩码、网关、物理地址（MAC 地址）、DNS 等详细情况，如图 6-18 所示。

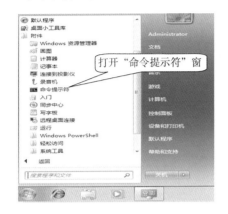

图 6-17 打开"命令提示符"窗口

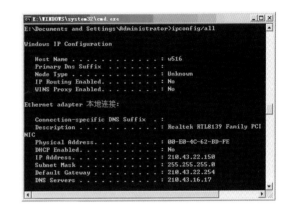

图 6-18 查看 IP 地址等信息

2. 设置本机的 IP 地址 操作步骤如下。

（1）步骤 1 右键单击桌面的"网络"图标，选择"属性"。

（2）步骤 2 单击"更改适配器设置"，打开"本地链接"，单击"属性"。

（3）步骤 3 单击"Internet 协议版本 4（TCP/IPv4）"，再单击"属性"按钮，如图 6-19。

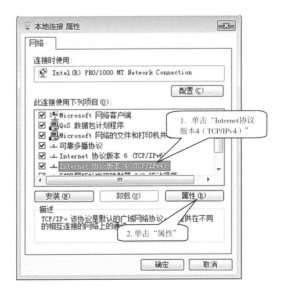

图 6-19 本地链接对话框

（4）步骤 4 ① 如果使用 DHCP 动态分配 IP，则选择自动获得 IP 地址，如图 6-

20 所示；②如果是手动添加 IP，选择"使用下面的 IP 地址"，输入 IP、子网掩码、默认网关和 DNS 服务器地址，如图 6 - 21 所示，单击"确定"完成设置。

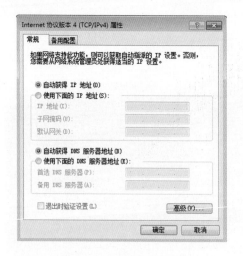

图 6 - 20 自动获取 IP 地址

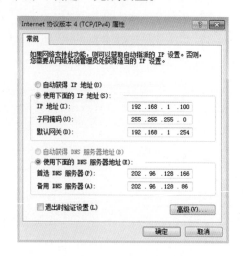

图 6 - 21 手动输入 IP 地址

请你想一想

随着无线技术的发展，很多家庭都通过无线路由器来接入网络来使用 WiFi，家用无线路由器应该怎么设置？如何提高无线路由器的安全性？

第三节 互联网的服务功能

一、万维网

万维网 WWW，英文全称为"World Wide Web"，常简称为 Web，是一个大规模的、联机的信息储藏所。它是 Internet 上使用最广泛的一种互联网应用，成为人们在网上查找、浏览信息和获取各种服务的主要手段。Web 以客户服务器方式工作，分为 Web 客户端和 Web 服务器程序。浏览器就是在用户计算机上的 Web 客户端，Web 文档所在的计算机则是运行的 Web 服务器程序。客户端向服务器发出请求，服务器程序向客户端送回客户想要的 Web 文档，Web 以超文本形式为用户提供丰富的文本、图形、图像、音频和视频等多媒体信息，并通过超链接将分布在 Internet 空间上的无数个网站和网页链接起来，使得用户可以方便地从一个网站跳转到另一个网站浏览信息。客户端与 Web 服务器程序之间进行交互所使用的协议是超文本传送协议 HTTP（Hyper Text Transfer Protocol），Web 文档使用超文本标记语言 HTML（Hyper Text Markup Language）把页面信息在计算机的屏幕中显示出来。

在 Internet 中有着丰富的信息资源，是一个数量庞大的 Web 服务器，每台服务器又包含很多 Web 页，要找到所需的页面就必须有一种确定网页位置的方法，这种方法就是 URL（Uniform Resource Locator，统一资源定位符）。URL 是 Internet 上标准的资源地址表示方式，通常所说的网址就是一种 URL。

二、电子邮件

电子邮件是最早也是使用最广泛的网络应用，通过电子邮件系统，用户可以用非常低廉的价格，以非常快速的方式与世界上任何一个角落的网络用户联系，这些电子邮件可以是文字、图片、声音等各种形式。

电子邮箱的是电子邮件的载体，电子邮箱的地址是唯一的，如普通信件的投递一样，必须要有收件人的地址，发送电子邮件时，也必须输入收件人的电子邮箱地址。电子邮箱的地址格式是 user@ mail. server. name，其中 user 是收件人的邮箱，是用户自己设置的用户名，@ 后面是邮件服务器名称，例如：xiaomin@ 163. com。

目前，国内很多网站提供免费邮箱服务，例如中国雅虎、搜狐、网易等，这些网站的电子邮箱各有特点，除了收发邮件，还整合了生活服务的功能，用户在网上收发邮件，必须先申请一个电子邮箱，申请的邮箱有免费的和收费的两种，普通用户没必要申请收费邮箱，只需申请免费邮箱即可，对于一些邮件收发量大，对安全性要求高的企业或个人，则可以申请收费邮箱。

三、实例操作——申请 163 免费邮箱

操作步骤如下。

（1）步骤 1　打开 IE 浏览器，输入网址：http：//mail. 163. com，打开网易邮箱首页，如图 6 – 22 所示。

（2）步骤 2　单击"免费邮箱"的链接；单击"注册网易免费邮箱"，进入注册界面，如图 6 – 23 所示。

（3）步骤 3　输入相关信息，完成注册。

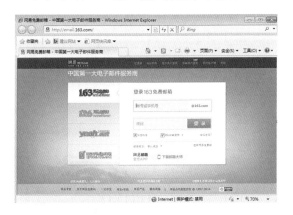

图 6 – 22　网易邮箱首页

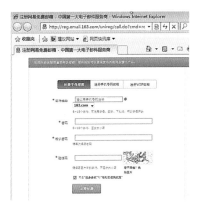

图 6 – 23　注册界面

四、文件传输

文件传输是 Internet 上最早使用的应用之一，是将一个文件或其中的一部分从一个计算机系统传到另一个计算机系统。其主要作用就是让用户连接上一个远程运行 FTP（File Transfer Protocol，文件传输协议）的服务器，浏览该服务器上有哪些文件，然后把文件从远程服务器上拷贝到本地计算机上，或者把本地计算机上的文件发送到远程计算机上存储。Internet 中很多资源都是放在 FTP 服务器上共享的，用户可以使用这个功能免费下载软件和资料。

五、远程登录

远程登录是通过 Internet 进入和使用远程的计算机系统，就像使用本地计算机一样做任何允许的事情，例如，读、写、删除运行文件等操作。

你知道吗

设置开启远程桌面

右击"计算机"图标→属性→远程设置→系统属性→远程选项卡→单击"允许运行任意版本远程桌面的计算机连接（较不安全）"或"仅允许运行网络级别身份验证的远程桌面的计算机连接（更安全）"。确定后即可在远程机上登录了，如图 6 - 24 所示。

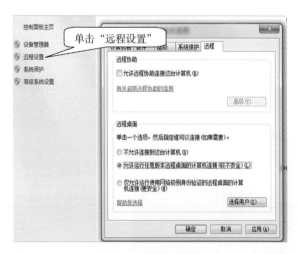

图 6 - 24　远程登录设置

六、信息搜索

1. 搜索引擎　是为了解决用户查询问题而出现的，它收集了互联网中几千万到几十个亿的网页，对关键字进行索引，建立了一个大型的目录，当用户搜索某个字时，搜索引擎就会在目录中查找包含该字的信息和相关的链接。常用的搜索引百度、搜狗、谷歌等。

2. 图片搜索 使用百度、搜狗等搜索引擎，可以搜索互联网上亿张图片。单击图片打开链接，选择图片，右键，可以把图片保存到本地计算机，如图 6 – 25、图 6 – 26所示。

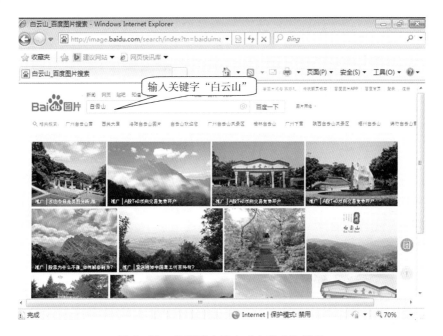

图 6 – 25 使用百度搜索"白云山"图片

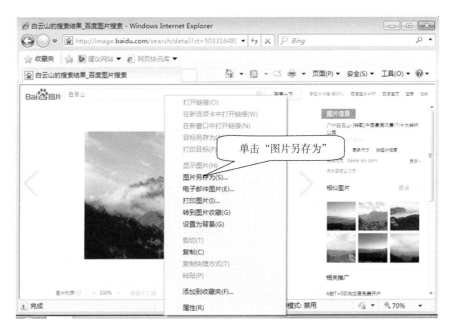

图 6 – 26 保存图片

3. 音乐搜索　互联网上共享了很多免费可供下载的音乐，例如百度音乐、QQ 音乐、酷狗音乐等，提供了可以下载的资源库。只要在搜索栏输入歌曲名称，即可看到搜索结果，如图 6-27 所示，可以在线播放或下载。

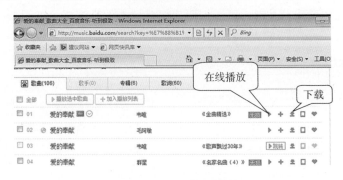

图 6-27　搜索结果

4. 药学信息搜索　使用关键词搜索是目前网上最快速、最方便、最常用的检索方法，也是搜索引擎提供的基本功能，当需要查找一个特定的信息时，使用关键词来查询搜索引擎的数据库，通常可得到较满意的结果。Internet 上的信息资源是名副其实的"信息海洋"，要在如此浩瀚的"大海"中寻找自己所需的信息，无异于"大海捞针"，因而，当需快速查找所需的网上信息，或者无法确定所要搜索的网络信息的类别时，常使用关键词检索方法来快速查找所需信息。搜索引擎、大型数据库以及许多专业性网站都提供关键词检索方法。

5. 下载工具　用户在互联网上搜索的资源，通过下载工具保存到本地计算机的硬盘上，网络上有很多下载工具，分为两类，一类是非 P2P 类下载软件（网际快车、影音传送带），这种下载方式适合那些服务器端能提供稳定可靠的下载带宽，文件比较小，下载时不占用上行带宽和计算机资源。另一类是 P2P 下载工具（迅雷、电驴、QQ 旋风），这种下载工具采用点对点下载，在下载的同时，可以继续做主机上传，人越多速度越快，适合下载电影视频等大文件。但是这种下载方式同时对硬盘的读取和写入，会造成一定的损伤。

七、网上交流

上网用户可以通过即时通信软件进行交流。即时通信（instant messaging，IM）是指能够即时发送和接收互联网消息的业务。相对于传统的电话和电子邮件的通信方式，这种方式不仅省钱，效率也高。网上交流的即时通信软件有微软的 MSN，腾讯的 QQ，微信，网易的易信等。

1. 腾讯 QQ　QQ 软件是腾讯公司开发的基于 Internet 的即时通信软件，它可以实现在线聊天、传输文件、语音和视频对话等多种功能。QQ 常用的功能如下。

（1）QQ 群　是腾讯公司推出的多人交流的服务。群主在创建群以后，可以邀请同学、朋友或者有共同兴趣爱好的人到一个群里聊天。在群内除了聊天，腾讯公司还提供了群空间服务，在群空间中，用户可以使用论坛、相册、共享文件等多种交流方式。

（2）QQ 空间　是一个专属用户自己的个性空间，可以在该空间中填写网络日志、存放相册等，也可以根据自己的喜好改变空间的装饰风格。

（3）QQ 邮箱　在具有完善的邮件收发、通讯录等功能的同时，还与 QQ 紧密结合，直接在 QQ 面板上单击相关按钮即可登录，省去了输入用户名和密码的麻烦。QQ 邮箱还有新邮件达到的随时提醒功能，可以让用户及时收到并处理邮件。

（4）QQ 微云　是腾讯公司为用户打造的一项智能云服务，可以通过微云方便地在手机和计算机之间，同步文件、推送照片和传输数据。把文件传到微云上，在另一台计算机上登录微云就可以把之前存储的东西下载下来，微云提供共享和同步传输服务。

2. 微信　是腾讯公司推出的一个为智能终端提供即时通信服务的免费应用程序，支持跨通信运营商、跨操作系统平台，通过网络快速发送免费语音短信、视频、图片和文字，同时，微信提供公众平台、朋友圈、消息推送等功能。微信常用的功能如下。

（1）聊天　支持发送语音短信、视频、图片（包括表情）和文字，支持多人群聊。

（2）朋友圈　用户可以通过朋友圈发表文字、图片和视频，同时可通过其他软件将文章或者音乐分享到朋友圈。还可以对好友新发的照片进行"评论"或点"赞"，用户只能看相同好友的评论或赞。

（3）微信公众平台　个人和企业都可以申请微信的公众号，可以实现和特定群体的文字、图片、语音的沟通、互动。微信公众平台分订阅号、服务号和企业号三类平台，利用公众账号平台进行一对多的媒体行为活动，如商家通过平台二次开发接入微信会员云营销系统实现展示商家微官网、微社区、微会员、微推送、微支付、微活动、微报名、微分享、微名片等信息，已经形成了一种主流的线上线下微信互动营销方式。

（4）微信支付　集成在微信客户端的支付功能，用户可以通过手机完成快速的支付流程。微信支付以绑定银行卡的快捷支付为基础，向用户提供安全、快捷、高效的支付服务。

（5）微信网页版　指通过手机微信的二维码识别功能在网页上登陆微信，能实现和好友聊天，传输文件等功能。

八、网络中的计算机病毒

计算机病毒（computer virus）是编制者在计算机程序中插入的破坏计算机功能或者数据的代码，能影响计算机使用，能自我复制的一组计算机指令或者程序代码。

1. 宏病毒　由于微软的 Office 系列办公软件和 Windows 系统占了绝大多数的 PC 软件市场，加上 Windows 和 Office 提供了宏病毒编制和运行所必需的库（以 VB 库为主）支持和传播机会，所以宏病毒是最容易编制和流传的病毒之一，很有代表性。

（1）宏病毒发作方式　在 Word 打开病毒文档时，宏会接管计算机，然后将自己感染到其他文档，或直接删除文件等。Word 将宏和其他样式储存在模板中，因此病毒总是把文档转换成模板再储存它们的宏。这样的结果是某些 Word 版本会强迫用户将感染的文档储存在模板中。

（2）判断是否被感染　宏病毒一般在发作的时候没有特别的迹象，通常是会伪装成其他的对话框让用户确认。在感染了宏病毒的机器上，会出现不能打印文件、Office文档无法保存或另存为等情况。

（3）宏病毒带来的破坏　删除硬盘上的文件；将私人文件复制到公开场合从硬盘上发送文件到指定的 E‑mail、FTP 地址。

2. CIH 病毒　是本世纪最著名和最有破坏力的病毒之一，它是第一个能破坏硬件的病毒。发作破坏方式：主要是通过篡改主板 BIOS 里的数据，造成电脑开机就黑屏，从而让用户无法进行任何数据抢救和杀毒的操作。CIH 的变种能在网络上通过捆绑其他程序或是邮件附件传播，并且常常删除硬盘上的文件及破坏硬盘的分区表。所以 CIH 发作以后，即使换了主板或其他电脑引导系统，如果没有正确的分区表备份，染毒的硬盘特别是其 C 分区的数据挽回的机会很少。

3. 蠕虫病毒　以尽量多复制自身（像虫子一样大量繁殖）而得名，多感染电脑和占用系统、网络资源，造成 PC 和服务器负荷过重而死机，并以使系统内数据混乱为主要的破坏方式。它不一定会立刻删除用户的数据让用户发现，比如著名的爱虫病毒和尼姆达病毒。

4. 木马病毒　源自古希腊特洛伊战争中著名的"木马计"而得名，顾名思义就是一种伪装潜伏的网络病毒，等待时机成熟就出来搞破坏。

（1）传染方式　通过电子邮件附件发出，捆绑在其他的程序中。

（2）病毒特性　会修改注册表、驻留内存、在系统中安装后门程序、开机加载附带的木马。

（3）木马病毒的破坏性　木马病毒的发作要在用户的机器里运行客户端程序，一旦发作，就可设置后门，定时地发送该用户的隐私到木马程序指定的地址，一般同时内置可进入该用户电脑的端口，并可任意控制此计算机，进行文件删除、拷贝、改密码等非法操作。

第四节　利用网络浏览医药信息

一、常用浏览器

Web 上最常见的客户端软件就是 Web 浏览器，简称浏览器，一个好的浏览器应该具备显示速度快、功能丰富、稳定、易用、美观以及有良好的兼容性的优点。当前有很多不同的浏览器，其中 Windows 自带的 IE 浏览器应用最广泛，还有 Mozilla Firefox（火狐）、Google Chrome、Apple Safari 等浏览器，常见的国产浏览器有 360 浏览器、搜狗高速浏览器、世界之窗浏览器、遨游浏览器等。下面以 IE8 为例介绍浏览器的使用。启动后的 IE 浏览器界面如图 6‑28 所示。

1. 标题栏　显示当前打开网页的名称，右上角有"最大化"、"最小化"和"关闭"按钮。

2. 地址栏　是输入网站网址的地方，打开一个网站，还包括了最常用的"前进""后退"按钮，单击"后退"，可以返回到刚刚浏览过的网页，单击"前进"，可以回到当前打开的页面。

3. 菜单栏　由"文件""编辑""查看""收藏夹""工具""帮助"六项组成。通过执行菜单中的命令，可以完成网页保存、打印、收藏和浏览器设置等操作。

4. 选项卡　在一个浏览器窗口中同时打开多个网页，单击不同的网页标签可以浏览不同的网页。单击"新建选项卡"，输入网址可以打开新的网页。

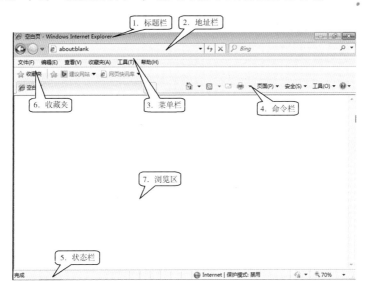

图 6 - 28　IE 浏览器界面

5. 命令栏　此处列出了常用的命令按钮，方便操作。有"页面"、"安全"、"打印"和"工具"等常用的工具。

6. 收藏夹栏　收藏夹栏列出当前收藏夹的网页链接，便于快速浏览，单击"收藏夹"，打开收藏夹窗口，可以整理收藏夹里的内容。

7. 浏览区　用于显示网页的内容。

8. 状态栏　用于显示浏览器当前操作的状态，可以看到打开网页的过程。

你知道吗

"互联网 + "时代的音乐产权保

"互联网 +"时代，跨界融合应该成为常态。音乐产品作为信息产品，具有创作成本高、复制成本低等特性。特别是数字网络技术的发展，互联网免费下载和盗版链接等方式，大大增加了盗版音乐传播的便利，使网络音乐版权保护的难度越来越大。据不完全统计，我国音乐版权方面的收益仅占整个产业的10%。而在欧美、日韩等国家音乐版权的收益占整个音乐产业的 70% ~ 90% ，这个差距还是很大的。目前，国内网络音乐平台的盈利模式，包括广告、免费试听＋高音质版本付费、社交音乐收费、个性化音乐推送服务收费、线上线下演出等几种，但主要收入还是依靠广告，而且效果却并不理想。因此，借助网络科技支撑，为实现音乐作品的版权价值，必须加快形成音乐产业新的商业模式，一方面，维护网络音乐版权，可借鉴日本等发达国家推出的网络监测系统，从技术上利用加密、识别、比对等先进技术，自动识别盗版音乐或非法上传，从源头上遏制网络音乐版权问题的出现；另一方面，在音乐产业链各方要充分应用互联网思维，在内容生产、版权保护、分发营销、视听体验、音乐终端硬件等方面强化合作，构建开发融合的互联网音乐生态，积极探索建立音乐版权产业新的业态。

二、常用医药网站

随着信息技术的发展，加上医疗改革进程的推进，医药网站层出不穷。大型综合网站，如网易、新浪、搜狐等都有健康专栏，包含了一些医药健康信息，也有专业的医药网站，如医药网、中国医药信息网、药学在线等形成了一个完整的、发散的信息体系，更方便了信息的共享和交换。互联网技术的发展，也带动了各类的医药网站的建设和完善。近年来，医药网站根据自身的特殊性，结合电子商务模式，形成了有行业特色的综合性网站，医药网站有以下几大类。

1. 综合性药学网站 这类网站信息量大，内容覆盖广，搜索引擎功能强，并提供许多链接站点，方便查询，是全面利用互联网信息资源的入门网站及了解医药界各类信息的窗口。

（1）中国医药信息网（http：//www.cpi.gov.cn）专注于医药信息的搜集、加工、研究和分析，为医药监管部门、医药行业及会员单位提供国内外医药信息及咨询、调研服务。主要内容包括政策法规、产品动态、市场分析、企事业动态、国外信息、药市行情等，现已成为国内外医药卫生领域不可缺少的重要信息来源。

（2）医药网（http：//www.pharmnet.com.cn）为医药行业提供实用的（商业、专业）信息发布、交流及检索平台；为老百姓提供健康信息和基础医药知识，并就某些产品质量作出警示；为政府部门提供政策法规宣传、普及和扩大相关公告通报的影响，已经成为医药媒体领域中传播力和影响力最强的网络专业媒体平台之一。医药网的主页如图 6 - 29 所示。

2. 医药政府网站

（1）中国食品药品检定研究院（http：//www.nifdc.org.cn），对全国药品、生物制品、医疗器械、食品、保健食品、化妆品、实验动物、包装材料等的最新国家标准和最新质量动态有较详细介绍，并发布药品质量公报、药品监督信息、药品注册信息、新药动态及药物不良反应等。中国食品药品检定研究院网站主页如图 6 - 30 所示。

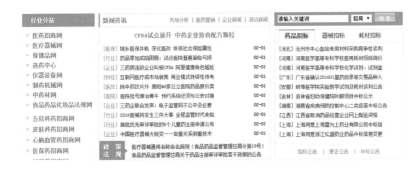

图 6-29 医药网主页

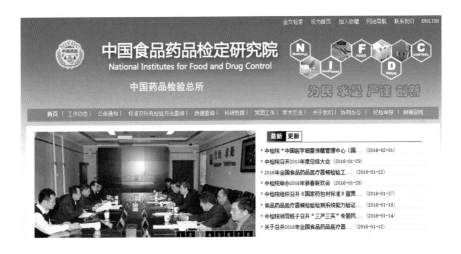

图 6-30 中国食品药品检定研究院官网主页

（2）国家药典委员会官方网站（http：//www. chp. org. cn），主要是分布制定、修订国家药品标准相关信息和新闻。

其他的医药政府官方网站有：国家药品监督管理局官方网站（http：//www. nmpa. gov. cn），国家中医药管理局（http：// www. satcm. gov. cn），中国药学会（http：//www. cpa. org. cn ）等。

3. 医药商业网 医药电子商务中的两种模式，一种是 B2B 模式，是指药品生产企业、药品企业批发通过自身网站与本企业成员之外的其他企业进行的互联网药品交易；一种是 B2C 模式，是网上药店对终端个人消费者的交易。

（1）医药在线是国内首获 B2B 类互联网药品交易服务资质并实际运营的医药电子商务服务平台，它定位于医药产业链渠道服务商，整合供应链资源，向上游供应方及下游终端提供服务信息、数据分析、营销支持、库存管理、网络供应链等增值服务。即促成供货方营销产品，又方便购货方采购药品。

（2）药房网是国内首家获得互联网药品交易服务资格证书的合法网上药店。药房网是全球最大的中文健康电子商务门户网站。通过电话、网络、手机等多种订购方式，开展药品、保健品、美容护肤、减肥瘦身、母婴用品、医疗器械等领域的电子商务服务（图6-31）。

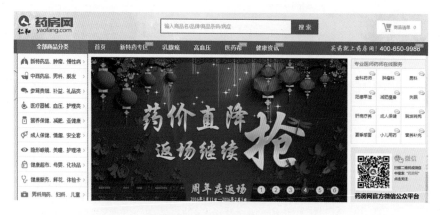

图6-31 药房网主页

（3）中国金药网，一个提供医药招商、代理、供求及医疗设备和医疗耗材招标的专业化、信息化的医药卫生电子商务平台。

4. 医药咨询类 为用户提供健康信息及使用健康服务的健康门户网站，有网上医疗咨询和预约挂号的服务。

寻医问药网是为患者提供就医参考信息的院前咨询平台，为患者提供专业、精准医疗信息查询、一对一医患咨询、预约挂号等服务（图6-32）。类似的网站有：39健康网、有问必答健康网、好大夫在线、阿里医药网等。

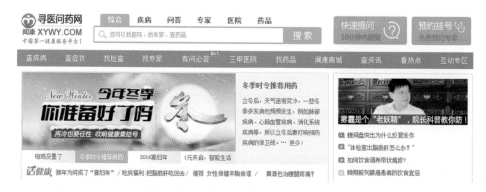

图6-32 寻医问药网主页

三、实例操作——常用浏览器的使用

操作步骤如下。

（1）步骤1 启动IE浏览器，在地址栏输入网址：http：//www.163.com，回车，如图6-33。

（2）步骤2 自定义浏览器主页，单击"命令栏"的"工具"下拉菜单，打开

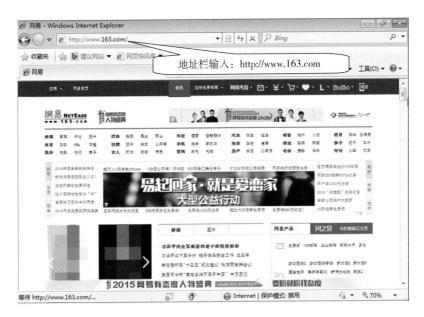

图6-33 网易首页界面

"Internet 选项"对话框；在"常规"选项卡上，在主页输入框输入：www. baidu. com，单击下方"确定"按钮，完成主页设置，如图6-34所示。

在"主页"标题栏中有3个选项。

1）"使用当前页" 把用户正在浏览的网页作为 IE 启动时的主页。

2）"使用默认页" 把微软公司的中文站点作为主页。

3）"使用空白页" 让 IE 启动时显示空白的页面。

（3）步骤3 使用收藏夹。

1）打开一个需要收藏的网页，单击"收藏夹"→"添加到收藏夹"→"添加收藏"，如图6-35、图6-36所示。下次可以在收藏夹中，直接打开网页链接来浏览页面。

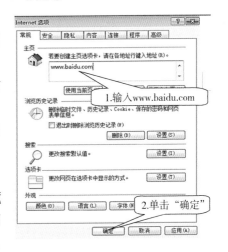

图6-34 IE 选项卡

2）收藏夹里的内容太多时，可以通过整理收藏夹，把网址新建文件夹进行归类，方便用户查找网站，如图6-37、图6-38所示。

（4）步骤4 删除 Internet 临时文件；IE 专有一个文件夹来存储最近访问过的网页信息，如果要访问曾经访问过的网页，可以通过临时文件夹来读取信息，提高上网速度。定时清理临时文件夹，来释放磁盘空间，还可以删除上网时留下的信息。

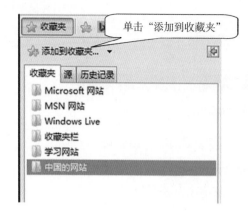

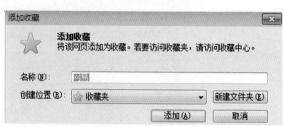

图 6 - 35　收藏夹栏　　　　　　　　　　图 6 - 36　添加收藏

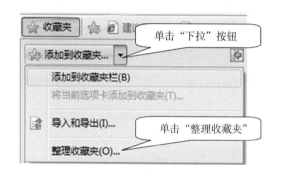

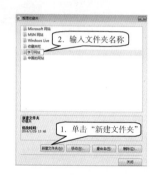

图 6 - 37　整理收藏夹　　　　　　　图 6 - 38　新建文件夹

选择"工具"下拉菜单中的"Internet 选项"，在"浏览历史记录"栏目中，单击"设置"，在设置对话框中，设置存放临时文件夹的所占空间大小、查看临时文件夹的内容和设置历史记录的保存时间，如图 6 - 39 所示。

（5）步骤 5　删除 Internet 历史记录。

1）单击"Internet 选项"中"常规"选项卡中"浏览历史记录"下面的"删除"按钮，可以一次性清除临时文件夹里的所有内容，如图 6 - 40 所示。

2）通过"收藏夹栏"菜单选择"历史记录"删除，打开"历史记录"窗格，如图 6 - 41 所示，其中列出了最近一段时间访问过的网站，可以按日期、访问次数等方式查看，单击网站，选择一条记录，右键，即可删除。

（6）步骤 6　清除上网信息。IE 的"自动保存"功能虽然给用户带来了方便，但是也存在泄密的风险。打开"Internet 选项"，单击"内容"选项卡中的"自动完成""设置"按钮（图 6 - 42），单击"删除自动完成历史记录"，如图 6 - 43 所示。

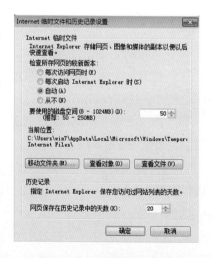

图 6 - 39　设置临时文件夹

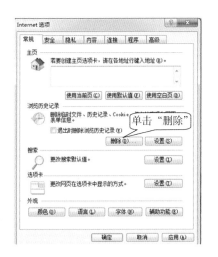

图 6 - 40　历史记录列表

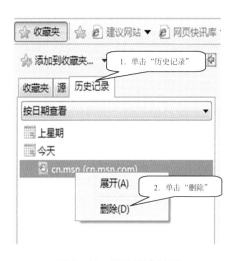

图 6 - 41　删除历史记录

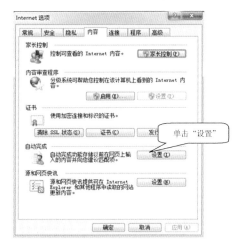

图 6 - 42　设置自动完成功能

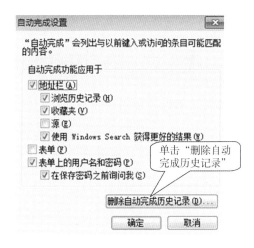

图 6 - 43　删除历史记录

第五节　网络技术临床应用

一、概述

随着计算机网络技术发展的速度不断加快，医院数字化建设的步伐也随之不断加快。医学检验室信息系统、管理信息系统、电子病历系统等在我国各大医院中得到越来越广泛的应用，网络技术越来越广泛地被应用到诸多临床工作中，网络技术的应用对医院信息化建设和发展过程中起着极为重要的推动作用，大大提升了医院临床工作效率和工作质量。

1. 网络技术在临床检验中发挥重要作用　医院的检验科每天都会接收大量门诊和

住院病人的标本，现在通过计算机系统和网络技术，医生只需计算机上开具化验单，录入信息，系统完成计费，并把结果输送到住院处。病人不用辛苦地来回跑去交费，月底结算通过计算机系统立即呈现。其次，检验设备通过网络与计算机系统连接，仪器检测出结果后直接打印，检验报告单上包括了病人的姓名、性别、年龄、床号和临床诊断等信息，让人一目了然，改变了传统的临床医学模式，提高了工作效率。在临床检验的质量控制中，网络技术也发挥了极大的作用。

2. 无线网络技术在医院临床工作的应用　无线网络技术的应用可以扩大医院信息系统的服务范围，提高服务质量。体现在以下几个方面。

（1）病房查房　医院进行无线网络安装后，临床医生及护士进行查房工作时，通过应用平板电脑、笔记本等设备查询病人资料、相关数据信息，进行准确及时记录，并快速地传送到医院信息管理系统，同时，可以直接通过这些终端对病人的病史、治疗史、过敏史等资料进行查询，使医生和护士在实际工作过程中能快速、全面地了解病人的基本信息，使临床工作更加有效进行。此外，医院还可以将无线网络技术应用于对病人实施移动监测、对危重病人进行生命体征监护等。

（2）输液工作　病人的信息资料已经被保存在医院门诊的计算机系统中，在对病人进行输液治疗时，可以通过终端设备登录系统核对病人的资料信息和病人所使用的药物信息，确保临床用药的安全性。护士在实施输液工作时，仅需要对病人的身份和所用药物的标志条形码进行核对，核对无误即可进行输液；无线网络技术的应用不仅减少了护士的工作量，还提高了输液治疗的安全性，保证医药的整体医疗质量。

（3）为病人建立绿色医疗通道　有些急诊病人病情危急，根本没时间进行登记，按照传统的登记方式，往往会耽误病人的救治，应用无线网络技术后，病人可以直接到诊疗室，工作人员将病人信息记录到计算机中，医生随时能够接收信息，及时进行治疗，保证病人的生命安全。

3. 数字网络视频技术在临床护理监护系统中的应用　随着通信与计算机网络技术的飞速发展和视频压缩技术的不断进步，国内的研究机构展开了基于最新多媒体通信、计算机网络技术的医疗项目的研究和开发，其中一项就是视频通信技术在临床护理中的应用。临床护理视频监护系统以医院计算机网络为物理传输基础，通过采用 H. 264 视频编码标准对视频信号进行采集，利用 RTP/RTCP 协议结合组播技术实现视频流的实施传输，具有网络带宽占用小、视频图像质量好等优点，临床护理监护系统解决护理人员工作量大、服务质量要求高的难题，节约了人力资源，为临床病人提供了更全面的护理服务。

二、远程医疗

1. 定义　远程医疗（Telemedicine）是使用远程通信技术、全息影像技术、新电子技术和计算机多媒体技术发挥大型医学中心医疗技术和设备优势对医疗卫生条件较差的及特殊环境提供远距离医学信息和服务。它包括远程诊断、远程会诊及护理、远程教育、远程医疗信息服务等所有医学活动，是电子医疗数据通过信息技术从一个地方到另一个地方的传输。这些数据包括高清晰度照片、声音、视频和病历。这种数据传输将利用到多种通信技术，包括普通的电话、ISDN、部分或整个光缆专线、微波、蜂窝移动通信和卫星通信等。远程医疗不仅仅是医疗或临床问题，还包括通信网络、数据库等各方面问题，并且需要把它们集成到网络系统中，是一种现代医学、计算机技术和通信技术紧密结合的新型医疗服务模式。

2. 意义 我国地域辽阔，人口众多，医疗资源的分布极不均衡，城市的医疗条件明显优于农村，中心区域明显优于边远地区。大部分乡镇和农村居民，尤其是边远地区的危重病人和疑难杂症病人面临就医困难、当地医疗水平不足的困境。而远程医疗系统的应用和推广可大大方便边远地区病人的需求，促进医疗服务质量的提高，提高基层人民群众的健康水平。远程医疗的意义如下。

（1）在一定程度上缓解了资源分布不平衡所造成的问题，将全国大型综合性医院高端医疗专家的优质服务辐射到广大基层医疗卫生机构。

（2）使用远程医疗可以在恰当的场所和家庭医疗保健中极大地降低运送病人的时间和成本。

（3）可以使医生突破地理范围的限制，共享病人的病历和诊断照片，从而有利于临床研究的发展。

（4）通过将图像照片等传送到关键的医务中心，管理和分配偏远地区的紧急医疗服务。

（5）可以为偏远地区的医务人员提供更好的医学教育服务。

3. 国内外远程医疗的发展现状 远程医疗是当今国际上的热门高新技术应用领域，市场前景广阔，各个国家为此纷纷投入巨资进行相关技术的研究和推广。而在全球范围内，远程医疗的发展水平是不均衡的。欧美国家在远程医疗方面起步早、投入大、技术较为成熟。美国是远程医疗最早进入应用层面的国家，并已取得了良好的效果。澳大利亚、加拿大、日本、欧盟大部分国家也先后开展了远程医疗的研究和应用。而发展中国家由于受到社会组织、人力资源、技术和数据安全、政策和立法、经济融资等因素的制约，其远程医疗发展水平要落后于欧美等国。

与世界发达国家相比，我国的远程医疗起步较晚，但发展十分迅速。远程医疗核心技术中的计算机技术、通信技术、数字化医疗设备技术、医院信息化管理技术等方面，我国都基本达到或接近国际先进水平。随着互联网技术的高速发展，我国远程医疗服务初步形成多途径会诊、多学科专家参与、多功能服务手段等良好态势，逐渐步入 E 时代。

4. 远程医疗的主要技术

（1）网络传输技术 目前，国内远程医疗业务开展主要借助两种网络：地面有线网、卫星网，而地面有线网络以其分布广泛、带宽稳定、成本相对较低成为国内大多数远程会诊服务的首选，而卫星网则更多在军队系统内使用。表 6 - 1 是远程医疗信息通信技术的发展阶段。

（2）视频技术　视频会议系统是远程会诊业务开展的重要手段，远程医疗领域应用的视频技术主要是两种，一是"点对点"的硬件视频系统；另一个是"会议室"型的软件视频会议系统。硬件视频会议系统采用的是高清的视频和语音效果，对网络带宽及稳定性要求较高，硬件视频会议系统无论是中心端还是客户端投入都较高。软件视频会议系统通过 MCU（Multi-point Control Unit）实现多方交互，对网络质量要求较低，中心端投入较大，但客户终端投入较少，而且还有部署迅速等特点。目前国内远程会诊业务开展因为对视频效果要求较高，大都倾向于采用高清视频会议系统。

（3）采集技术　会诊质量是远程会诊业务的关键。很多的专家由于对方提供的资料不符合要求，难以给对方明确的结论，直接影响会诊效果。要避免这种情形就必须强调会诊资料信息的"对称性"。只有这样专家才能进行准确诊断。

目前国内主要的几种采集方式：数码相机采集、胶片扫描仪采集、实物展示台采集、通过 DICOM（Digital Imaging and Communications in Medicine，医学数字成像和通信）口连接医疗设备直接获取信息和通过 HIS（Hospital Information System，医院信息系统）及 PACS（Picture Archiving and Communication Systems，图像归档和传输系统）等信息系统连接来采集。

采集技术的发展和逐步完善是推动远程医疗会诊及区域医疗业务发展的重要前提，数字设备和信息系统的发展，提供了更多的数字信息采集方式。

表 6-1　远程医疗信息通信技术发展阶段

阶段	时间	主要信息通信技术
第一代远程医疗系统	20 世纪 90 年代中期以前	基于电话、有线电视网络、微波技术以及卫星系统的简单远程咨询或诊断系统
第二代远程医疗系统	20 世纪 90 年代中后期	基于数字通信网络的视频交互系统、ATM 网络、卫星无线通信技术
第三代远程医疗系统	21 世纪初期至后期	基于高速数字信息网络下存储转发技术的远程医疗系统

5. 基于 IPv6 的远程医疗系统　2004 年 12 月，中国下一代互联网示范工程核心网正式开通，这一纯 IPv6 互联网以 10G/s 的传输速度连接全国 20 个主要城市的核心节点，为全国百所高校和科研单位提供高速 IPv6 网络接入服务，也逐步应用到远程医疗中，解决网络传输问题。目前，发达国家已经将 IPv6 技术应用于远程医疗方面。日本医疗情报系统开发中心、东京大学等几十家研究所、大学联合成立了 IPv6 网络在远程医疗方面应用的研究机构，IPv6 技术已被广泛应用在远程病理诊断、远程手术指导、远程会诊、电子病历共享、医疗设备的 IPv6 化等各方面。IPv6 具有以下特点。

（1）IPv6 协议将 IP 地址从 IPv4 的 32 位扩大到 128 位，其数量能够为所有可以想利用的设备提供一个全球唯一的 IP 地址。

（2）高速的传输速度，比现在的网络传输速度提高 1000 倍以上。

（3）安全性高，IPv6 从体系设计上大大增强了网络安全的可控性和可管理性。

（4）更好的服务质量，IPv6 实现了优先级控制和 QoS 保证。

（5）支持"总是在线"连接。

（6）提高了大数据的传输能力。

（7）更好支持数据组播。

（8）保证数据传输的完整性。

IPv6 的这些特点，能很好地实现远程医疗所需的动态高清晰度大容量医学图像的实时传输。基于 IPv6 协议的远程医疗系统，不仅能从根本上解决医疗信息实时采集和网络传输的质量问题，而且能够拓宽远程服务项目，提高网络综合利用率和经济效益，促进医疗单位的数字化、信息化发展。

你知道吗

下一代的集成远程医疗

EHTEL 在欧盟未来远程系统的规划报告中，明确提出了"European 2020"的集成远程医疗系统的概念，作为欧盟下一代的远程医疗系统的发展方向。

集成远程医疗系统，包括了两个层面的集成。一是各种信息系统、网络技术和医疗影像设备的集成。也就是实现各种医疗信息化系统（比如医院信息系统 HIS、放射信息系统 RIS、实验室信息系统 LIS、电子病历系统 EMR 等）、各种网络系统（包括 ISND、CATV、ATM、DDN 等网络通信系统）以及各种医疗影像设备（包括 CR、DR、CT、MRTI、DSA 等）之间的数据集成，而更高层面、更重要的集成概念，则是远程医疗系统和传统医疗体系的集成。在新一代集成远程医疗系统中，远程医疗系统不再是传统医疗体系中独立存在的附加增值元素，而是将远程医疗系统设计为数字医疗环境下，依靠需求拉动（demand-pull）的可持续性发展的 e-Health 医疗体系。本质上，这代表了一种在网络信息环境下全新的医疗体系模式，是对现有医疗体系的一种结构性改革，是为了大幅提高医疗系统效率及资源利用率的业务流程再造。

请你想一想

远程医疗中的视频在网络传输中需要哪些网络协议？

第六节　Microsoft Outlook 2016

一、认识 Microsoft Outlook 2016

Outlook 2016 是一款电子邮件客户端软件，是微软办公软件套装的一个组件，Outlook 是 Microsoft 的主打邮件传输和协作客户端产品，属于商业软件，不仅可以用来收发电子邮件，在功能上还集成了日历、日程安排、联系人管理、分配任务等个人信息管理功能。

Outlook 有强大的收件箱规则，可以筛选和组织电子邮件，还可以集成和管理多个电子邮件帐户中的电子邮件、个人日历和组日历、联系人以及任务。它适用于 Internet

（SMTP、POP3 和 IMAP4）、Exchange Server 或任何其他基于标准的、支持消息处理应用程序接口（MAPI）的通信系统（包括语音邮件）。Outlook 基于 Internet 标准，支持目前最重要的电子邮件、新闻和目录标准，包括 LDAP、MHTML、NNTP、MIME 和 S/MIME、vCalendar、vCard、iCalendar，并且完全支持 HTML 邮件。

Outlook 2016 提供了一些新特性和功能，只要打开软件界面，便会自动与网站电子邮件服务器联机工作，接收用户的电子邮件，并支持脱机阅读；发信时，用客户端撰写新邮件，通过网站服务器发送。同时，客户端在接收电子邮件的时候自动把发件人的邮箱地址存入"通讯簿"，以便使用。

二、创建邮件账户

初次使用 Microsoft Outlook 2016 客户端时，需要在已经申请的邮箱和 Microsoft Outlook 软件中配置 Outlook2016 账户，以 163 网易邮箱 djxxzx@163.com 为例，操作步骤如下。

（1）步骤1　配置邮箱的 POP3/SMTP/IMAP 服务，用户进入个人邮箱进行 POP3/SMTP/IMAP 服务的设置，如图 6-44 所示。

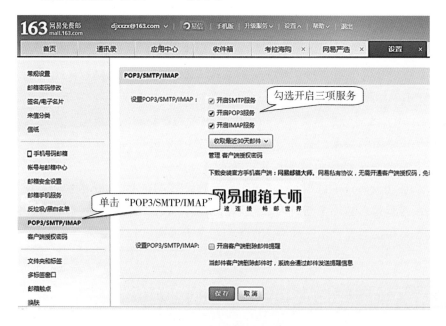

图 6-44　163 邮箱主页界面

（2）步骤2　添加新账户，打开客户端，在"文件"菜单下面选择"信息"，单击"添加账户"按钮（图 6-45）；根据要求，选择"电子邮件账户"，输入用户名、邮件地址和密码，单击"下一步"；联机验证，完成设置。

（3）步骤3　手动配置服务器设置如下。网易 163 免费邮的接收服务器：pop.163.com；发送服务器：smtp.163.com，不同的邮箱有不同的邮件服务器地址，如图 6-46、图 6-47 所示。

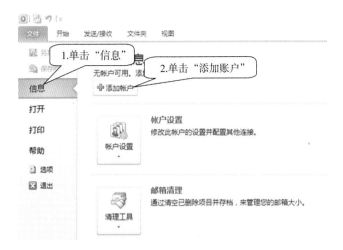

图 6 - 45　添加账户

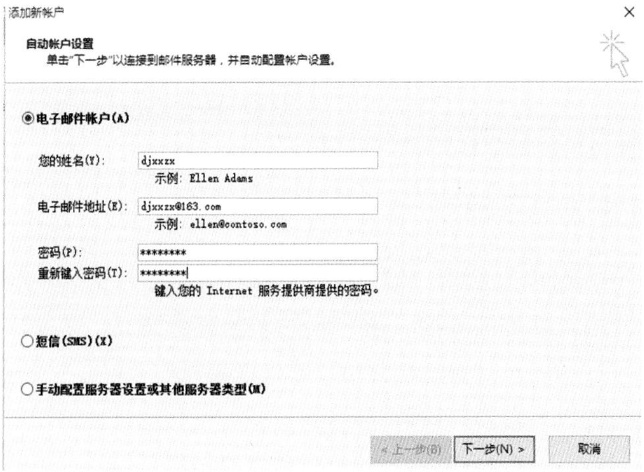

图 6 - 46　自动账户设置

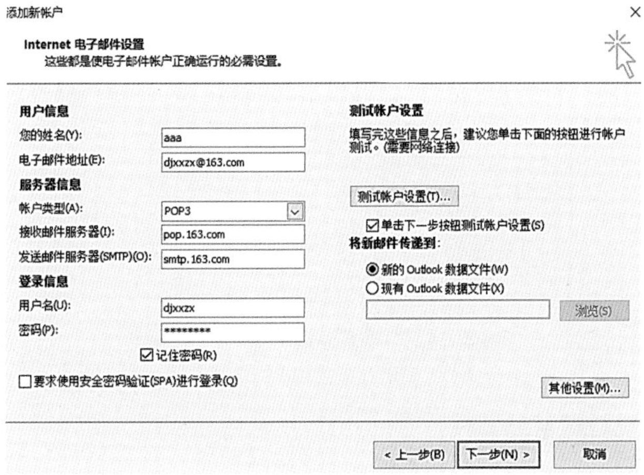

图 6 - 47　手动配置账户

三、接收和阅读电子邮件

使用 Outlook 2016 客户端接收和阅读邮件，单击"发送/接收"，接收邮件，如图 6-48所示，如果有邮件到达，会出现"Outlook 发送/接收进度"对话框，并显示邮件的接收进度，如图 6-49 所示，邮件接收后保存在收藏夹下，接收完毕后，收件箱会显示邮件的数量，用户可以单击"收件箱"来查看邮件的基本信息。

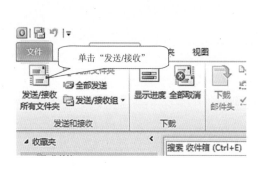

图 6-48　单击"发送/接收"

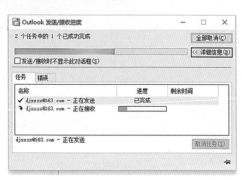

图 6-49　"Outlook 发送/接收进度"对话框

四、创建与发送电子邮件

使用 Outlook 2016 可以方便用户创建与发送电子邮件，如图 6-50 所示，单击"新建电子邮件"，打开编辑邮件的界面，填写收件人的邮箱地址，在邮件正文处，撰写邮件内容；如果有附件，单击"附加文件"来插入，最后，单击"发送"按钮，把邮件发送到对方的邮箱里。

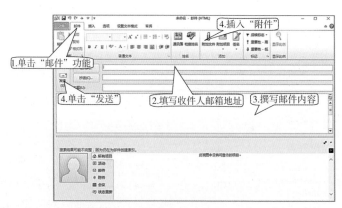

图 6-50　"新建电子邮件"界面

五、使用与管理通讯簿

客户端在接收电子邮件的时候自动把发件人的邮箱地址存入"通讯簿"，用户还可以将"通讯簿"的联系人整理分组。

1. 在"通讯簿"中，添加联系人，单击"通讯簿"，打开联系人对话框，单击"文件"菜单，选择"添加新地址"，单击"新建联系人"，输入电子邮件地址，单击"确定"，完成操作，如图 6 – 51 所示。

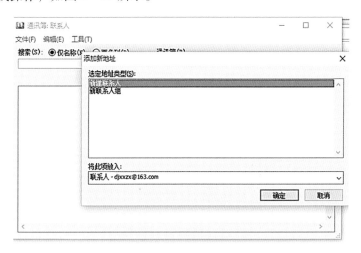

图 6 – 51　通讯簿设置

2. 可从其他列表或通讯簿中导入联系人。单击"文件"选项卡。在"打开"选项卡上，单击"导入"，然后使用"导入和导出向导"。单击其他任一选项卡以返回到文件中。

3. 使用新联系人或使用通讯簿中的姓名创建联系人组。

在"开始"选项卡上的"新建"组中，单击"新建联系人组"。在"名称"框中，键入要用于联系人组的名称。

（1）在"联系人组"选项卡上的"成员"组中，单击"添加成员"，然后单击"来自 Outlook 联系人"、"从通讯簿"或"新建电子邮件联系人"。

（2）如果要添加新的电子邮件联系人，请在"添加新成员"对话框中输入此人的信息。

（3）如果要添加来自 Outlook 联系人或通讯簿中的成员，执行下列操作：在"通讯簿"下拉列表中，单击要包括在联系人组中的电子邮件地址所属的通讯簿。在姓名列表中，单击所需的姓名，然后单击"成员"，可将来自不同通讯簿的姓名添加到同一个联系人组中。

请你做一做

利用搜索引擎，搜索歌曲"爱的奉献伴奏"，并下载保存到计算机本地磁盘，通过 Microsoft Outlook 2016 给东东（dongdong2016@ sina. com）发送一份邮件，主题为：元旦晚会伴奏音乐；添加音乐为附件，并抄送给李老师（mary_li1988@ 163. com）。

本章小结

本章重点讲解了计算机网络和 Internet 相关的基本概念，从 Internet 的接入、IE 浏览器、搜索引擎、电子邮件等角度介绍了 Internet 的常见应用，并介绍了常见的医药网站，最后讲解了 Microsoft Outlook 2016 的使用。在学习这一章内容时，要在理解基本概念的基础上加强实际的操作练习，让 Internet 在日常工作和学习中发挥更大的作用。

目标检测

一、选择题

1. 计算机网络最主要的功能在于（　　　）。
   A. 扩充储存容量　B. 提高运算速度　　C. 传输文件　　　　D. 共享资源
2. 网络中各个节点互相连接的形式，叫作网络的（　　　）。
   A. 拓扑结构　　　B. 协议　　　　　　C. 分层结构　　　　D. 分组结构
3. 电子邮件地址的一般格式为（　　　）。
   A. IP 地址@域名　B. 用户名@域名　　C. 域名@IP 地址　　D. 域名@用户名
4. OSI（开放系统互联）参考模型的最底层是（　　　）。
   A. 网络层　　　　B. 传输层　　　　　C. 物理层　　　　　D. 应用层
5. 将一座办公楼的各个办公室中的微机进行组网，这个网络应该属于（　　　）。
   A. WAN　　　　　B. LAN　　　　　　C. MAN　　　　　　D. GAN

二、思考题

1. 什么是 Cookies？如何删除本地 Internet 中的 Cookies？
2. 要实现一信多发，收件人的 E-mail 地址该如何填写？

书网融合……

📝划重点

📖自测题

第七章 医药行业常用软件

PPT

学习目标

知识要求

1. **熟悉** 医药零售软件基本信息模块、药品、库存管理及销售；医疗机构常用软件日常业务处理及工作站等功能的基本知识。

2. **了解** 医药零售软件数据库的安装；医疗机构常用软件模板设计。

能力要求

1. 初步具备运用医药行业零售软件的能力。

2. 初步具备应用电子病历等医疗机构软件的能力。

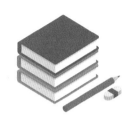

第一节 医药零售企业常用软件

一、简介

1. 医药零售简介 《药品管理法实施条例》中，零售是指"将小批量产品直接销售给最终消费者"。药品零售是指将药品和服务直接销售给最终消费者，从而实现药品和服务价值的一种商业活动。研究药品零售的概念是理解药品零售理论知识及掌握药品零售技能的基础。我国医药零售业发展趋势：信息化、规模化、全球化。

2. 医药零售企业常用软件 由于药品连锁企业不断地扩充门面，其传统的管理方式已经无法满足日渐扩充的业务需求，因此采取信息化管理是必然趋势。使用信息化管理，对进货控制、销售资料的掌握及库存管理都有很大的帮助，使其经营更有效率。

目前，医药零售行业所使用的软件多种多样，厂家、功能、价格等都有所不同，医药零售企业可根据自己企业的需求进行选择，这里介绍几种常见的医药零售软件。

（1）博信医药管理系统 含 GSP 管理，是医药行业领先的管理软件，内含数据上传功能，界面简洁，支持前台 POS 条码销售，根据国家药品监督管理局 GSP 认证规范设计，实用简便，无需培训就可轻松上手。适合各种规模的零售药店、药品超市、药品大卖场使用。具体功能特点如下。

1）药品销售 交班、登处方、销售应收结算。

2）药品入库 入库应付结算、药品出库、老板拿药、赠送亲友、出库应收结算、采购计划。

3）药品盘点　价格调整、效期管理、柜台报警、总库报警。

4）药品字典　会员管理、供货商管理、供货商信息目录。

5）打印设置　打印价格标签、打印条码。

6）子系统　中药销售子系统、发送邮件子系统。

7）数据上报　导出的数据可直接上传到药监局。

（2）利康医药进销存管理系统　根据国内零售药店的实际运营情况及国家药监局 GSP 认证规范与河北利康药店联合设计开发，适合各种规模的零售型药店、连锁药店使用，加强药品进销存的规范化管理。此软件是目前针对国内零售药店最专业、最实用的管理软件，可以帮助药店提高效率，规范经营，为顺利通过 GSP 认证提供强有力的保障，是一款智能化的"傻瓜"型软件。具体功能特点如下：支持扫描枪、药品编号、药品简码的操作；对不同的员工授予不同的操作权限；随时随地可以由用户根据需要进行结账处理；随时知悉销售的每一个药品的当前库存数；会员消费、打折、拆零销售轻松操作；随时进行销售分析，知悉盈利情况；无论商家、顾客，均支持药品退药处理；药品养护，输入天数刷新即可搞定；过期药品管理，指定即将到期的天数刷新即可。

（3）易特药店管理软件　具体功能特点如下。

1）进货管理　进行货品采购入库，采购退货，进货单据和退货单据查询，供货商往来账务，付款管理。

2）销售管理　销售出货，客户退货，销售单据和客户退货查询，客户往来账务，客户付款管理。

3）库存管理　包括库存之间货品调拨，库存报损、报溢，强大的库存盘点功能。

4）统计报表　完整的统计查询功能，每张单据、每次业务金额都可以清楚的反映，月结、年结、收发存报表。

5）基本设置　药品信息、供货商、客户、药品分类、仓库等基本参数的设置。

6）用户管理　可添加删除系统操作员账号，并进行每一个用户的权限设置。

7）系统设置　可以灵活设置系统小数位数，可选 0～6 位，让账务更精确，可对以往数据进行选择性的清除，以便系统初始化。

8）数据备份　可随时对系统数据库进行安全备份，以防数据丢失。

（4）特慧康智能医药管理系统　该系统为国内最强大的具有导入 Excel 功能的医药管理软件。软件直接集成药品监督管理局上传数据的接口。独创的智能 Excel 数据综合采集功能在国内处于领先地位，其 AI 人工智能自动识别数据格式，识别率高，该功能可以处理主要基础数据和全部业务单据明细数据；指定要导入的 Excel 文件，只需轻按鼠标，数据便可自动导入，各种数据也可自动转换为 Excel 格式的文件，实现了系统与 Excel 格式文件的自动快速交换；单据复制功能在国内也处于领先地位，指定一张以前的单据，立刻就可以复制出一张新的业务单据；先进的智能批次算法可以对批次进行复杂预分析和智能分配，大大提高了开单的准确性和效率，极大地减少了错误和减轻了业务员的工作压力；直接采用高性能大型数据库 SQL SERVER，无须因小型数据库性能低，以后付费升级软件。该软件具有修改以前单据的能力，从而最大程度减少了工作量，减少了错误，减少了经济损失。（单据支持：新增、修改、删除、数据导入、数据导出、记账、撤销记账、查找、设置显示格式、打印等功能，足以保证用户的业务需求。）

二、博信医药零售软件操作基础

1. 软件概述　具有药品进销存、连锁配送，会员打折、条码销售、指纹识别、药品电子监管码上传、医保接口、远程审方等功能，适合各种规模的零售型药店、药品超市、药品大卖场等医药企业使用。

2. 功能说明

（1）用户登录　打开软件，点击［用户登录］，录入用户名和密码。选择用户时，可以录入代码，也可以录入用户姓名或者在下拉列表中选择用户。所有用户的默认密码是1，新增的操作员密码也是1，如图 7 - 1 所示。默认数据库是安装目录里的 data. mdb，一般情况下不要更改数据库位置，双击数据库位置可以选择数据库文件。

（2）修改密码　登录后可以修改密码，新密码不能超过 8 位。

（3）销售员管理　在这里录入营业员，以便统计销售员业绩。

（4）系统操作员管理　至少有一名管理员，否则无法登录，如图 7 - 2 所示。

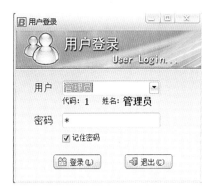

图 7 - 1　用户登录

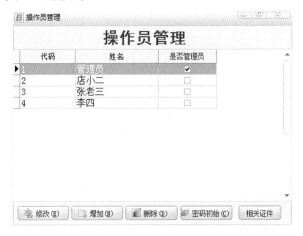

图 7 - 2　操作员管理

3. 基本信息

（1）字典信息

1）药品基本信息　新增药品字典。如新增河北恒立有限公司生产的好康牌头孢拉定胶囊，条行码为 6920344420111，规格为 0.5G＊24s，批准文号为：国药准字 Z1000000。具体方法如下：在药品基本信息里，录入条行码，输入商品名"好康"，通用名为"头孢拉定胶囊"，在生产厂商处输入"河北恒力有限公司"，规格内输入 5mg ＊12，填写批准文号，选择商品种类、药品分类，并确定保存，如图 7 - 3 所示。

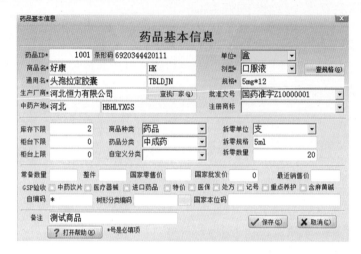

图 7 - 3　药品基本信息

2）药品基本信息说明

①药品 ID 是系统自动产生的唯一码，由 4 位数字组成，不能更改；条形码是指由一组规则排列的条、空及其对应字符组成的标识，表示一定的商品信息的符号。

现在的药品名称繁杂，同一种药可有不同名字，分商品名、通用名及俗称。商品名：同一种药可有不同的商品名称。药品的商品名称是由生产该药的药厂自行定名的，经过注册即具有了专用权。所以同一种药会因生产的药厂不同而出现不同的商品药名；通用名是国家规定的统一名称，同一药品的通用名是相同的，例如：

氟哌酸（俗称）——诺氟沙星（通用名）；先锋 6 号胶囊（俗称）——头孢拉定胶囊（通用名）——申优（商品名）；消心痛（俗称）——硝酸异山梨酯片（通用名）。

②药品批准文号是药品生产合法性的标志，是每一种药品在研制并经临床试用后，由国家组织、审批批准给予的文号。任何药品必须有批准文号，才表示是经过正式批准的药品，方可发售和使用。每种药品的每一规格有一个批准文号，除经国家药品监督管理局批准的药品委托生产和异地加工外，同一药品不同生产企业有不同的药品批准文号。

药品批准文号格式：国药准字 +1 位字母 +8 位数字；试生产药品批准文号格式：国药试字 +1 位字母 +8 位数字。化学药品使用字母"H"；中药使用字母"Z"；通过国家药品监督管理局整顿的保健药品使用字母"B"；生物制品使用字母"S"；体外化学诊断试剂使用字母"T";药用辅料使用字母"F";进口分包装药品使用字母"J";数字第 1、2 位为原批准文号的来源代码,其中"10"代表原卫生部批准的药品;第 3、4 位为换发批准文号之年公元年号的后两位数字,但来源于原卫生部和原国家食品药品监督管理局的批准文号仍使用原文号年号的后两位数字;数字 5~8 位为顺序号。从 2003 年 7 月 1 日起,我国的药品批准文号就更新为上述规范统一的新格式,印有原格式批准文字及注册证号的包装标签在 2003 年 6 月 30 日禁止流通使用。

③库存下限是指药店里总库存的下限,包含库房与柜台的数量,用于采购报警。

④柜台下限是指柜台中最少货物数量,用于柜台报警,柜台报警是指库房中有但柜台数量低于柜台下限的药品;柜台上限则是柜台最多能放多少盒,如果不设库房,采购后直接上柜,则柜台下限和柜台上限都设为 0。

3)参数设置 对基本数据进行增删改,如图 7-4 所示,图中的 ✚ ━ ▲ ✔ ✖ 符号依次表示增加、删除、修改、保存、放弃。

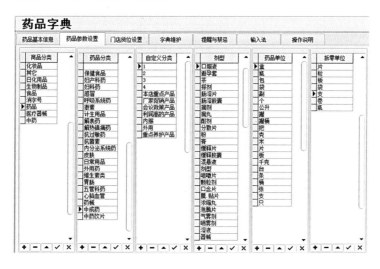

图 7-4 药品参数设置

4)门店货位设置 货位设置说明:g 开头的代表柜台,k 开头的代表库房,可以设置无数个柜台和无数个库房,如果不需要库房,入库直接上柜,就把 k 开头的删除;如果柜台也不设置编号,那么请至少留一个柜台,即 g1;如果没有货位,连 g1 也没有,就不能入库,如图 7-5 所示。

(2)供货单位管理 操作说明:可以根据实际情况修改药厂名,注意汉字拼音的正确性,如果单击"新增"后又单击"取消",就必须要再次单击"删除",否则会有一条供货单位为空的记录,如图 7-6 所示。 微课1

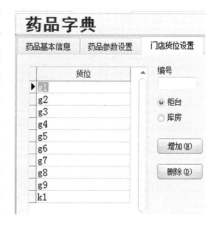

图 7-5 门店货位

编码	供货单位	拼音	电话	联系人	说明	状态	GSPGMP证书	营业执照
1	初期库存	CQKC				已审		
2	安徽华源医药股份有限公司	AHHYYYGFYXG				已审		
3	上海九洲通医药有限公司	SHJZTYYYXGS				已审		
4	杭州华东医药股份有限公司	HZHDYYGFYXG				已审		
5	北京国药控股医药有限公司	BJGYKGYYYXG				已审		
6	长沙双鹤医药有限公司	CSSHYYYXGS				已审		
8	武汉市马应龙医药有限公司	WHSMYLYYYXG				已审	2010-04-29	2010-07-31

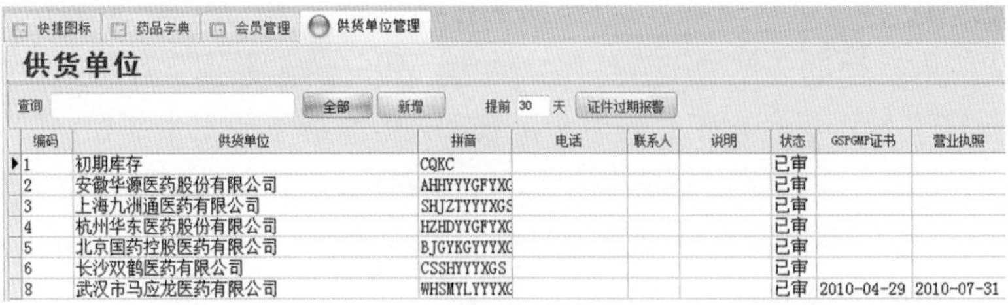

图 7-6　供货单位管理

（3）会员管理　在“基本信息”中增加新会员，会员名称默认“新会员”，在表格中直接修改即可，会员名称修改后，要单击“重新产生拼音码”，拼音码才会根据姓名产生。

会员 ID 可以在“系统设置”中设置起始号。如定义起始号：98200001，系统增加新会员时，ID 会从 98200002 开始自动编号。自编码是门店对会员自行编码，在销售时，如果是按自编码查询，需要在自编码前加上加号“+”，否则默认以会员 ID 查询。

累计金额是指销售金额，每次销售会自动累加。店长有修改累计金额的权限。如兑奖后，将累计金额修改为 0，并在说明里写上某月某日新兑奖多少，此功能类似会员积分，如图 7-7 所示。

会员ID	卡号	名称	积分	充值余额	电话	住址	性别	年龄	身份证号	级别	上次消费	病情	拼音码	说明
0														
10001	850001	张小三	16.08	120	13088881234	西湖	女	30		初级会	2013112		ZXS	
10002	850002	李小四	26.1	0	13099991234	东海	男	37		初级会	2012070		LXS	

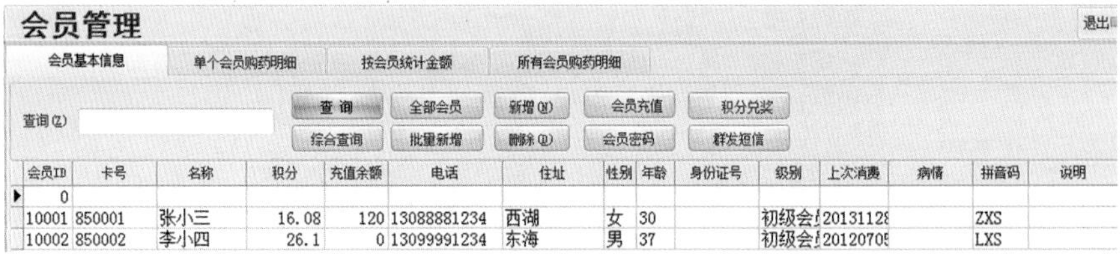

图 7-7　会员管理

（4）供货商药品信息目录　在供货单位里录入 hz 回车，出现供货单位选择窗口，回车即可选中返回；光标在药品名称里，录入 gk 回车，出现药品字典选择窗口，回车即可选中返回；光标停在销售价里，录入后回车光标到采购价，录入后回车；加入目录成功后，会询问用户是否重新录入药品，选择是，继续下一个药品录入。

（5）打印价格标签　先查询出需要打印的药品，如果选择某一条打印，先单击一下这条记录，然后双击加入打印列表就可以了；如果是全部打印，单击“全部加入”这个按钮；如果用 POS 小票机打印则按回车打印即可以。

4. 采购业务

（1）入库单流程 微课 2

1）选择供货单位　当光标停在供货商时，录入拼音单击回车，即可弹出供货单位的选择窗口。

2）选择药品　支持条码/拼音/自编码，录入后单击回车。

3）录入数量和单价 如果在采购记录中找到此药的历史记录，数量和单价会自动默认是上次的价格；批号录入后必须单击回车，产生助记码。

此药 GSP 验收数据，如图 7 - 8 所示。

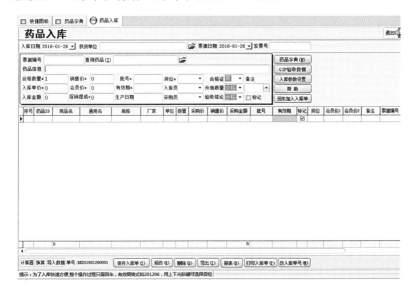

图 7 - 8 GSP 验收数据

此药加入入库单，保存入库单，如图 7 - 9 所示。

图 7 - 9 药品入库

（2）入库说明 例：将下面这张来货单入库。

上海九洲通医药有限公司出库单

打印日期：2015 - 2 - 10　　　　第 1 页/共 1 页

单位：健康大药房　　　单号：KT2008112700001

ID 号	商品名	规格	生产厂家	单位	数量	单价	金额	批号	有效期	售价
	复合维生素 B 片	100 片	安徽国正	瓶	100	1.3	130	201910	202110	1.5
	美体康电子体温计	婴儿	福达康科技实业	只	10	32.6	326	201902	202102	32.6

记录数：2 条　合计金额：（小写）456 元　　（大写）肆佰伍拾陆元整
操作员：刘佳

1）操作说明 入库日期，是指药品到货日期。

选择供货单位，录入单位的拼音单击回车即可。如：录入 SHJZT 就是上海九洲通有限公司，如果是新单位，请先在"供货商管理"中添加。

票据日期，是指发票上的日期，一般情况票据日期要早于入库日期。

票据号，是指原始票据上的单号，这是 GSP 数据，可以不录。

选择药品，支持拼音、条码、自编码、汉字。如录入：blg 回车就是显示所有的板蓝根，如果是新品种，在字典中还没有，请点击"药品字典"，然后点"新增"添加。

入库数量、入库单价录入后回车，采购金额自动计算。

销售价是指正常销售的价格，会员价是指在销售时，所有的会员都会以此价格销售。促销提成是指营业员卖出本药品后，此营业员可以提成的钱，如果此药不设提成就写 0。

批号必须录入，录入批号必须单击回车才能产生助记码。

数据录入完毕后，点击"保存入库单"。

出现提示本单记录数、采购价金额及销售价金额，一定要核对采购价无误再点击确定，如有误则点击取消，进行数据的修改。

2）修改入库单　如商品有误，即选错了商品，则必须删除该条错误商品记录，再重新录入。

如数量或采购单价有误，点击修改，把数量修改成正确数据后点击保存。

如销售价输入有误，点击修改，销售价、会员价都必须进行修改，如会员价未更改，在销售时，所有的会员都会以此价格销售。

注意：第二次入库此药品时，会把上次入库的数据读出来，销售价格、会员价格、货位等数据没有必要修改。本软件支持同一个药品，不同批号设置不同的销售价，如老批号价格低而新批号价格高，价格可以根据批号而定。

3）补录药品　改入库单号，是指上一个入库单中有几种药品忘记添加，需要补录，可先去［查询采购记录］中查询上一个单的单号，然后点击"改入库单号"。

（3）药品入库应付结算　本功能主要用于入库结算，和供货商进行金额的结算。当药品入库后，可以查询采购单位、采购时间，然后在本次付款里输入金额结算。

（4）药品出库　新增出库单，选择出库日期、出库类型、出库单位；加入药品，选择要出库的药品，选择处理情况，录入退库数量，选择保存此单并打印出库单，如有需要可以选择"设计自定义单"，更改出库单的格式，如图 7 – 10 所示。

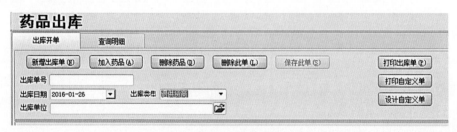

图 7 – 10　药品出库

（5）药品出库应收结算 此功能用于结算出库金额，如果有出库记录都可以用这个功能来结算金额，使用也很简单。查询出库的记录，包括日期范围、出库单位等，查出出库的记录后，在本次结款中录入金额进行结算。

5. 销售

（1）销售前的准备工作 检查自身服务仪容，佩带好工牌，提前 15 分钟到门店；认领备用金，检查零钞是否足够，检查前保险柜或钱箱等有无异常；检查销售机、打印机、显示器、扫描仪等销售设备是否正常运行，整理和补充收银纸等其他备用品，检查当日营业购物袋准备情况，了解当日的调价商品和特价商品。

（2）销售开单

1）开启功能 根据客户的需要，选中相应的功能，如图 7 - 11 所示。

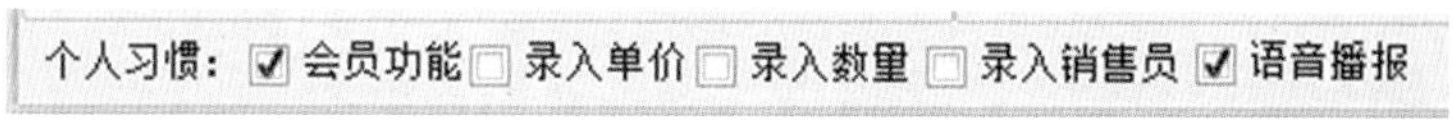

个人习惯：☑会员功能 □录入单价 □录入数量 □录入销售员 ☑语音播报

图 7 - 11 个人习惯

①个性配置：可以根据自己门店的需求，选择是否开启本功能，如果开启本功能，就必须要录入相关信息。如果不设会员功能，可以直接使用扫描枪扫描，个性配置不需要打勾。

②收银：光标在查询药品框内，直接回车，即可弹出收银窗口，根据自己的需要，可以设置在收银时是否打印票据、是否开钱箱。

2）键盘操作 熟悉以下快捷键，如图 7 - 12 所示。

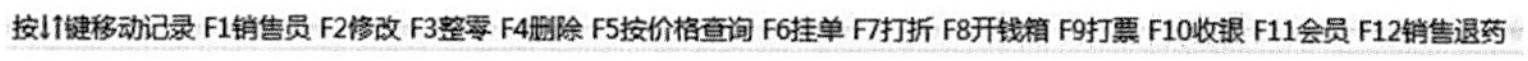

按↓↑键移动记录 F1销售员 F2修改 F3整零 F4删除 F5按价格查询 F6挂单 F7打折 F8开钱箱 F9打票 F10收银 F11会员 F12销售退药

图 7 - 12 快捷键

3）选择药品。

4）打印票据 选中"收银后自动打印"，收银后按回车键即可自动打印小票，或按 F9 进行打印。

（3）销售说明

1）整盒销售 收银分为条码收银、编码收银和查询收银。

条码收银：用扫描器将商品的条行码直接录入电脑进行商品的收银。

ID 码收银：该商品没有条行码，根据产品上打码机打上的 ID 码，手工将该商品的 ID 录入电脑进行商品的收银。

查询收银：该商品没有条行码，而又未及时对该商品进行打码，需使用查找功能将该商品录入电脑进行商品的收银。

查询时常用的是商品名及商品名拼音查找，也可使用价格 + 商品名拼音查找，按 F5 进行切换。

例：顾客购买以下商品

ID 码	条行码	商品名	规格	厂家	单位	数量
	6931513227865	维生素 B_1	10mg * 100 片	福建力菲克	瓶	5
1017		盐酸溴已新片	8mg * 100s	江苏云阳集团	瓶	1
		头孢拉定胶囊	0.25g * 24s	浙江亚太	盒	2

操作说明：

第一个产品使用条码收银，直接录入条行码敲击回车，查询到药品后，在药品信息中会显示此药的信息，如果是快到有效期的药品，库存报警药品会显示红色，正常则是灰色，确定选择该产品，将数量录为 5，再敲击回车，进入收银界面。

第二个产品使用 ID 码收银。

第三个产品使用查询收银，录入 tbld 回车，所有的头孢拉定药品信息都会显示出来，核对名称、规格、厂家，确定选择正确的商品后单击回车，将数量录为 2，再单击回车，进入收银界面。

按 F10 确定收银，可以选择支付方式：按 1（现金）或 2（欠款）或 3（医保卡）或 4（银行卡），默认收款方式为 1（现金）。如果少收钱自动转为欠款，如果多收钱，则欠款也会转为现金。如果是选择医保卡，录多少现金都不会起任何作用，会按此单合计金额结算。

商品收银数量修改，选择需要修改数量的商品，按 F2 录入正确数量，点击保存。

商品收银删除，选择需要删除的商品，按 F4 则该商品即被删除，如需将整张收银单都删除，则点击作废即完成删除。

2）拆零　按 F3 是在拆零库和整盒库之间切换，按 F3 后在拆零状态下录入药品拼音点击回车，会弹出拆零库的选择框，如果从拆零库中没有要找的药品，则会自动找到整合库中的此药品，点击拆零，即可拆掉。如果是初次拆零，请注意调整拆零后的销售价格，系统会根据整盒的价进行换算，但不准确，请注意修改拆零售价，下次再拆零时，会默认上次的拆零售价。

3）退药　按 F12 即可弹出退药窗口。这里的退药，只能是退回销售出去的药品，而不是指退货给医药公司。

操作过程是在药品框内录入百分号% 回车，光标停在表格中，上下键可以移动记录，回车后光标停在退回数量框中，输入数量再次回车，光标停在"确定退药"，第三次回车即可完成退药操作。

4）信息反馈　是指营业员在销售过程中，若客户反映药品价格太贵，可以点击"信息反馈"进行登记，门店经理在"库存药品处理"时，会看到这个反馈信息，对本店经营起到一个参考作用。

（4）销售营业额　查看一天的销售额，设置查询时间、操作员、销售员等相应内容后，点查询即可，如图 7 - 13 所示。

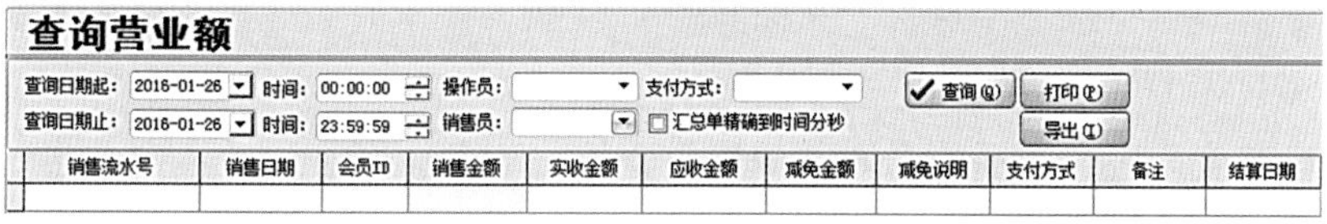

图 7 – 13　查询营业额

（5）交班　是指把当天的营业额交给门店负责人；钱箱金额是指底金加上营业额；如果上次交班的时候没打印交班条的可以选择"补打交班条"功能进行补打。

（6）药品销售应收结算　本功能适用于药品销售过程中未结算清的情况，可以进行应收结算。

5. 库存管理

（1）库存盘点

1）盘点流程

第一步：盘点/综合查询，选择货位，进行查询（接货位盘点）。

第二步：打印盘点表。

第三步：组织人员进行盘点。

第四步：直接修改数量。

第五步：盘点完成。

2）盘点说明

含 0 库存查询，是指没有库存数量的记录也被查询出来。否则只查询有库存的药品。

合计金额，是对查询出来的记录进行统计，可以统计出库存的成本。

全部记录，是指所有的记录，含 0 库存和负数库存。

所有库存，是指有库存数量的记录，不含 0 和负数库存。

红色显示，是指近有效期的药品。

3）综合查询

品名，录入拼音后回车，可以选择药品，也可以直接在药品 ID 处录入 ID 码。

供货单位，录入拼音码回车，可以选择供货单位。

货位、商品种类、药品分类、自定义类，都是可以多选的，选择好后必须要点"加"才能有效。

入库日期，可以选择，也可以不选择。

有效期下拉选择，也可以录入。

（2）价格管理

查询到药品，双击即可修改价格。

查询方式灵活，支持综合查询。

销售价小于采购价、销售价是 0 的都可以被快速查询到。

修改价格后，不要忘记修改"价格拼音查询码"。

（3）效期管理

可以设置效期报警的提前时间，一般设置提前6个月报警。

可以设置是否每次启动时显示效期报警。

可以只针对某一个供货商进行效期报警。在供货单位处录入拼音单击回车就可以查询供货单位。

要修改药品的效期，必须到"盘点"中修改。

（4）拆零库管理　拆零库管理界面与销售时选择拆零库是同一个界面，这里是对拆零库进行维护，具体如何拆零销售，见"销售"说明，如图7-14所示。

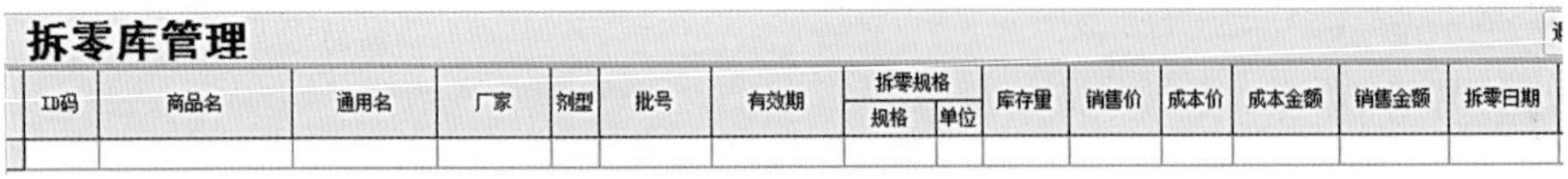

ID码	商品名	通用名	厂家	剂型	批号	有效期	拆零规格		库存量	销售价	成本价	成本金额	销售金额	拆零日期
							规格	单位						

图7-14　拆零库管理

查看全部拆零库存，可以看到所有拆零库存的药品，都是有数量的记录。

优化拆零库，是指删除数量为0的记录。

修改，可以修改拆零成本价和拆零销售价，某个药品首次拆零，强烈推荐用户修改成本价和销售价，第二次拆零时会遵循首次拆零的价格。成本价和销售价都是自动换算出来的，有很大的误差。

（5）柜台报警与移动货位　柜台报警是指柜台数量不够，但库存中有的药品。柜台报警的药品需要进行移动货位，从库房移动到柜台，如果门店不设置库房，就不需要此功能，如图7-15所示。

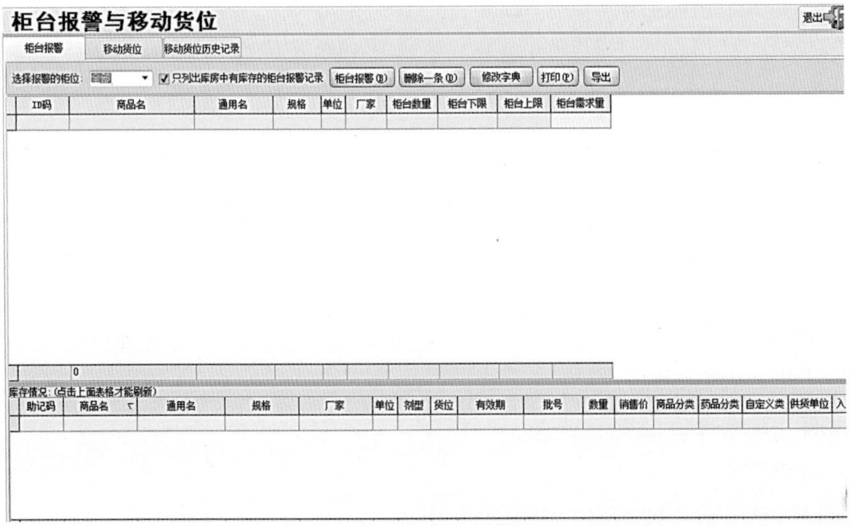

图7-15　柜台报警

移动货位的操作流程：在查询药品框里，录入查询码后三次回车就可以操作成功。

（6）库存报警与采购计划

1）**库存报警**

上次报警记录，是指调出上次查询的记录。

重新报警，是指根据库存数量和下限重新统计数据，上次的记录将会被覆盖，单击"刷新"，库存的报警记录，可以导出或打印。

修改下限：是指修改表格中药品的下限。

删除记录：是指删除这条报警记录，但库存数量是不会删除的，只是在报警记录里不显示。

此药库存：是指查看这个药品的批号情况，各个批号的数量是多少。

导出：是指把这个表格数据导出到 Excel 文件中去。

其他三个表格都会根据报警记录变化而变化。

采购记录：会显示这个药品近 20 次进货的数据。

双击表格中供货商，就会在报警记录里替换为这个供货商。

供货商信息目录：会显示这个药品在别的供货商中价格是多少。

同类库存信息：是指和这个药品通用名相同或者商品名相同的药品情况。

2）**采购计划**　系统会自动根据进销存数据进行比较，找出每一个报警记录的最近一次进货，最低价进货。最低价应该有一个时间期限，一般设置为 60～90 天。操作说明如下。

库存下限设为 0 的，不再报警，系统默认是不再经营的品种。

继续经营的品种，库存下限必须大于 0。

库存报警，需要"重新报警"，才会根据此时的库存数量，产生新的报警记录。可以仔细比较每一条报警记录的供货商，可以查看同类产品库、历史记录、供货商信息目录三个副表。人工挑选供货商后，进入"编辑采购计划 1"打印报表。

"编辑采购计划 1"中的数据，是"重新报警"中产生的记录，可以人工的填加记录，编辑好后，点"打印"就可以打印出采购单，也可以传真到供货商报货。

"编辑采购计划 2"中的数据，是"重新报警"中产生的记录，但不可以人工填加记录，单击"刷新"，会自动找出每一条报警记录的最低价，最后一次进货的信息，无需人工选择供货商。这个功能用于采购人员工作繁忙时，让电脑自动挑选供货商。

"供货商信息目录"是指供货商给出的价格信息，注意：这不是历史进货记录。

6. 统计查询

（1）**查询库存**

1）**查询库存与养护**　这里只是对库存进行查询，不能修改。在查询药品框内，录入百分号% 单击回车，就是查询所有的记录；查询进口药品，是指在字典定义中已经定义好的；查询重点养护药品，是指字典信息中，自定义分类为"重点养护品种"的商品药品，如果自定义分类中没有"重点养护品种"，需自行添加。

2）生成养护记录　一定要先选择"养护"，然后再选择"生成养护记录"，如图7－16所示。

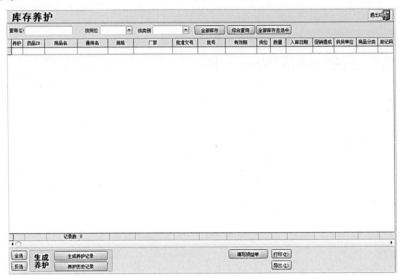

图 7 –16　库存养护

（2）查询入库记录

发票日期，如果需要按发票日期查询，需勾选。

删除，就是把此条入库记录删除（需要有删除的权限）。

执行标志，在窗口中勾选一些药品，点击"执行标志"，把这些药品标志，应用到库存和销售记录中去。

双击修改数据，只对 GSP 报表有效，对已入库的数量无效，可以先在这里修改入库数量，再去"盘点"窗口修改相应的数量，修改入库记录后，点击"保存修改"。

点击表头，可以进行排序。

药品名，录入拼音码后单击回车可以查询药品的 ID，也可以直接录入药品的 ID。

（3）查询销售记录

1）销售明细　查询日期时间，先查询出药品后，再点击"报表"中"刷新效期"选项。

自定义单，是指最终用户自定义销售单的格式。

综合查询，要选中才能起作用，在下拉框要点击"选择"，可以多选；综合查询，可以根据用户的需要，灵活组合，可以只查询退药记录，也可以查退药的是否是整盒销售的药品，如图7－17所示。

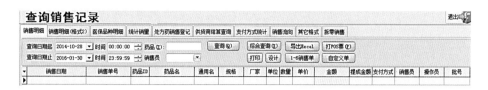

图 7 - 17 查询销售记录

2）统计销量 可以统计某一个药品在指定时间范围的销售量。

可以统计销售数量大于指定数量的药品。

支持导出，保存类型可以选择 txt/Excel/Word 等格式。

更强大的统计功能，可以用菜单中的"综合查询"功能，如图 7 - 18 所示。

3）处方药销售登记表 具有查询日期、修改处方内容、打印处方等功能。

（4）查询拆零销售记录 查询拆零药品的销售历史记录。这个报表主要目的是为了产生 GSP 报表。

（5）查询毛利润 主要供门店经理使用，方便查询每天的利润，也可以查询到每一条销售记录。查询时间精确到秒，单击表头可以排序，综合查询同"查询销售记录"。

删除一条记录，是指删除当前记录；批量删除，是指删除当前看到的记录，删除记录是需要权限的，可以在"操作员权限管理"中设置权限。

统计每天利润，是按天统计利润，可以看到每天的销售额和利润，与"查询销售记录"的区别就是多了一项利润，销售记录里是看不到利润的。

（6）查询现金流水账 现余流水账是指门店的现金流

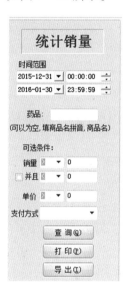

图 7 - 18 统计销量

向，是一本收支账。包括营员员交班金额、给供货商付款等，在调整余额中，可以手工记录收支项目。这仅仅是备忘录形式的收支账，仅供参考，与真实的收支情况不一定相同。

（7）查询员工考勤 使用方法如下。

1）上班：每个员工，早晨来上班时，都要登录本软件，系统会记录打开软件时的时间，重复登录，以第一次时间为准。

2）下班：每个员工，都要打开一下软件，再关闭，系统会记录关闭时的时间，可以重复打开关闭，以最后一次关闭的时间为准。

3）员工姓名不能重复。

4）设定本单位规定的下班时间和上班时间，迟到或早退的员工可以统计出来。查询考勤记录时，会以红色显示；查看登录历史可以看到每一次登录软件的时间和姓名，如图 7 - 19 所示。

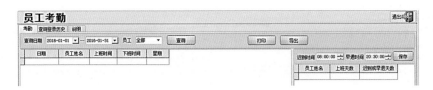

图 7-19　员工考勤

（8）综合查询

1）概述　综合查询是本软件的特色功能，可以针对进销存的数据进行综合查询。

例如：要查询两个月内，从安徽华源医药公司进的，且销售量大小 40 盒的药品有哪些？现在的库存是多少？此功能很快就可以给出结果。

2）操作步骤

第一步：点击"重新查询"。

第二步：选择要查询的范围。

第三步：选择条件。

第四步：查出结果。

销售条件：先选择销售时间范围，然后选择销售数量与销售金额。有些药品是销售数量大而金额小，而有些药品是销售金额大但数量小，用户可以选择销量大于 10 "或者"销售金额大于 100 元，当然也可以只选择销量大于 10，不管金额是多少，只要销售大于 10 即可。

采购条件：先选择采购时间范围，然后选择供货单位。供货单位，录入拼音单击回车，即可弹出供货单位窗口，也可以不录入任何供货单位，代表选中所有供货单位。

设置好条件后，点击"查询"，即可出现查询结果。

3）价格信息目录　查询出来的结果可以保存，但只能保存 5 个结果，即底部的表 1 到表 5，对这 5 个表，可以读取，也可以保存。

针对这些药品，可以询问供货单位现在的采购单价是多少，录入后可以填加到【信息目录】中即可。

4）每月期末报表　点击重新查询设置时间可以查询经营数据，每个月末查询，然后打印报表即可，如图 7-20 所示。

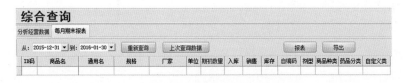

图 7-20　每月期末报表

实训十八　出库及添加供货单位操作

1. 根据以下产品出库单，写出该产品的药品 ID，如为新品，则完成资料的新增并写出 ID 号。

上海九洲通医药有限公司出库单

打印日期：2019 −2 −5　　　　　　　　第 1 页/共 1 页

单位：健康大药房　　　　　　　　　　单号：KT12013112700001

ID 号	商品名	规格	生产厂家	单位	数量	单价	金额	批号	有效期
	轮椅	GZL161M	上海方太	把	2	562	1124		
	喉炎丸	30 粒 * 10 盒	成都九芝堂金鼎	盒	20	10.8	216	201902	202102
	棉签	50 支	南昌新修药棉有限公司	袋	1000	0.368	368	201910	202110
	阿奇霉素颗粒	0.1g * 3s	广西禾力药业	盒	20	8.6	172	201912	202112
	水飞蓟宾葡甲胺片	50mg * 60 片	江苏七零七天然制药	盒	10	43.6	436	201902	202102

记录数：5 条　　合计金额：（小写）2316 元　　　（大写）贰仟参佰壹拾陆元整

操作员：刘佳

2. 完成以下供货单位的新增　南昌新修医药有限公司；哈尔滨制药六厂；福建省三明天泰制药有限公司。

请你做一做

根据以下供货单，完成产品的入库

长沙双鹤医药有限公司出库单

打印日期：2019 − 12 − 25　　　第 1 页/共 1 页

单位：健康大药房　　　单号：KT2008112700001

序号	商品名	规格	生产厂家	单位	数量	单价	金额	批号	有效期	售价
1	维生素 B_6 片	10mg * 100 片	安徽国正	瓶	100	1.2	120	201910	202110	1.5
2	维生素 B_1	10mg * 100 片	福建力菲克	瓶	100	1.1	110	201910	202110	1.3
3	维生素 C 片	0.1g * 100 片	湖北华中	瓶	100	1.2	120	201907	202107	1.5

记录数：3 条　合计盒额：（小写）350 元　　（大写）参佰伍拾元整

操作员：刘佳

第二节　医疗机构常用软件

一、医疗软件简介

医疗软件是现代化医院运营的必要技术支撑和基础设施，使用医疗软件的目的就是为了以更现代化、科学化、规范化的手段来加强医院的管理，提高医院的工作效率，改进医疗质量，从而树立现代医院的新形象，这也是未来医院发展的必然方向。

1. 医疗信息化的背景　医院信息化管理主要就是采用互联网计算机技术与现代信息管理技术，对医院信息进行相应的整理与统计，实现医院综合统计报表的上报，同时对各种信息、数据予以分析、总结、归纳，为医院相关工作的开展提供可靠的参考信息。除此之外，在开展信息化管理工作的时候，可以得到很多管理信息，管理人员可以通过对这些信息的分析，了解医院整体的运营状况，并且对信息中存在的问题进行处理，有效提高管理效率，促进医院医疗和管理水平的全面提高。

2. 医疗机构常用软件 目前，医疗机构所使用的软件有很多种，例如健康体检软件、数字医学影像、药品及收费软件以及电子病历软件等，下面主要介绍几种常见的医疗软件。

（1）亿达电子病历系统 是医学专用软件，医院通过电子病历以电子化方式记录患者就诊的信息，包括首页、病程记录、检查检验结果、医嘱、手术记录、护理记录等，其中既有结构化信息，也有非结构化的自由文本，还有图形图像信息；涉及病人信息的采集、存储、传输、质量控制、统计和利用，在医疗中作为主要的信息源，提供超越纸张病历的服务，满足医疗、法律和管理需求。功能特点如下。

1）传送速度快 医务人员通过计算机网络可以远程存取病人病历，在几分钟甚至几秒钟内就能把数据传往需要的地方。在急诊时，电子病历中的资料可以及时地查出并显示在医师的面前。

2）共享性好 现在使用的常规病历有很大的封闭性，医院诊治病人的记录只保存在本医院，如果病人到其他医院就诊则需要重新进行检查，这不仅浪费了宝贵的医疗资源也使病人增加了不少必要的痛苦，而采用电子病历后，则能够克服这些不足，病人在各个医院的诊治结果可以通过医院之间的计算机网络或病人随身携带的健康卡来传输。病历的共享将给医疗带来极大的方便。

3）存贮容量大 由于计算机存贮技术进步，电子病历系统数据库的存储容量可以是相当巨大的，而且病人随身携带的健康卡，其容量也是可观的。

4）使用方便 医务人员使用电子病历系统可以方便地存储、检索和浏览病历，复制也很方便，可以方便、迅速、准确地开展各种科学研究和统计分析工作，大大减少人工收集和录入数据的工作量，极大地提高了临床科研水平。

（2）PACS 数字医学影像系统 是应用在医院影像科室的系统，主要的任务就是把日常产生的各种医学影像（包括核磁、CT、超声、各种 X 光机、各种红外仪、显微仪等设备产生的图像）通过各种接口（模拟、DICOM、网络）以数字化的方式海量保存起来，当需要的时候在一定的授权下能够很快地调回使用，同时增加一些辅助诊断管理功能，它在各种影像设备间传输数据和组织存储数据具有重要作用。功能特点如下。

1）减少物料成本 引入 PACS 系统后，图像均采用数字化存储，节省了大量的介质（纸张、胶片等）。

2）减少管理成本 数字化存储带来的另外一个好处就是不失真，同时占地小，节省了大量的介质管理费用。

3）提高工作效率 数字化使得在任何有网络的地方调阅影像成为可能，比如借片和调阅病人以往病历等。原来需要很长周期和大量人力参与的事情现只需轻松点击即可实现，大大提高了医生的工作效率。

（3）杏林七贤体检中心管理系统 是以医院体检中心的专业自动化和无纸化为管理目标，实现体检业务市场开拓、预约登记、收费、临床检查、总检等各工作岗位的信息化，可显著提升工作效率。如可将检验科、影像科的检查结果自动传送至体检中心，实现体检报告统一打印，避免重复录入；可与心电图、骨密度、动脉硬化等设备实现连接，统一打印报告，避免人工粘贴整理；可实现健康体检、职业病体检、中医体质辨析、健康证办理、外检服务、体检卡发送等全方位体检服务。功能特点如下。

1）可以根据体检中心的现状，灵活设置体检科室和体检项目，适应体检业务不断发展变化的需求。

2）全面支持多种层次的体检套餐设置，方便体检业务的市场推广。

3）具有强大的模板功能，通过鼠标就可以轻松录入检查结果，克服了医生录入速度慢的障碍。

4）内置了专家评测功能，可以自动生成体检小结、综述、建议。

5）具备强大的数据分析统计功能，可以产生医院、体检单位和个人需求的各种分析报告。

6）可方便地同医院内部的 HIS、LIS（检查）、PACS（B 超、放射等）系统连接，避免各种医疗检查报告的重复录入。

7）能够打印出格式统一、内容详尽、漂亮美观的体检报告，并可以选择多种封面格式和报表内容，并可自行定义。

（4）启新门诊软件 能够帮助管理人员对门诊部中的药品及医疗项目进行全面管理，它是包含了门诊部中的划价收费、处方管理、药房及进销存一体化的管理软件，是针对我国中小型医院的门诊部而设计。功能特点如下。

1）可保存大量日常门诊病历、病历模版、处方、历史处方、病人的就诊记录，可以随时调用，也便于学习、总结与提高。

2）各种自动化功能方便快捷，免除手工输入字符的繁琐。

3）复诊患者查询、诊疗简单方便，可通过多种方式查找定位患者。

4）对库房的药品自动进行助记码的添加。

5）处方的保存及历史处方的浏览。

6）对于一些不用开处方的患者，也可实现电脑划价收费。

7）电脑开处方后，直接可实现划价收费，免去二次输入信息。

8）对于暂时不进行划价收费的患者，可进行记账，随时查询病人的欠账信息。

9）日、月、年销售单据以及销售明细的营业数据准确、快捷、方便的统计分析。

10）完整的药房进销存（进货、退货、库存盘点、有效期报警、出库及销售、库存查询以及供货商等）管理，查询、统计所有单据简单快捷。

11）可以轻松地分析出库存情况，日月年毛利和成本，每类或每种药品的销售额、毛利、成本以及针对每位病人的利润情况。

二、亿达电子病历系统操作基础

1. 主界面 包含医生工作站、护士工作站、病历质控站、病历模板设置、系统设置、病案室管理、医疗质量统计和退出系统 8 个操作区，如图 7-21 所示，主要介绍前五部分的简单操作。

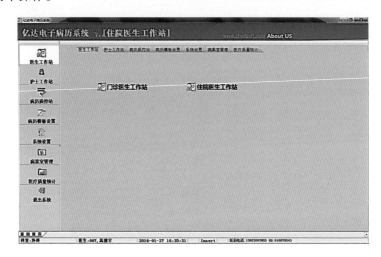

图 7-21 电子病历系统

2. 系统设置 医院设置，可以录入增加院方信息。设置默认纸张，新建的病历纸张通常设置为 A4 和 16 开。

文档目录设置，在左边的表格中，选中需要新增的项目，单击"新增"，即可在右侧增加相应内容，如图 7-22 所示。

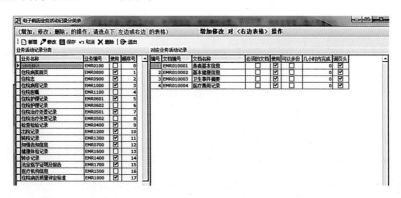

图 7-22 新增项目

使用权限设置，如需增加科室，单击"增加科室"，如需在某科室增加人员，可以在左边的表格处选择需要添加人员的科室，单击"新增人员"和"保存人员"，即可完成使用权限设置。

病区及床位，可以按照需要点击相关按钮进行实际操作。

3. 医生工作站　门诊医生工作站，门诊医生可以完成门诊病人的增加、查看、处方及诊断等操作，如图 7 - 23 所示。　📱 微课 3

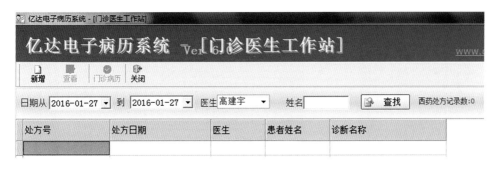

图 7 - 23　门诊医生工作站

住院医生工作站，住院部医生可以完成新增病人、病情设置、医嘱、医生交班、办理出院等操作，如图 7 - 24 所示。

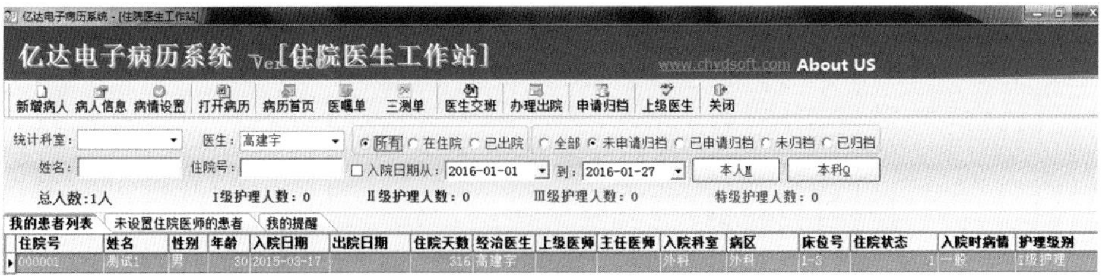

图 7 - 24　住院医生工作站

新增病人，可以录入病人的相关信息，点击"姓名"文本框右侧的"查询档案"，在弹出窗口的"姓名和拼音"栏输入需要查询病人的姓氏后点击"确定"，如"李"，即可查询到住院部所有李姓的病人，从档案中调入所需病人，如果没有就选择"新增档案"。

新建病历，对新入院的病人需要完成这项操作，点击"新建文档"，在弹出的窗口中可选择相应的选项操作，例如"新建空白文档"，其录入和在 Word 中录入文字及设置是相同的。

医生在新建病历时，双击"病历文书"下方的文件夹中的各项文件都可打开相关页面，例如双击"病案首页"可以打开相应对话框或模板，可以选择打印。

住院部的护士需打开"病历文书"下方的"护士文档"，在"体温单"中记录病人住院期间的体温，如图 7 - 25 所示。

医嘱管理，可以增加新医嘱，并且可以选择个别或全部内容进行打印。

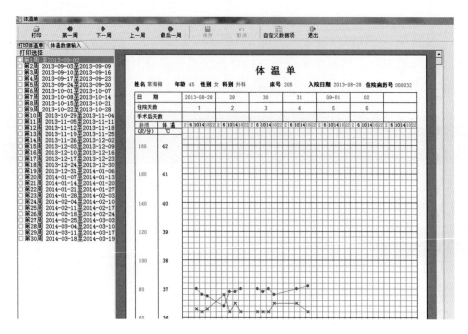

图 7-25 体温单

有时病人的主管医生分配不正确，需要重新分配医生，选择"分配主管医生"，可以从右边表格选一个医生，点击"换医生"，下次进入系统，这个病人就归新换医生进行管理，如图 7-26 所示。

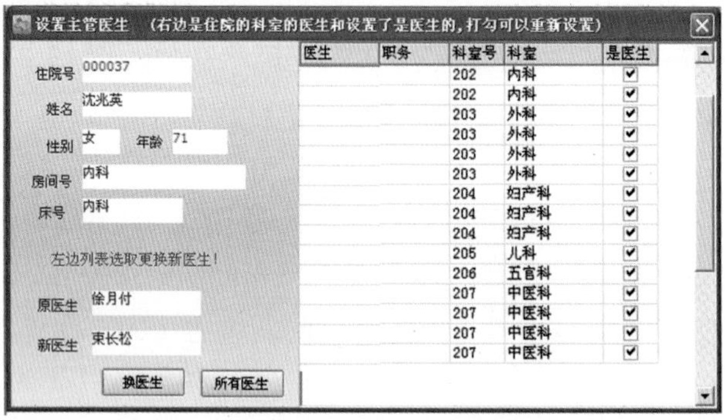

图 7-26 设置主管医生

若需交班给另一个医生接管或会诊、转科、手术、分娩等，可在"患者时间记录"中完成交接事件的添加。

申请归档，当病人出院，所有文档也已完成，就可以进行归档，归了档的病人不会出现在"我的病人"列表中，当要查已归档的病历，可以到已归档病历中查询，如图 7-27

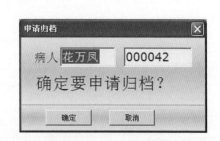

图 7-27 申请归档

所示。

4. 护士工作站　和医生工作站的窗口是相似的，护士可以根据病人的住院号或者姓名查看病人信息、病历、医嘱等，还可以选择打印相关内容，但是护士只可查看，没有更改这些内容的权限。

5. 病历模板设置　病历表头设置，单击"病历设置"对话框中的"通用页头设置"，可以根据个人或医院的需要完成病历页头的更改设置。页头需要的内容可以从右边"首页资料"中直接按住鼠标拖入文档中，编辑好后选择左上角的"保存"。

6. 病案质控评分　病案质控实现了对病历内容信息全面动态的监控，包括对病人基本信息、入院记录（主诉、现病史、既往史、个人史、体格检查、诊断和诊疗计划）、医嘱、病程记录、检查、检验、治疗申请和报告、会诊、手术申请及记录、体温单和护理记录等全部病历信息的监控。对病历、医嘱、护理、手术相关病历文书记录完成的时间，进行全面时限监控。实现医务科、科室、医生三级监控管理，医务科、科室主任、医师可动态审查电子病历、抽查问题病历。

在"病案质控评分中"可以先选择病人，再选择"病历评分"，从而完成系统的自动评分，在评分电子病历的同时，对于需要输入的病历项目，自动检测缺项，提示和要求医务人员按要求完成病历项目输入，实现病历无缺项，无须事后检查，如图7－28所示。

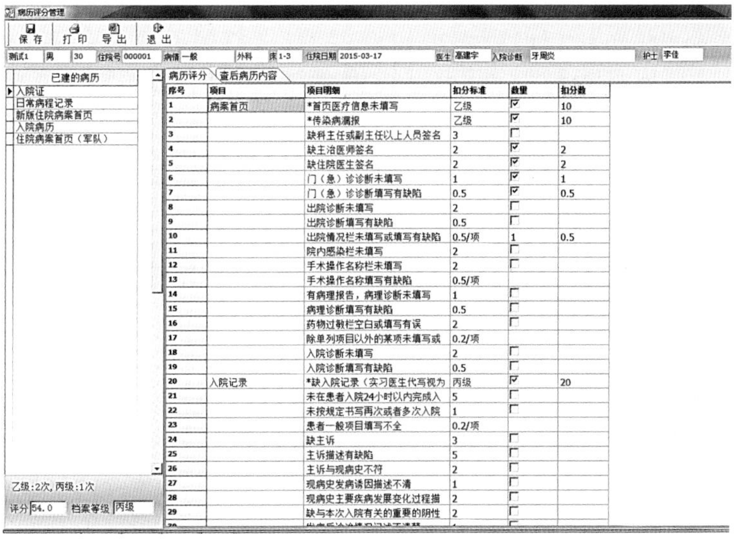

图7－28　病历评分管理

实训十九　电子病历简单操作

操作步骤如下。

（1）步骤1　设置默认纸张及通用页头。

（2）步骤 2　新增病人，按照要求录入病人的信息。

（3）步骤 3　插入小模版典型病例。

（4）步骤 4　分配主管医生并且申请归档。

本章小结

　　本章学习了医药零售行业常见软件、医疗行业软件的使用，主要培养学生今后在工作中对行业软件的使用能力。

目标检测

一、选择题

1. 博信医药管理系统用户登录的默认密码是（　　　）。

　　A. 0　　　　　　　　B. 1　　　　　　　　C. 2　　　　　　　　D. 3

2. 下列不属于博信医药管理系统功能的是（　　　）。

　　A. 用户功能　　　B. 统计查询　　　　C. 库存管理　　　　D. 监控管理

二、思考与操作题

1. 医药零售企业常用软件有哪些?

2. 博信医药管理系统进行入库操作时，如何进行大小包装的转换?

3. 医疗机构常用软件有哪些?

书网融合……

微课1　　　　　微课2　　　　　微课3　　　　　划重点　　　　　自测题